Sociologie de la santé au Congo-Kinshasa

Collection « Études africaines »
dirigée par Denis Pryen et son équipe

Forte de plus de mille titres publiés à ce jour, la collection « Études africaines » fait peau neuve. Elle présentera toujours les essais généraux qui ont fait son succès, mais se déclinera désormais également par séries thématiques : droit, économie, politique, sociologie, etc.

Dernières parutions

KAMTO (Maurice), DOUMBE-BILLE (Stéphane), METOU (Brusil Mirand) (dir.), *Regards sur le droit public en Afrique*, 2016.
ROCHE (Christian), *La casamance face à son destin*, 2016.
IBIKOUNLÉ (Salami Yacoubou), *Politiques d'éducation / formation et coopération internationale décentralisée au Bénin*, 2016.
BAUDAIS (Virginie), *Les trajectoires de l'État au Mali*, 2015
NDZANA BILOA (Alain Symphorien), *La fiscalité, levier pour l'émergence des pays africains de la zone franc. Le cas du Cameroun*, 2015.
MAMA DEBOUROU (Djibril), *La résistance des Baatombu face à la pénétration française dans le Haut-Dahomey (1895-1915), Saka Yerima ou l'injuste oubli*, 2015.
EKANZA (Simon-Pierre), *L'historien dans la cité*, 2015.
GODEFROY (Christine), *Éthique musulmane et développement. Territoire et pouvoir religieux au Sénégal*, 2015.
TAMBWA N. NKULU K., GHOANYS K., MWANACHILONGWE K., MPYANA K., BUKASA K., *Le développement du Katanga méridional*, 2015.
FODOUOP (Kengne) (dir.), *Le Cameroun. Jardin sacré de la débrouillardise*, 2015.
DJILA KOUAYI KEMAJOU (Rose), *Le droit pénal des affaires au Cameroun*, 2015.
ATTISSO (Fulbert Sassou), *Le mal togolais. Quelle solution ?*, 2015.
PUEPI (Bernard), *Les gouvernances foncières et leur impact sur le processus de développement*, 2015.
OLOMBI (Jean-Claude), *Guerre et paix : leçons de l'intervention de l'ONU en République Démocratique du Congo*, 2015
MOSSOA (Lambert), *Où va la Centrafrique* ? 2015
AMBOULOU (Hygin Didace), *La déjudiciarisation et les procédures non contentieuses en Afrique*, 2015.
BOUOPDA (Pierre Kamé), *L'indépendance du Cameroun, Gloire et naufrages politiques de l'UPC*, 2015.
YEKOKA (Jean Félix), KIDIBA (Samuel) et LEMBIKISSA (Augus) (dir.), *Le mariage coutumier chez les Suundi du Congo-Brazzaville*, 2015.
VITA (Ndugumbo), SAVARD (Denis), FOURNIER (Jean-Pierre), *Reconstruire l'éducation "après-guerre" en R.D. Congo*, 2015.
NGOULOURE NJOYA (Moïse), *Les unions consensuelles chez les femmes africaines*, 2015.
DE YEIMBÉREIN (Bali), *Quand l'Afrique réapparaîtra*…, 2015.

Hubert KWILU LANDUNDU

Sociologie de la santé au Congo-Kinshasa

Préface de Martine Xiberras

L'Harmattan

5-7, rue de l'Ecole-Polytechnique, 75005 Paris

http://www.harmattan.fr
diffusion.harmattan@wanadoo.fr
harmattan1@wanadoo.fr

ISBN : 978-2-343-08421-3
EAN : 9782343084213

Résumé

Cette étude tente d'éclairer sur les réalités sociales auxquelles sont confrontés les médecins et les associations de malades face au VIH/Sida et aux représentations et croyances de ces patients à Kinshasa, en République démocratique du Congo. À cet effet, nous donnons une lecture des différents itinéraires thérapeutiques suivis par les malades face au désespoir de cette pathologie du VIH/Sida, par défaut d'accès aux soins de santé et à l'information médicale adéquate sur la maladie dont ils souffrent.

Ainsi, l'absence d'une politique de santé cohérente dans un pays de 70 millions d'habitants et dont 12 millions dans la ville de Kinshasa, constitue une entrave pour la mise en œuvre de différentes stratégies envisagées par les acteurs sociaux (médecins, associations, partenaires) engagés dans la lutte contre le VIH/Sida. Le système de santé, censé produire des actions concrètes dans la lutte contre la maladie, reste cependant moins efficace et provoque à cet effet, un cadre de non-assistance aux malades. Face à l'inertie des pouvoirs publics dans le domaine de la santé, à la crise économique et à la croissance démographique, Kinshasa devient un milieu par excellence où le taux de contamination de l'infection au VIH/Sida a pris une ampleur exponentielle.

Mots-clés : Santé, précarité, VIH/Sida, droits des malades, paternalisme médical, sociologie de la maladie, prise en charge, représentations, croyances.

Abstract

This study aims at shedding some light on the social realities of HIV/Aids that doctors and patients associations face, and on the patients' representations and beliefs in Kinshasa, Democratic Republic of Congo. In order to do so; we bring an analysis of the different therapeutic trajectories of these patients confronted with difficulties due the lack of access to health care and proper medical information about their disease.

Thus, the absence of a coherent health policy in a country with 70 billions of citizens, among whom 12 billions of them live in Kinshasa itself, constitutes an impediment for implementing different strategies in which social workers (doctors, associations, partners) try to against HIV/Aids.

The health care system, supposed to help creating concrete actions in combating this disease, still remains not efficient enough and fails to assist patients.

Given the wait see attitude of public authorities towards health, the economical crisis and the demography growth, Kinshasa has become place where the HIV/Aids contamination rate grows exponentially.

Key words : Health, poverty, HIV/Aids, rights of patients, medical paternalism, health sociology, health care, representations, beliefs.

Les sigles et abréviations

ACT : Action contre la faim
ANEZA : Agence nationale des entreprises du Zaïre
AIDES : Association française de lutte contre le VIH/Sida et les hépatites virales
AIDS : Acquired Immune Difficiency Syndrome
AIS : Association internationale pour la civilisation et l'exploitation du Congo
ARV : Antirétroviraux
ASBL : Association sans but lucratif
AVC : Accident vasculaire cérébral
BCC : Bureau central de coordination
CEDH : Cour européenne des droits de l'homme
CEMUBAC : Centre d'études médicales de l'Université de Bruxelles en Afrique centrale
CD4 ou T4 : est une glycoprotéine exprimée à la surface des lymphocytes (cellules pour évaluer la charge virale)
CNLS : Comité national de lutte contre le sida
CMV : Infection à cytomégalovirus
CICIBA : Centre international des civilisations bantu
CIFMC : Communauté internationale des femmes messagères du Christ
CPM : Centre Peniel mondial
CV : Curriculum vitae
CVV : Canal de télévision le Chemin, la vérité et la vie
EIC : État indépendant du Congo
FAO : Organisation des Nations Unies pour l'alimentation et l'agriculture
FBEI : Fonds du bien-être indigène
FOMETRO : Fonds médical tropical
FOMULAC : Fondation médicale de l'Université catholique de Louvain au Congo
FOREMAMI : Fonds Reine Élisabeth pour l'assistance médicale
FOSI : Forum sida
H1N1 : Grippe porcine

HSV : Infection à herpes simplex virus
IEC : Information/Éducation/Communication
IRSA/CRI : Institut de recherches sociologiques et anthropologiques – Centre de recherches sur l'imaginaire
INS : Institut national des statistiques
IST : Infections sexuellement transmissibles
JCC : Jeunesse chrétienne combattante
LERSEM : Laboratoire d'études et de recherches en sociologie et en ethnologie de Montpellier
MONUC : Mission des Nations Unies au Congo
MONUSCO : Mission des Nations Unies pour la stabilisation du Congo
MLC : Mouvement de libération du Congo
MPLA : Mouvement de libération de l'Angola
MSF : Médecins sans frontières
OMS : Organisation mondiale de la santé
ONG : Organisations non gouvernementales
ONU : Organisation des Nations Unies
ONUSIDA : Agence des Nations Unies pour le sida
OPV ou CHAT : Vaccin anti poliomyélite oral
ORAMEI : Œuvre reine Astrid pour la mère et l'enfant indigène
PAM : Programme alimentaire mondial
PEPERR : Plan d'urgence américain pour la lutte contre le sida
PNLS : Programme national de lutte contre le sida
PNMLS : Programme national multisectoriel de lutte contre le sida
PNUD : Programme des Nations Unies pour le développement
PPRD : Parti du peuple pour le rassemblement et le développement
PSN : Plan stratégique national
PTME : Projet de transmission mère-enfant
PVV : Personnes vivant avec le VIH/Sida
REEJER : Réseau des éducateurs des jeunes et enfants de la rue
RDC : République démocratique du Congo
RATELKI : Radio télévision kimbanguiste
RTNC : Radio télévision nationale congolaise
TAR : Traitement antirétroviral
TV : Télévision
SIDA : Syndrome d'immunodéficience acquise
UNICEF : Fonds des Nations Unies pour la protection de l'enfance
UNESCO : Fonds des Nations Unies pour l'éducation, la science et la culture
UNITA : Union pour l'indépendance de l'Angola
VHC : Virus de l'Hépatite C
VIH : Virus d'immunodéficience humaine
VIH1 : Virus de l'immunodéficience humaine1
VIS : Virus immunodéficience singer
VIScpz : Virus immunodéficience singer des chimpanzés

Préface

L'ouvrage présente à la fois, une description du système santé dans la ville de Kinshasa, et différents profils de patients tant du point de vue de leurs caractéristiques sociologiques que de leurs discours et attitudes face au VIH, dessinant des « itinéraires thérapeutiques » très spécifiques. L'originalité de cet ouvrage réside dans sa double approche, macrosociologique et statistique des institutions de prise en charge, et microsociologique et qualitative des patients et de leur imaginaire de la maladie.

L'approche théorique en sociologie de la santé s'inscrit dans un contexte de mondialisation de la santé, dans la prise de conscience des Etats de la généralisation des maladies, dans l'organisation des systèmes santé propre à chaque Etat, et dans l'émergence d'un droit des malades qui dépasse les droits nationaux[1].

L'ouvrage présente ainsi de nombreux sociologues spécialistes de la santé, tant européens, africains ou références aux textes législatifs internationaux, qui permettent de comparer la description du système santé congolais aux critères internationaux.

C'est ainsi que l'ouvrage va mettre à jour deux modèles de santé et de médecine qui s'opposent, et se complètent, les deux paradigmes de la médecine occidentale (médecin) ou traditionnelle (féticheur, guérisseur, pasteur des églises du réveil)[2].

Pour aborder les moyens mis en œuvre pour lutter contre le sida, et leurs effets, le candidat a orienté son étude de terrain sur les patients (30 patients interviewés à Kinshasa en 2014-2015) du sida et leurs représentations de la maladie. Le candidat souligne ainsi le registre interprétatif de la « maladie-malédiction » dont témoignent les études de F. Laplantine[3].

---

[1] Michel BELANGER, (dir.), *La mondialisation de la santé, Les études hospitalières*, Bordeaux, 2011.

[2] Philippe ADAM, Claudine HERZLICH, *Sociologie de la maladie et de la médecine*, Armand Colin, Paris, 2012.

[3] François LAPLANTINE, *Anthropologie de la maladie*, Payot, Paris, 1992.

Deux grands résultats de l'étude de terrain permettent au candidat de souligner l'importance du « **groupe organisateur de thérapie** » dans l'approche des patients, et l'organisation « **d'itinéraires thérapeutiques** » pour pallier aux déficiences du système santé.

Hubert Kwilu a d'abord mené une pré-enquête sur les spécialistes du sida en France (Institut Pasteur, AIDES, Sidaction…). Puis, l'étude de terrain réalisée à Kinshasa a permis de contacter différentes autorités administratives, sanitaires et sociales. Pour aborder les patients, le candidat a travaillé avec deux associations de lutte contre le sida (l'association Femmes Plus et à la fondation *Olangui Wosho* de Kinshasa) et il a procédé à deux niveaux de recueil des données : par des entretiens collectifs de groupes, puis des entretiens individuels.

De nombreux auteurs sociologiques sont convoqués pour définir : la santé, le VIH/sida, le droit des malades, la prise en charge. La « **bonne santé** » s'identifie à la norme (M. Mauss, G. Canghuilhem), tandis que la maladie est alors définie comme une déviance, mais dont l'individu ne serait pas responsable. La médecine moderne a toujours le monopole du traitement des maladies, elle a vu son statut évoluer au rang de profession (E. Friedson[4]). Avec l'apparition des maladies chroniques (cancer, sida, pathologies mentales, stress, …) l'épidémiologie tente aujourd'hui de comprendre les interactions du biologique et du social.

Le chapitre sur les **médecines traditionnelles** témoigne très rigoureusement des conceptions de la maladie et de sa guérison dans les communautés traditionnelles appelées « les peuples congo ». Un rapide relevé des termes en langues vernaculaires (*lingala, kikongo, yansi et mbuun* et *bantu*) est particulièrement éclairant.

Cet aspect anthropologique de la maladie, permet de consolider la notion du « **groupe organisateur de la thérapie** » et reste un des aspects original relevé par Hubert Kwilu, qui note en définition : « un ensemble de parents proches », voire de voisins, et qui constitue un aspect central de la scène médicale en Afrique. En effet, au chevet du patient, se constitue un « groupe organisateur de la thérapie », qui va prendre en charge tous les aspects de la vie du malade : un soutien moral et psychologique, un diagnostic et une préconisation pour l'itinéraire thérapeutique, puis la réalisation de l'action et son soutien financier.

Les descriptions de la maladie et de sa prise en charge sont bien étayées, à la fois sur les données objectives des statistiques disponibles, mais aussi grâce à la création de données vivantes recueillies sur un terrain difficile, pour aller jusqu'au discours des patients sur leur guérison, et surtout, jusqu'au mode opératoire de leur « croyance » de guérison.

Les points forts des arguments et des démonstrations, résident principalement, en termes de résultats : la démonstration de la puissance des

---

[4] E. FRIEDSON, *La profession médicale*, Payot, Paris, 1985.

croyances ou de l'imaginaire sur le parcours thérapeutique choisi, le traitement et son efficace, et l'issue positive de la guérison.

Enfin l'ouvrage démontre l'importance des facteurs sociaux, grâce à l'idée du « groupe organisateur de thérapie » qui dévoile tout le tissu ou réseau social présent dans la maladie et dans le rôle du parcours thérapeutique (définition, financement, soutien moral).

Martine XIBERRAS

Introduction générale

Contexte de l'étude

Trente ans après son apparition, le VIH/Sida devient le miroir de peurs ancestrales liées aux épidémies et le révélateur des failles, dans la capacité aussi bien sociale que personnelle, à accueillir l'autre dans sa différence. Ses représentations fantasmatiques évoluent avec les avancées médicales, et le discours autour de cette pathologie influence notre quotidien et réglemente les pulsions sexuelles des pervers d'autrefois.

C'est ainsi que la présente étude s'inscrit dans le contexte de la prise en charge et des stigmates des personnes atteintes du VIH/Sida, qui n'ont pas accès aux soins médicaux, ni à l'information adéquate sur la maladie dont elles sont victimes, du fait de l'absence d'une politique cohérente dans le domaine de la santé dans une ville d'au moins 12 millions d'habitants. Kinshasa, une ville victime d'une crise socio-économique sans précédent, fait de plus en plus face à une explosion spatiale et démographique, à la recrudescence de l'infection de VIH/Sida et la résurgence des maladies jadis éradiquées par l'Organisation mondiale de la santé (OMS) : la lèpre, la tuberculose, la trypanosomiase. Le système de santé, censé procuire des actions concrètes dans la lutte contre la maladie, reste moins efficace, provoquant ainsi un cadre de non-assistance aux malades[5]. Kinshasa, dit-on, est aujourd'hui une représentation macrocéphale dans le système de santé en RDC, grossie par un nombre important des maladies meurtrières et des patients du VIH/Sida sans prise en charge médicale. Ce passage pathologique rend compte de la mixité des problèmes qui caractérisent sa dynamique, principalement au cours des années postindépendance du pays.

À l'instar des années 1960, Kinshasa se trouve encore, depuis le milieu des années 1990, aux prises avec l'exode massif des populations des autres

[5] MBALANDA LAWUNDA W., *Environnement urbain et vulnérabilités spatiales à Kinshasa*, Thèse de doctorat en sociologie (inédit), Université de Kinshasa, 2013, p. 20.

parties du pays, en quête de la sécurité économique ou de la paix civile, bien avant les agitations sociopolitiques de ces années.

En 1982, pour ne partir que de cette année, suite à la restructuration du secteur public par le Programme d'ajustement structurel de la Banque mondiale, près de 300 000 personnes (fonctionnaires, enseignants, personnel médical, etc.) avaient perdu leur emploi en RD Congo, sans ou presque aucune indemnité, et dont la majorité à Kinshasa. Entre 1991 et 1992, les scènes de pillage dans cette ville n'ont fait que renforcer le délabrement de son tissu économique qui était déjà précaire depuis les années 1980. À en croire, à ce sujet, l'Agence nationale des entrepreneurs du Zaïre (ANEZA) de l'époque, la ville de Kinshasa avait perdu d'un coup 100 000 emplois[6]. Et de nos jours, il est indiqué que 90 % de sa population tente vaille que vaille de survivre à travers l'exercice d'une activité informelle[7].

Ceci étant, le projet de retrouver une vie meilleure à Kinshasa avec un système de santé performant semble être moins évident dans la mesure où, depuis le déclenchement des conflits armés à l'est de la RDC en 1994, Kinshasa ne fait qu'engorger des milliers de Congolais en quête de sécurité économique et de la paix civile. Car la majorité d'entre eux sont porteurs du VIH/Sida dû pour la plupart à des cas de viols massifs des femmes et enfants. À ce sujet, Charles Onana note qu'« en 2006 et 2007, des soldats des forces de Laurent Nkunda, dont certains ont commencé début 2007 à rejoindre des brigades mixées, ont commis de nombreux viols au Nord-Kivu, comme l'ont documenté des centres de soins locaux, des organisations d'aide aux victimes de violences sexuelles et des enquêteurs de la Mission des Nations Unies au Congo (MONUC)[8] ».

Face à l'inertie des pouvoirs publics dans le domaine de la santé depuis les années 1960, à la crise économique et à la croissance démographique, Kinshasa devient un milieu par excellence où le taux de contamination de l'infection au VIH/Sida a pris une ampleur exponentielle. Les prostituées se comptent par milliers, surtout dans la tranche d'âge de 20 à 49 ans.

Selon les indications du Programme national multisectoriel de lutte contre le VIH/Sida (PNMLS), Kinshasa a un taux annuel de prévalence de 2,9 % sur les 4,1 % que compte la RDC et 80 % des contaminations sont hétérosexuelles[9]. Ces nouvelles créations qui caractérisent une surinfection du VIH/Sida sont dues au fait des flux migratoires et de l'exode rural incontrôlé, car nombreux se retrouvent à Kinshasa sans emploi et sans

---

[6] LELO NZUZI F. et TSHIMANGA MBUYI C., « Pauvreté urbaine à Kinshasa », *Utrecht*, éd. Cordaid, 2004, p. 167.

[7] MBALANDA L. W., *Urbanisation et malaria à Kinshasa*, Mémoire de D.E.S. (inédit), FSSAP, Université de Kinshasa, 2008, p. 10.

[8] ONANA Ch., *Europe, crimes et censure au Congo, Les documents qui accusent*, Paris, éd. DUBOIRIS, 2012, p. 80.

[9] PNMLS, *Situation épidémiologique de VIH/Sida en RDC*, Kinshasa, 2013, p. 7.

revenus. Ce qui explique que le système de santé en RDC n'arrive pas à contrôler l'implosion de l'infection, qui prend de plus en plus d'ampleur.

État de la question

Aujourd'hui, la prise en charge des personnes vivant avec le VIH/Sida constitue un objet relativement nouveau dans le champ d'analyses scientifiques. Les réflexions autour de cette question sont en pleine progression et réunissent des contributions provenant d'horizons différents. Pour reprendre Gilles Sénécal : « L'élaboration de la problématique, en cette matière, s'est constituée tel un entrelacs d'écoles et d'apports disciplinaires variés, remaniés et encore en évolution[10] ». Par ailleurs, on note que : « La prise en charge des personnes atteintes du VIH/Sida devient un réel problème de santé publique, car la stigmatisation reste monnaie courante dans les communautés et les milieux dépourvus de l'information, et les associations privées de fonds peinent à accompagner les personnes. Pour recevoir une thérapie contre le VIH, ils doivent attendre que quelqu'un meure. L'urgence est donc toujours d'actualité : 533 millions de personnes dans le monde vivent avec le VIH ou le virus de l'hépatite B ou C[11] ». Cette situation s'impose de plus en plus comme espace d'interdisciplinarité qui unit et concilie différentes branches scientifiques.

En définitive, l'examen de la littérature scientifique sur la sociologie de la maladie et plus particulièrement sur la prise en charge des personnes vivant avec le VIH dévoile que les travaux s'identifiant à cette thématique peuvent être regroupés sous trois approches différentes : les droits des malades, la lutte contre la maladie et les représentations sociales et culturelles de la maladie.

La première approche, à savoir les « droits des malades », regroupe les études qui placent au centre de leurs préoccupations la protection de la personne vivant avec le VIH, les droits des usagers des soins de santé, la création d'un cadre de prise en charge adéquate. Il s'agit des réflexions qui rendent compte de l'importance du rôle des rapports soignés/soignants.

Dans cette catégorie d'analyses, nous pouvons citer l'ouvrage de Michel Bélanger qui fournit des informations méthodologiques sur la mondialisation du droit de la santé et des éléments techniques nécessaires pour la bonne prise en charge des malades. À cet effet, il souligne : « La mondialisation/globalisation du droit de la santé apparaît alors comme étant à la fois réelle et spécifique. Elle prend directement en considération la généralisation des maladies – qui ne sont bien évidemment pas arrêtées par

[10] SÉNÉCAL G. (2007), *Environnement urbain : cartographie d'un concept liminaire* (en ligne). Consulté le 8 octobre 2013. URL : www.vrm.ca/EUUE/vol 1_2007/EUU vol1 _liminaire.pdf.

[11] « Guide gratuit d'information sur le VIH et les hépatites », *cahier n° 3 de TÊTU*, n° 183, Nanterre, 2013.

les frontières géographiques –, ce qui est le cas des maladies proprement dites (VIH, cancer, tuberculose, etc.) ainsi que des grands fléaux sociaux (usage des drogues, alcoolisme, tabagisme), ou encore ce qui est lié à ce que l'on appelle le changement climatique (avec l'extension du Sud vers le Nord de maladies dites importées, tel le paludisme[12]) ».

Cette mondialisation du droit de la santé s'exprime en effet de multiples façons. « Elle touche tout d'abord les droits nationaux (les droits internes des États) de la santé, portant alors atteinte au principe traditionnel de la compétence fondamentale de l'État en matière de santé, même si ce principe s'applique encore dans un domaine essentiel, qui est celui de l'organisation du système de santé[13] ».

Nous pouvons également ranger, dans cette rubrique, les auteurs comme Philippe Adam et Claudine Herzlich, qui soulignent que depuis quelques années, de nouveaux paradigmes se sont développés. Ils visent moins à trancher l'opposition entre consensus qu'à mettre en évidence une pluralité de modalités d'interaction, de modèles de référence et de ressources accessibles aux différents protagonistes des relations médecin-malade. Outre ce changement de perspective théorique, la recherche est aussi devenue plus proche du terrain et s'est fondée, par exemple, sur de minutieuses observations dans le cadre hospitalier ou sur l'analyse linguistique des interactions verbales entre le malade et son médecin. À cet effet, la prise en compte de la situation des maladies chroniques, qui deviennent de plus en plus nombreuses, a fortement influencé la façon d'appréhender la relation médecin-malade. Selon Adam, dans ce type d'affections, le malade doit presque toujours participer activement à son traitement, acquérir un savoir et même dans certains cas la maîtrise de techniques assez complexes qu'il ne doit pas craindre d'appliquer à son propre corps. C'est le cas des diabétiques insulinodépendants, des hémophiles ou de certains insuffisants rénaux qui se traitent à domicile par hémodialyse[14].

Dans le cadre de cette approche de « droits des malades », la législation congolaise en la matière stipule que le recueil des textes juridiques en matière de lutte contre le VIH/Sida en RDC met à la disposition du public les textes légaux de base pour la protection des personnes vivant avec le VIH/Sida, contre les exclusions et les stigmatisations[15].

La deuxième approche relative à « la lutte contre la maladie » concerne les études fondées sur les politiques et les stratégies mises en place pour vaincre la maladie. Elles abordent la participation des acteurs, les

---

[12] BÉLANGER M. (dir.), *La mondialisation du droit de la santé*, Bordeaux, Les Études Hospitalières, 2011, p. 14.

[13] Guide gratuit de l'information, 2012, *op. cit.*, p. 19.

[14] ADAM Ph. (dir.) et HERZLICH C., *Sociologie de la maladie et de la médecine*, Paris, Armand Colin, 2012, p. 74.

[15] Loi n° 08/11 du 14 octobre 2008 portant protection des personnes vivant avec le VIH/Sida en RDC.

interventions des scientifiques et les recherches effectuées pour trouver les molécules capables de combattre la maladie.

En effet, le niveau de santé des populations ne dépend pas seulement du service médical. Il dépend également de l'éducation, de la nutrition, du développement économique global, mais aussi de la densité des populations, des moyens de transport disponibles, de la recherche, des budgets disponibles, de la participation des populations à l'effort et de la qualité du personnel de santé[16].

Parmi les analyses orientées vers cette approche, citons le livre de Peter Piot : *Mondialisation des risques, transformations de la santé publique et développement.* Dans cette contribution sur l'épidémie du sida, l'auteur montre comment les changements dans la lutte contre le sida ont eu lieu. Et ces résultats ont été obtenus par une synergie entre découvertes scientifiques, engagement politique et mise en place de programmes de mise en œuvre. Mais en dernière instance, c'est la politique qui a fait la différence[17].

Nous rangeons également dans cette rubrique les analyses présentées en marge de la conférence sur les rétrovirus et les infections opportunistes. La plus importante conférence scientifique et médicale qui a eu lieu à Atlanta (États-Unis), du 3 au 6 mars 2013. Emmanuel Trenado, Bruno Spire, Marie Suzan et Renaud Persiaux ont fait le point sur les principales nouvelles de cette 20e édition. À cet effet, les auteurs concluent que dans plusieurs études in vitro présentées cette année, on voit qu'en combinant des molécules qui n'ont qu'un effet modeste, on arrive à des activations majeures du réservoir. L'espoir, ce sera donc le cocktail qu'il faudra concevoir avec attention pour obtenir les effets voulus avec peu d'effets indésirables[18].

Dans le même ordre d'idées, Jean-Louis Fonteneau, dans leur analyse sur les occasions manquées : prévention et dépistage du VIH, pensent que la réduction des risques désigne l'ensemble des stratégies visant à limiter les risques et les dommages sanitaires ou sociaux dans un domaine spécifique. Elle est d'abord apparue pour limiter le risque lié au VIH et au VHC (hépatite C) chez les usagers de drogues, puis elle s'est élargie à la transmission sexuelle. Le dépistage et le traitement antirétroviral sont des outils majeurs de réduction des risques sexuels. Le concept du rôle préventif des traitements antirétroviraux, « Treatment as Prevention », apparaît en effet de façon très nette dans les études disponibles, et il est suffisamment fort pour constituer une information utile pour les personnes séroconcernées.

---

[16] Discours du Docteur RUPPOL J. F. sur *les apports de la Belgique en Afrique centrale, dans le domaine médical de 1885 à ce jour*, Centre Royal Africain d'Outre-mer, Fondation Roi Baudouin, 1992.

[17] PIOT P. (dir.), *L'épidémie du sida : mondialisation des risques, transformations de la santé publique et développement*, Paris, Fayard, 2010, p. 22.

[18] TRENADO E. (dir.), *Conférence scientifique et médicale sur les rétrovirus et les maladies opportunistes*, Atlanta, États-Unis, du 3 au 6 mars 2013.

Les problématiques de prévention/dépistage du VIH et des IST sont indissociables dans les groupes à forte co-prévalence[19].

Pour terminer cette approche, disons qu'en RDC, les préoccupations de la recherche dans la perspective de la « lutte contre le sida » sont encore très peu développées. Nous citons le rapport du Programme national multisectoriel de lutte contre le VIH/Sida. Selon lequel : les enquêtes épidémiologiques entamées en 2013 affirment que les flux migratoires et l'absence d'un système de santé performant, ont amplifié le taux de prévalence dans la ville de Kinshasa, dans les zones minières et dans la partie est du pays, où les conflits armés n'en finissent pas. Ce taux est de 3,5 % pour les femmes enceintes, 1,1 % dans la population globale et le mode de transmission hétérosexuel est estimé à 80 %[20].

La troisième approche, « les représentations sociales et culturelles de la maladie », traite des questions relatives à l'imaginaire médical et à la conception qu'ont les populations sur le VIH. Elle analyse en l'occurrence les déterminants sociaux de la maladie, la dualité tradi-moderne du VIH, les légendes qui entourent le VIH et ses métaphores, etc.

Dans cette série d'études, François Laplantine dans sa réflexion sur la « Maladie-malédiction », présente clairement le sentiment d'un malade, qui considère sa maladie comme étant un accident qui survient par hasard et une fatalité contre laquelle on ne peut rien. Selon l'auteur, le malade (ou le groupe tout entier) vit alors ce qui lui arrive comme un scandale et une injustice. Il se considère comme une victime subissant ce qu'il n'a pas provoqué, tout en proclamant son innocence et son indignation. Il s'interroge, ne comprend pas et s'écrie : « Qu'est-ce que j'ai bien pu faire au bon Dieu ? », « Pourquoi m'a-t-Il infligé cette maladie ? », « Pourquoi seulement moi et non pas les autres ? », « Qui est à l'origine de cette maladie[21] ? ».

Dans ce même contexte, John Janzen, en décrivant un système médical au Congo, note : « Chaque fois qu'un individu ou groupe d'individus est malade et se trouve confronté à des problèmes qui le dépassent, un groupe organisateur de la thérapie se constitue. Différents parents maternels et paternels, et éventuellement leurs amis et leurs associés, s'unissent dans le but d'examiner minutieusement les informations, d'apporter leur support moral, de prendre les décisions qui s'imposent et d'interpréter la maladie, afin de mettre au point les détails de la consultation thérapeutique. Le groupe organisateur de la thérapie exerce ainsi une fonction d'intermédiaire entre le patient et le spécialiste[22] ».

---

[19] FONTENEAU J.-L. (dir.), *Occasions manquées : prévention et dépistage du VIH*, Bardet-Souchard, 2012, p. 32.

[20] PNMLS, *op. cit.*, 2013, p. 4.

[21] LAPLANTINE F., *Anthropologie de la maladie*, Paris, Payot, 1992, p. 363.

[22] JANZEN J., *La quête de la thérapie au Bas-Zaïre*, Paris, Karthala, 1978, p. 24. (2e édition parue en 1999).

Dans son analyse sur la situation sanitaire à Kinshasa, Édouard Dupont souligne : « Le cœur de la thérapie familiale est la réunion du clan, et les médecins traditionnels composent leurs remèdes selon des règles peu empiriques, basés sur des idées mystiques. Les catégories données dans la recherche des remèdes sont : la forêt et le village pour le choix des plantes. Ces catégories ne dictent pas exactement quelle est la plante à utiliser dans une cure ; elles indiquent plutôt le domaine symbolique à travers lequel une expérience reçoit sa signification[23] ».

En effet, de telles représentations loin d'être le propre de la société congolaise, peuvent être le fait de nombreuses cultures. Car l'observation faite sur « les attitudes des patients envers le VIH/Sida », en Afrique subsaharienne, nous a permis de bien comprendre selon quels registres interprétatifs s'élaborent les représentations. Par exemple, les patients du sida dans cette partie de l'Afrique semblent lier cette infection à leurs coutumes et mœurs. Selon leurs discours, le sida est provoqué par : les venins du serpent des ancêtres, la mauvaise utilisation du kaolin du clan (pouvoir du clan) et des griffes de l'animal totémique du lignage ou encore la maladie est une punition que les aînés infligent aux cadets insoumis.

Cette revue de la littérature nous renseigne suffisamment sur la complexité des problèmes liés à la prise en charge des personnes vivant avec le VIH. Si quelques réflexions tentent de mettre en exergue les stigmates des malades en RDC, mais dans son approche relative aux « droits des malades », les analyses dans cette perspective se contentent plus de décrire les problèmes en termes d'exclusions et de stigmates subis par les malades. Elles se limitent également à déplorer l'incapacité d'action des malades et l'absence des politiques de pouvoirs publics à l'endroit de ces derniers.

À cet effet, il s'agit plus d'approches qui n'envisagent pas la recherche des solutions aux problèmes des malades du VIH, au travers de leurs origines culturelles. Ces auteurs ne ressortent pas dans leurs analyses les rapports entre les patients et la recherche de la guérison. Cela dit, la ligne de raisonnement scrutée dans cette littérature existante tient les malades en dehors des efforts visant à l'amélioration de leur prise en charge.

Cependant, notre perspective d'analyse tente de soutenir une approche inverse. En effet, notre démarche décrit les « itinéraires thérapeutiques » suivis par les patients du sida (guérisseur – féticheur – pasteur – médecin) ainsi que les croyances sociales et culturelles qu'ils se font du VIH/Sida, eu égard au désespoir qu'ils affichent face à l'absence d'une prise en charge médicale et d'une éducation sanitaire efficaces. En outre, notre analyse prend en compte les rapports « soignants/soignés » dans l'accès aux soins de santé des populations. C'est dans cette orientation qu'il convient de découvrir l'originalité de notre travail.

---

[23] DUPONT E., *Lettres sur le Congo*, Paris, Reinwald, 1889, p. 100.

Problématique

Selon Philippe Adam : « Chacun de nous sait ce que c'est qu'être malade : nous avons tous été alités par la grippe ; nous connaissons tous des personnes atteintes de maladies graves, un diabète, une maladie cardiaque, un cancer, par exemple ; nous avons tous lu les statistiques rendant compte de l'évolution de l'épidémie de VIH ou tenté de comprendre les explications médicales concernant les maladies génétiques. À partir de ces expériences, la notion de maladie semble claire : c'est un état affectant le corps d'un individu. La médecine a pour fonction de la décrire en termes objectifs pour tenter de la traiter. Conçues en ces termes, la maladie et la médecine semblent échapper à l'analyse sociologique[24] ».

Eu égard à ce qui précède, la prise en charge des patients du sida en RDC, et plus particulièrement à Kinshasa, à travers l'aide des associations, des médecins et de l'État, semble échapper à cette analyse sociologique, telle qu'énoncée par Adam.

En effet, les données fournies par l'ONUSIDA indiquent que le VIH/Sida pose aujourd'hui un grave problème de santé publique et constitue une menace au développement économique de la RDC. Depuis son apparition, le VIH/Sida a entraîné des pertes cumulées en vies humaines allant de 3 540 000 en 2006 jusqu'à 4 250 000 en 2010, soit une diminution de 6 % de la population. Le nombre des personnes vivant avec le sida a atteint 1,23 million en 2006 et 1,39 million en 2010, sans tenir compte des cas non dépistés. De même, l'espérance de vie était de 42 ans en 2010. L'impact démographique du sida semble considérable, car entre 2006 et 2010, la tranche d'âge de 20 à 49 ans a connu une surmortalité allant de 73 890 à 79 170 décès, soit 27 % chaque année. À cause du sida, le nombre d'orphelins de père et de mère a atteint 950 000, soit une augmentation de 83 % d'orphelins. Ce nombre élevé d'orphelins constitue un sérieux problème dans le pays car, jusque-là, l'État peine à mettre en place un réel système de protection sociale en faveur de ces derniers.

En outre, le sida a entraîné un surplus de cas de tuberculose estimés à 42 370 cas en 2006 et 47 220 cas en 2010. La tranche d'âge de 20 à 49 ans est en général la plus touchée, dont les femmes de 20 à 29 ans et les hommes de 20 à 35 ans. Les modes de contamination les plus observés pour le cas du sida sont : la transmission sexuelle pour 87 %, la transmission de la mère à l'enfant pour 8 % et la transmission intraveineuse pour 5 %.

Depuis, les différents gouvernements qui se sont succédé ont tenté de combattre cette maladie à travers les structures mises en place. De 1983 à 2004, on a assisté à l'installation du Comité national de lutte contre le sida (CNLS), du Projet Sida, du Programme national de lutte contre le sida et les infections sexuellement transmissibles et du Programme national multisectoriel de lutte

[24] ADAM Ph. (dir.) et HERZLICH C., *op. cit.*, p. 5.

contre le sida (PNMLS). En dehors de ces structures, les Organisations non gouvernementales, les collectifs des femmes et des jeunes ainsi que les églises se sont engagés dans cette lutte, mais le fléau n'a pas été combattu efficacement. Aujourd'hui, les patients du sida paient le prix de cette pathologie et ils se comptent par milliers.

L'absence d'un système de santé efficace, de la sécurité économique et de la paix civile dans le pays a occasionné des flux migratoires des populations des provinces vers la ville de Kinshasa. Aujourd'hui, cette ville donne toute la mesure de la complexité des difficultés socio-économiques du pays. Estimée à 400 000 habitants en 1950, la population kinoise est passée à 12 millions en 2014. Avec un système de santé hérité de l'époque coloniale, Kinshasa compte 94 hôpitaux, presque tous mal équipés. Signalons que les ressources financières allouées au secteur de la santé sont continuellement réduites, les ressources humaines sont insuffisantes et inadaptées, la participation communautaire est inexistante, et le secteur hospitalier privé est mal organisé. Le niveau de la couverture sanitaire a sensiblement diminué. Ceci se traduit par des taux élevés de mortalité constatés dans les groupes pauvres et vulnérables que sont les populations suburbaines, les femmes en âge de procréer et les enfants de moins de 5 ans.

On note également la détérioration des principaux indicateurs de l'état de santé (espérance de vie à la naissance, mortalité maternelle, taux de séropositivité de l'infection au VIH/Sida) et la persistance de fortes disparités dans la répartition géographique des ressources sanitaires. Les soins de santé sont financés à 70 % par la population. Selon les statistiques de l'ONUSIDA, la prévalence du sida dans la tranche d'âge de 20 à 49 ans est estimée à 3,2 %. Elle est évaluée entre 3,2 % et 3,8 % chez les femmes enceintes. On compte 95 000 cas de séropositifs à Kinshasa[25].

Kinshasa est de nos jours une ville qui expose des milliers de vies humaines aux affections socio-sanitaires, en l'occurrence le VIH/Sida. Cette mégalopole fait face à une double crise : la dégradation avancée et le sous-équipement des infrastructures sanitaires, nourries à la fois par une précarisation des services publics urbains, la modicité des revenus chez les citadins et une explosion démographique non contrôlée.

À Kinshasa, la thérapie antirétrovirale et d'autres traitements contre le VIH constituent un obstacle, le coût est évalué à 100 $, alors que le revenu moyen d'activité s'élève à 45 $. Et nombreux sont des malades du sida qui ne savent pas qu'une prise en charge médicale existe pour cette pathologie. Ils peinent à soigner les infections opportunistes, mais sans s'attaquer au VIH. Pollak note à cet effet : « L'investissement médical et scientifique massif autour du sida en fait aussi une "maladie d'aujourd'hui" par excellence. Sa prise en charge n'est pourtant pas sans problèmes : le sida a révélé les limites de l'efficacité de la médecine mais aussi les difficultés de

[25] ONUSIDA, *Rapport annuel 2013*, Congo-Kinshasa.

la décision en matière de santé publique et il a mis en évidence certaines insuffisances de notre système de soins. Néanmoins, il a été l'objet, au niveau national et international, d'une mobilisation considérable, montrant l'ampleur des capacités de réaction des sociétés développées. En revanche, les ressources financières, sanitaires et sociales manquent cruellement pour faire face à la maladie dans les pays du tiers-monde. Le sida est donc également révélateur de l'importance des inégalités entre nations riches et pauvres et entre continents[26] ».

Par conséquent, comme on peut le constater dans les bulletins épidémiologiques du Programme des Nations Unies au développement (PNUD), les infrastructures sanitaires sont jugées inaccessibles physiquement aux ménages de Kinshasa. En revanche, le centre de santé est l'infrastructure de santé la plus utilisée (67,5 %), contrairement aux hôpitaux qui sont les moins fréquentés (36,6 %) du fait de leur éloignement. On compte un médecin pour 4 865 habitants contre les prévisions de l'OMS (un médecin pour 10 000 habitants).

Malgré la proximité géographique des services de santé, deux tiers des femmes de Kinshasa déclarent avoir rencontré des problèmes pour accéder aux soins ; 52,7 % des femmes évoquent les problèmes financiers, tandis que 23,5 % affirment avoir eu des problèmes de transport. Contre toute attente, le problème semble toucher certaines femmes : 10,5 % révèlent s'être vues refuser la permission d'aller se soigner[27].

À ce propos, Pollak pense que : « Le trait marquant de la réponse à cette nouvelle maladie est sans doute la part considérable qu'y jouent les associations d'aide aux malades […] À travers les associations créées autour du sida, le point de vue des malades et de la société globale pèse d'un poids inhabituel face au point de vue des médecins. La maladie est donc l'affaire de groupes et pas seulement d'individus ; elle se manifeste dans l'espace public[28] ».

La dynamique des associations aurait une certaine spécificité pour Kinshasa. C'est l'état de dépendance totale que connaissent les malades du sida à l'égard de ces nouvelles formes d'organisations sociales. Ces personnes estiment que si ces dernières n'existaient pas dans cette ville, la vie quotidienne des malades du sida à Kinshasa serait plus difficile encore, voire insupportable, du fait de l'inaccessibilité aux soins de santé.

Mais ces initiatives des collectifs locaux, dans la majorité des cas, servent plus à résoudre les problèmes d'urgence qu'à participer réellement aux actions de développement durable. Les stratégies adoptées, pour reprendre Becerra et Peltier, sont majoritairement défensives, tendant à préserver ce

---

[26] POLLAK M., *Les homosexuels et le sida*, Paris, A.M, Métailié, 1988, p. 15.

[27] PNUD, *La pauvreté et les conditions de vie des ménages de Kinshasa*, mars 2009, Kinshasa-RDC, p. 12-13.

[28] POLLAK M., *op. cit.*, p. 22.

qui peut l'être de l'existant, étant donné la faiblesse initiale de la capacité des acteurs[29]. De ce fait, on assiste généralement à des pratiques de « bricolage » qui répondent à peine à l'adaptation des populations aux conditions difficiles, sans envisager un changement dans la durée. Par ailleurs, les stratégies de défense, au travers des pratiques de « bricolage », sont souvent le point de départ d'autres formes de vulnérabilités, qui peuvent s'avérer aussi dangereuses sur le plan sanitaire ou sécuritaire.

À Kinshasa, les personnes vivant avec le VIH s'organisent en associations. Le plus souvent, ce sont des Organisations non gouvernementales (ONG) qui assurent une prise en charge précaire. C'est le cas notamment de l'Association sans but lucratif (ASBL) « Femme Plus » et de la « Fondation Olangi-Wosho » où nous avons effectué l'essentiel de nos recherches. Les malades bénéficient d'une part d'une prise en charge médicale à travers le traitement par des antirétroviraux, des séances de *counselling* ou de formation et d'autre part, d'une prise en charge spirituelle, par les séances de prières et de délivrance. Les stratégies adoptées par ces collectifs répondent souvent à des impératifs de survie, sans se soucier de la transformation définitive d'un système de santé moins performant.

Dans ces conditions, aucune orientation politique ne se définit en rapport avec les besoins de santé des populations. Désespérés, les patients du sida ont inventé leurs propres itinéraires thérapeutiques : féticheurs, guérisseurs, médecins et pasteurs, pour rechercher la guérison. Cette question crée une inadéquation dans la prise en charge des patients du sida. Les associations de lutte contre le sida peinent à sensibiliser la communauté, mais en vain. Les patients se représentent le sida par rapport à leurs origines culturelles et à leurs croyances. C'est à cet effet que Laplantine déclare : « La maladie saisie comme objet de la connaissance scientifique, c'est-à-dire comme acte d'objectivation par un savoir positif, il est non seulement "important", [...] mais scientifiquement nécessaire qu'une véritable anthropologie de la santé se trouve aussi du côté du malade qui non seulement peut être envisagé à son tour, mais doit être, comme un authentique pôle de connaissance. Et le processus d'échange entre soignants et soignés doit se trouver au centre de toute analyse scientifique sur la maladie[30] ».

Les itinéraires thérapeutiques inventés par les patients du sida, constituent un nouveau cadre d'analyse sociologique sur la recherche de la guérison. Ce modèle informel de la prise en charge, semble prendre le dessus sur les structures modernes qui sont : les associations de lutte contre le sida et les hôpitaux, qui ont toujours secouru les malades. Philippe Adam pense à ce propos que : « La santé se définit par la capacité, pour l'homme, de maîtriser

---

[29] BECERRA S. et PELTIER A. (dir.), *Risques et environnement : recherches interdisciplinaires sur la vulnérabilité des sociétés*, Paris, L'Harmattan, coll. Sociologies et environnement, 2009, p. 35.

[30] LAPLANTINE F., *Anthropologie de la maladie*, Paris, Payot, 1998, p. 6.

son milieu physique mais aussi social : “le vivant ne vit pas parmi les lois, mais parmi des êtres et des événements qui diversifient ces lois”. La maladie et la santé se définissent donc en fonction des exigences et des attentes liées à notre environnement, à nos insertions, à nos relations familiales et professionnelles par exemple, et constituent, au sens propre, des états sociaux. Les malades doivent être secourus[31] ».

À cet effet, au vu de ces constats, notre problématique se résume sur les interrogations suivantes :

– Comment les associations et les médecins se défendent-ils pour se maintenir, en dépit des moyens précaires dont ils disposent pour assurer la prise en charge des patients du sida ?

– Pourquoi et comment le désespoir face à la maladie du sida, amène-t-il les malades à rechercher d'autres itinéraires thérapeutiques ?

Voici les quelques questions auxquelles nous allons tenter de proposer des éléments de réponse.

L'hypothèse principale pourrait se formuler de la façon suivante : les initiatives de lutte contre les souffrances et stigmatisations, mobilisées par les associations et les médecins en faveur des personnes vivant avec le VIH à Kinshasa, s'inscrivent dans une logique de survie. L'enjeu principal, dans le chef de ce collectif des associations, par exemple, serait d'assurer à leurs milieux de vie une existence, là où les services publics de santé ne parviennent plus ou sont absents. L'association serait un lieu où, le malade peut s'exprimer, sortir hors de soi la réalité si difficile à gérer sa séropositivité, tout en étant sûr de ne pas être jugé, et en rencontrant d'autres personnes dans le même cas ou presque. Les associations sont aussi un carrefour d'informations venant de divers horizons et concernant différents aspects du sida.

La deuxième hypothèse est la suivante : en dépit des efforts engagés par les acteurs sociaux (associations, médecins) dans la lutte contre le sida, de nombreux discours des patients du sida sont rattachés à l'imaginaire social, c'est-à-dire aux représentations et aux croyances sur cette pathologie. De ce fait, ils ont trouvé d'autres itinéraires thérapeutiques pour se faire soigner, c'est-à-dire qu'ils transitent entre les médecins, les féticheurs, les guérisseurs et les hommes d'Église. Ces échanges que l'on observe dans le quotidien des malades ne sont cependant pas linéaires.

Objectif de l'étude

La présente étude qui se veut une contribution sociologique, vise à éclairer sur les réalités sociales auxquelles sont confrontées les médecins et les associations de malades face au VIH/Sida, et aussi face aux représentations et croyances des patients du sida. Nous voulons à l'occasion,

---

[31] ADAM Ph. (dir.) et HERZLICH C., *op. cit.*, p. 23.

donner une compréhension sur les différents itinéraires thérapeutiques suivis par les malades face au désespoir de cette pathologie du sida.

Intérêt de l'étude

La présente recherche revêt un double intérêt, théorique et pratique :

Sur le plan théorique, cette étude s'engage dans une perspective d'analyse du système social à partir d'une approche d'analyse des stigmatisations des malades du sida. Elle constitue de ce fait un effort qui vise à placer la recherche sociologique en RDC dans une posture de gestion et d'intervention dans le contexte médical. Elle fait de la démarche sociologique un modèle qui ne représente plus le monde, mais plutôt une manière de penser le système social comme une construction imprévisible des acteurs. Notre étude permet de saisir les savoirs profanes endogènes qui, désormais, font partie des connaissances dans tout projet de transformation sociale.

Sur le plan pratique, le présent travail permet de découvrir les réalités sociales à partir des représentations que se font les personnes touchées par le sida de leur propre maladie. Elle permet, avec le concours des associations de malades, de trouver des propositions pouvant aider les dynamiques communautaires à pouvoir réellement participer à la réduction des souffrances des malades du sida. L'inscription des savoirs profanes endogènes, associée à notre démarche, valorise les malades comme partie prenante dans la recherche des réponses à leurs problèmes.

Pour notre part, l'intérêt lié à cette étude est dû à notre expérience lors de l'accompagnement des populations sinistrées et des malades du sida, entre 1998 et 2001 à la Croix-Rouge du Congo-Kinshasa. Notre seconde motivation est consécutive à la situation sanitaire du Congo-Kinshasa, où les populations n'ont pas accès aux soins de santé de qualité. Cette ambition a été justifiée lors d'élaboration de notre mémoire de Master 2 en sociologie, axé sur « l'accès aux soins de santé en République démocratique du Congo : analyse du mythe de la santé pour tous ». À travers cette recherche, la thématique du VIH/Sida et d'autres pathologies a été étudiée de façon approfondie. Cette quête de vérité nous a plus motivé à envisager la présente étude sur : « Santé, précarité et VIH/Sida à Kinshasa : la sociologie de la maladie et de la prise en charge des patients en République démocratique du Congo ». Ainsi, nous avons pensé qu'à l'issue de ce travail, il faudrait impulser un observatoire de la santé, pour réorganiser le secteur médical au Congo.

Cadre théorique et méthodologique

Selon Voiron, pour toute intervention scientifique, le choix d'une méthode se détermine en fonction de la problématique, des objectifs recherchés et de l'éclairage sous lequel le phénomène est étudié[32]. À cet effet, notre démarche est fondée sur l'analyse des itinéraires thérapeutiques empruntés par les patients du sida et sur la façon dont leur prise en charge est assurée, ainsi que les souffrances et les stigmates qu'ils subissent à Kinshasa. Dans ce contexte d'un sujet de recherche mobilisant plusieurs acteurs, et pour atteindre les objectifs de cette étude sur les dynamiques communautaires, nous avons recouru à la méthode qualitative soutenue par l'observation participante.

À cet effet, nous avons travaillé avec des groupes multidisciplinaires constitués de : malades du sida, médecins, infirmiers, tradipraticiens, gestionnaires de projets de santé et des leaders d'opinion. À partir de cette méthode, nous avons pu cerner les problèmes et les conditions de vie de nos enquêtés sur le terrain. Le questionnaire, les visites guidées, les interviews et les entretiens ont été utilisés comme outils de recueil des données sur le terrain.

Vu la complexité de cette recherche, nous avons estimé qu'il fallait la subdiviser en deux étapes :

La Pré-enquête

Étant donné que notre recherche nécessitait un nombre important de missions sur le terrain, nous avons débuté par une pré-enquête. Avec le soutien de notre directrice de thèse Madame Martine Xiberras, nous avons noué des contacts importants en France avec les responsables des organismes de financement, qui apparemment ont manifesté l'intérêt de connaître les objectifs de cette étude, afin de pouvoir envisager un éventuel appui financier. Nous avons à cette occasion contacté l'Institut Pasteur à Paris. Bien que notre projet fût jugé pertinent, il n'a pas cadré avec les objectifs du programme de bourse Calmette octroyée par cette institution. Nous avons également intéressé Sidaction à travers la responsable du volet Sciences sociales et humaines, Madame Veronica. Elle a estimé que notre étude devrait faire l'objet de discussions lors de la sélection des projets en 2014. Et ensuite, nous avons discuté avec AIDES, par l'entremise de Madame Cazaly, chargée des programmes dans l'Hérault, basée au siège de Nîmes. Cette dernière a donc jugé opportun d'envoyer notre projet au département international d'AIDES à Paris. Jusque-là, aucune suite n'a été donnée. Madame Sylvie Chantereau, du Fonds mondial, a elle aussi prêté attention à ce projet de recherche. Malheureusement, le financement a fait défaut.

Nous avons également consulté Madame Cécile Jaraudias du Fonds Solidarité « Sida Afrique ». Mais le projet n'a pas été sélectionné, compte

---

[32] VOIRON C., Pour une approche systémique du développement durable, Développement durable et territoire (en ligne). *Dossier 4*, « La ville et l'enjeu du développement durable », mis en ligne le 30 mai 2005, consulté le 20 juillet 2013.

tenu du nombre exorbitant des demandes. C'est le cas notamment de la Fondation Pierre Trudeau au Canada et de l'Institut français d'Afrique du Sud, qui ont pourtant manifesté l'intérêt à recevoir notre projet, mais sans donner une suite favorable à notre demande. D'autres contacts ont été noués, à travers des correspondances rédigées personnellement par Madame Martine Xiberras, à l'attention des enseignants de l'université Aix Marseille, responsables de l'observatoire sanitaire et social du Congo-Brazzaville. Nous avons également travaillé avec AIDES, pendant trois mois, dans le dépistage volontaire sur la place Antigone (Montpellier) et nous nous sommes fait membre actif du Réseau des jeunes chercheurs en sciences sociales sur le VIH, pour approfondir nos connaissances sur le VIH/Sida.

À défaut d'une suite favorable aux demandes faites, nous avons reçu avec l'appui de notre directrice, l'aide à la mobilité du laboratoire (LERSEM) et de l'école doctorale 60, d'une valeur de deux mille euros, pour effectuer des missions de terrain à Kinshasa. À cet effet, nous avons mis à profit notre séjour à Kinshasa pour organiser une série de rencontres avec les responsables des Agences des Nations Unies : Unicef, ONUSIDA, PNUD, MONUSCO, afin de leur proposer notre projet et par la même occasion, formuler une demande de financement. Malheureusement, tous les chefs d'Agences étaient unanimes sur l'absence d'un budget affecté pour ce type de recherche.

L'enquête de terrain

Durant cette première mission, qui a eu lieu du 15 juillet au 20 septembre 2013, nous avons procédé à la collecte des données. Nous avons à cette occasion élaboré un calendrier des contacts avec les différents partenaires retenus dans notre protocole de recherche. Nous avons contacté les personnes suivantes :

– Les autorités administratives : le bourgmestre, les chefs coutumiers, les chefs et notables du quartier, en vue de retirer les autorisations officielles, pour accéder aux différentes structures médicales situées dans leurs juridictions.

– Les leaders d'opinion : les religieux (prêtres, pasteurs), les chefs d'établissements scolaires, les responsables des associations, pour nous permettre d'organiser des rencontres avec les patients du sida.

– Les membres de la communauté : les hommes, les femmes, les jeunes, les membres de famille des malades du sida, ainsi que les malades du sida eux-mêmes, pour écouter leurs opinions sur le sida et la façon dont la prise en charge est assurée.

– Les responsables des structures médicales : les médecins chefs de zone de santé, les infirmiers responsables des Aires de santé, le président du comité de santé de la commune de Mont-Ngafula. Avec ces derniers, nous avons évalué la prise en charge des patients du sida au sein de leurs structures médicales. En les écoutant attentivement, nous avons relevé beaucoup de lacunes dans l'organisation de la prise en charge. Ces structures ont mis en place un programme de retrait des antirétroviraux, pour les patients déclarés, mais sans programmes de sensibilisation sur le fléau.

– Les autorités sanitaires publiques : le Secrétaire général à la santé, les directeurs des différents programmes du ministère de la Santé et de la Pharmacie, le coordonnateur provincial du Programme national multisectoriel de lutte contre le VIH/Sida (PNMLS) ville de Kinshasa, le médecin inspecteur de la ville, ainsi que les différents bureaux de l'inspection de la santé. Avec cette catégorie du personnel, nos débats étaient plus orientés sur les réformes du secteur de la santé.

Étant donné que la ville de Kinshasa représente une mosaïque de cultures, nous avons porté notre choix sur le peuple kongo, une ethnie majoritaire et autochtone de cet espace. Ils sont majoritaires par rapport à d'autres peuples et occupent les régions environnantes du Bas-Congo et de Bandundu. Notre enquête a également concerné les associations qui assurent la prise en charge des malades du sida dans la ville de Kinshasa. Elles sont regroupées en deux composantes : les organisations appartenant à des personnes volontaires et celles qui sont gérées par des confessions religieuses. C'est par le biais de ces associations que nous avons pu contacter les 30 patients, en plus de 34 autres (médecins, responsables des associations, leaders d'opinion…) qui représentent notre échantillon d'enquêtes.

Du fait que ces associations pullulent dans tous les coins de la ville, il est difficile d'apprécier leur efficacité d'intervention sur le terrain, et nous ne pouvions pas les parcourir toutes, eu égard à nos limites en termes des moyens matériels et financiers. Pour parer à cet écueil, nous avons porté notre choix sur deux associations : les Fondations Femmes-Plus et Olangi-Wosho, qui nous ont semblé viables. Celles-ci offrent l'avantage d'avoir deux manières différentes d'assurer cette prise en charge des malades du sida. La première assure les soins par la prise des antirétroviraux tandis que la seconde recourt aux séances des prières de guérisons et de délivrances.

Nous avons été reçu par la présidente de Femmes-Plus, avant de commencer nos entretiens avec les patients du sida. Au niveau de la fondation Olangi-Wosho, c'est le couple Olangi qui nous a également reçu et nous a mis à la disposition du médecin directeur des cliniques Rapha. Là où s'organisent les séances des prières et de délivrances pour les malades. Nous avons aussi contacté les responsables du Centre hospitalier kimbanguiste et du service médical de la Croix-Rouge du Congo. Avec ces derniers, nos discussions étaient plus centrées sur la formation du personnel médical en rapport avec la prise en charge des patients du sida.

Il était aussi opportun de rencontrer le chef d'Antenne du Centre d'études médicales de l'Université de Bruxelles en Afrique centrale (CEMUBAC) ainsi que le représentant du Fonds mondial. Avec ces deux responsables, il était question de s'enquérir des informations relatives au financement des programmes de lutte contre le sida. Nous avons également visité d'autres associations impliquées dans la lutte contre le sida, en l'occurrence Forum Sida et Amo-Congo. Nous nous sommes entretenu avec leurs responsables chargés de la prise en charge des patients. Nous avons aussi contacté les médecins traditionnels. Ces derniers nous ont fourni des informations sur la pathologie du sida et les moyens mis en place pour lutter contre cette maladie.

Lors de ces rencontres avec les différents interlocuteurs, nous avons présenté les motivations qui ont porté notre choix sur leurs structures comme terrain de notre enquête, et nous avons plus insisté sur le bien-fondé de cette enquête dans la ville de Kinshasa. Leurs questions ainsi que leurs réactions favorables ou défavorables étaient notées. Après cette première mission, nous avons de nouveau effectué une deuxième mission du 15 juillet au 26 septembre 2014 à Kinshasa, pour poursuivre le travail entamé lors de la première mission.

Dans le souci d'organiser ce travail de terrain, nous avons sollicité la collaboration d'un collègue sociologue sur place à Kinshasa, en la personne de Monsieur Tshilembi Augustin. C'est avec lui que nous avons réalisé un nombre considérable de nos entretiens. Chaque matin, nous procédions à l'élaboration d'un planning des rencontres. Le déroulement des entretiens et des interviews était filmé et suivi d'une prise des photos. Nous avons également préparé un guide d'entretien, constitué de questions suivantes : Depuis quand êtes-vous malade ? Vous souffrez de quelle maladie ? Quelle est selon vous l'origine de votre maladie ? Cette maladie a entraîné quelles conséquences dans votre vie ? Avez-vous facilement accès aux soins médicaux ? Qui prend en charge les frais des soins pour vous ? Combien de fois avez-vous déjà consulté le médecin ? Avez-vous une fois consulté un tradipraticien ? Quelle est votre préférence entre la médecine moderne et traditionnelle ? Êtes-vous satisfait de la qualité des soins et de l'accueil à l'hôpital ? Votre conjoint(e) est-il(elle) vivant(e) ? Vos enfants sont-ils atteints du VIH ? Avez-vous l'accès facile aux antirétroviraux ? Quelles sont les autres maladies courantes dans votre communauté ? Avez-vous déjà rencontré un pasteur ou un prêtre pour une prière de guérison ? Existe-t-il un organisme pour réglementer les erreurs et autres abus médicaux dans votre communauté ?

Ainsi, à la fin de chaque rencontre, le groupe fixait la date et l'heure de la prochaine réunion. Avant de commencer la nouvelle séance, on procédait à l'évaluation de la rencontre précédente dans le but de relever ses points forts et ses insuffisances.

Lors de débats et de discussions, nous avons souhaité que les participants interviennent librement, afin que chacun exprime son point de vue. Ceci nous a permis de juger la pertinence des différentes interventions, pour bien orienter le débat. Pendant cet instant, nous prenions soigneusement note de leurs déclarations.

Nous avons débattu sur quelques thèmes en rapport avec un projet sur la prise en charge des patients du sida par rapport à un observatoire en vue de la santé. À la fin de chaque séance, les groupes présentaient les résultats de leurs travaux devant la plénière. Et une sélection des projets était faite sous notre direction, parmi lesquels : la sensibilisation auprès des églises de réveil sur l'accès des patients aux antirétroviraux, la recherche du financement pour les associations, l'octroi des microcrédits en faveur des patients, la remise des kits alimentaires aux malades.

Ainsi, pour s'assurer de la validité des informations fournies par nos enquêtés, nous avons aussi organisé des interviews individuelles auprès de quelques leaders d'opinion. Leurs déclarations étaient notées soigneusement dans les carnets de notes.

Cependant, certaines personnalités ont refusé de participer à ces débats publics. C'est ainsi que, pour ne pas perdre leurs opinions, nous étions contraints d'organiser un autre cadre pour nous entretenir avec elles en toute sécurité.

Lors du travail en équipe, nous avons intégré également les personnes de la communauté ayant des connaissances techniques sur le VIH/Sida, pour faciliter la compréhension aux profanes. À la suite de cette enquête, nous avons interviewé un échantillon d'environ une trentaine d'individus, parmi lesquels les personnes vivant avec le VIH et d'autres maladies.

En dehors des enquêtes et des interviews menées auprès des populations, nous avons aussi consulté la documentation relative au secteur de la santé et au VIH/Sida : les informations fournies par l'OMS, celles des organisations humanitaires qui travaillent sur le terrain au Congo, les divers documents et archives de l'administration publique, ainsi que les publications des universitaires congolais sur la santé.

Nous avons également eu recours aux informations contenues dans certaines sources documentaires telles que : les cours dispensés au département de sociologie à l'UM3 durant notre parcours de Master 1 et Master 2 (Recherche-action, problématiques comparées en ethnologie et en sociologie, atelier de méthodologie comparée en ethnologie/sociologie, théorie et pratique de l'interprétation en sociologie, étude des représentations spécialisées, épistémologie et sociologie des formes sociales, pratiques sociales et imaginaires sociaux, changement social). Ces formations ont été d'un apport considérable dans notre travail. Nous nous sommes servi également des connaissances reçues lors des séminaires, des colloques, des conférences doctorales organisées par l'école doctorale et le Laboratoire d'études et de recherche en ethnologie et en sociologie de Montpellier (LERSEM), à travers l'IRSA/CRI, notamment les projections de la Chaire à la Nouvelle vie.

Difficultés rencontrées

Dans le domaine scientifique, aucune recherche n'est exempte de difficultés. Par rapport à la recherche que nous avons menée sur la prise en charge des personnes vivant avec le sida, en tant que nouveau champ d'études en sociologie, moins exploité en RDC, l'accès aux informations n'était pas facile. D'une part, la documentation concernant certaines données confidentielles sur le VIH n'est pas accessible au grand public, et d'autre part, le refus de certains responsables qui ne voulaient pas nous recevoir, car avec notre attestation de recherche signée en France, nous étions considéré comme un évaluateur mandaté par les bailleurs de fonds. Néanmoins, certaines manières de procéder nous ont permis d'obtenir certains documents importants. Nous avons aussi complété certaines informations grâce aux données contenues dans notre mémoire de Master 2 (2012), intitulé : *Accès aux soins de santé en RDC : analyse du mythe de la santé pour tous*.

Soulignons également les difficultés des moyens de transport dans une mégalopole de 12 millions d'habitants comme Kinshasa, où il est difficile d'avoir un taxi. Ce qui fait que nous étions parfois obligé d'effectuer de longues distances à pied (sous un soleil de plomb avec une température de 40 °C) pour rencontrer nos enquêtés. On se retrouvait parfois à 7 personnes dans une voiture-taxi de 4 places.

Il nous a fallu aussi préparer un budget à chaque rencontre, pour assurer le déplacement de ces personnes vulnérables (malades). C'est ainsi qu'après chaque entretien, nous remettions de l'argent aux patients pour leur permettre de regagner leurs domiciles.

Il était aussi important, dans le cadre de ce travail, de nous immerger par le port de la blouse blanche, pour faciliter le contact et éviter de frustrer les malades. Cette immersion nous a permis d'avoir les informations sur le statut des patients. Certains n'ont pas répondu à notre invitation, faute de moyens financiers. La gestion du temps pendant les entretiens était pratiquement difficile, car il n'était pas possible d'interrompre une personne qui parlait de sa maladie, il fallait de la patience et l'orienter vers le canevas de l'enquête. La délicatesse du sujet à traiter nous affligeait parfois, parce que nous étions face à des malades qui avaient perdu l'espoir de vivre. Cependant, notre réconfort moral et nos encouragements étaient nécessaires pendant ces moments d'entretiens. Nous étions obligé de jouer le rôle de médecin face à un malade affligé.

Canevas du travail

Ce travail est subdivisé en deux parties. La première traite des considérations théoriques sur l'étude et comporte quatre chapitres. Le chapitre 1 donne un éclairage théorique sur les concepts de base utilisés dans ce travail. À ce sujet, nous nous sommes employé à préciser le sens des concepts de : sociologie de la maladie, VIH/Sida, santé publique, paternalisme aux droits des malades et de la prise en charge. Le chapitre 2 rend compte des considérations théoriques sur le VIH, du mythe, des légendes et des représentations sociales qui entourent cette épidémie. Le chapitre 3 aborde la question relative à la médecine traditionnelle en RDC. Le chapitre 4 traite de la construction des modèles d'analyse de la maladie dans la société congolaise. Il présente le schéma de notre cadre théorique et le rend flexible à travers ses différents modèles.

La deuxième partie relative à la présentation du milieu d'étude et des résultats de l'enquête est constituée de cinq chapitres. Le chapitre 1 présente notre milieu d'enquête à travers ses différentes caractéristiques. Le chapitre 2 est axé sur la transformation urbaine et les systèmes de santé dans la ville de Kinshasa. Le chapitre 3 porte sur les itinéraires thérapeutiques des patients du sida à Kinshasa. Le chapitre 4 traite des associations de lutte contre le VIH/Sida à Kinshasa.

Première partie :

Considérations théoriques sur l'étude

Cette première partie de notre étude traite du débat théorique sur la conceptualisation des termes clés que mobilise ce sujet et sur les modèles théoriques qui sous-tendent notre raisonnement.

Chapitre I
Définition des concepts de base

Dans les sciences sociales, pour emprunter à Cyprien Avenel, les concepts sont fréquemment polysémiques. Ce qui entraîne souvent des approximations dans les développements théoriques et, bien sûr, des incompréhensions, voire des malentendus d'une discipline à l'autre, d'un spécialiste à un autre[33].

Nous savons, par exemple, que dans leur profession, si les sociologues parviennent bien à penser la complexité et la diversité des faits, ils peinent, tout de même, à élaborer une définition d'ensemble ; à nommer les choses et à renouveler leur catégorie d'analyse, comme l'entend Jean-Claude Lugan[34].

Devant un tel écueil qui peut devenir le cœur de la confusion et d'interprétation des mots chez les lecteurs, préciser le sens des concepts que l'on manipule devient un impératif pour nous. C'est ainsi que dans le cadre de ce travail, quatre principaux concepts sont à explorer pour en circonscrire les sens. Il s'agit des concepts de sociologie de la maladie, du VIH/Sida, du paternalisme aux droits des malades et de celui de la prise en charge.

1 – Concept de sociologie de la maladie

1.1 – Essai de définition

La notion de sociologie de la maladie porte l'équivoque, en ce sens que cette sociologie scripte la maladie en tant qu'un produit social, sa nature et sa distribution sont différentes selon les époques, les sociétés et les conditions sociales. Elle mobilise différentes dimensions de la société : familiale, économique, politique, éducative, professionnelle, religieuse, symbolique… Il existe aussi une évolution des rapports usagers-soignants, plus négociés. C'est dans ce contexte que Parsons, ayant donné le coup d'envoi sur cette réflexion sociologique de la maladie, pense que le rapport

---

[33] AVENEL C., *Sociologie « des quartiers sensibles »*, Paris, Armand Colin, 2005, p. 128.
[34] LUCAN C., *La Systémique sociale*, Paris, PUF, 2009, p. 128.

qu'a un individu à sa maladie est d'une certaine manière la manifestation du rapport que cet individu entretient avec les valeurs de sa société. Pour la société, par ailleurs, la maladie contient des germes de menaces pour la stabilité de l'ordre social, menaces que la société doit arriver à contrôler par l'intermédiaire de la médecine. Dans cette optique, la maladie est définie comme une déviance par rapport aux normes sociales suivant lesquelles les individus doivent remplir leurs fonctions et leurs devoirs dans la société, au même titre d'ailleurs qu'elle est déviance par rapport à une norme biologique. Toutefois, cette déviance a une forme toute particulière en ce sens que, contrairement à la criminalité ou à la délinquance, par exemple, l'individu n'en est pas responsable. De plus, dès lors qu'il cherche à se rétablir et qu'il n'abuse pas des « bénéfices secondaires » associés à la maladie (congé de maladie, etc.), il est exempté de ses obligations quotidiennes normales, qu'elles soient instrumentales ou affectives[35].

Pour Mauss, la bonne santé s'identifie à la norme ; être en bonne santé et être « normal » d'une part, être malade et être dans un état « anormal » d'autre part, sont des notions quasiment synonymes[36]. Mais la norme, dans ce cas, n'est pas, comme le voulait Durkheim, assimilable à un type moyen existant « pour une espèce sociale déterminée, dans une étape définie de son développement ». La sociologie de la maladie évoque l'idée selon laquelle si l'on veut analyser les différentes manières dont la maladie est, dans notre société, liée au social, on doit en premier lieu s'attacher à sa nature et à sa distribution.

De ce fait, les maladies sont différentes selon les époques et les conditions sociales : aux épidémies d'autrefois ont succédé le cancer et les maladies cardiovasculaires, tout récemment le sida. La maladie et la santé se définissent donc en fonction des exigences et des attentes liées à notre environnement, à nos insertions et à nos relations, familiales et professionnelles par exemple, et constituent, au sens propre, des états sociaux.

Georges Canguilhem a bien montré que dans les sociétés modernes, la maladie a donné lieu à l'émergence de rôles, de professions et d'institutions extrêmement diversifiés et complexes qui sont ceux de la médecine scientifique. Leur étude, celle de leurs interactions avec les malades et les bien portants, comporte plusieurs aspects : elle est d'abord l'occasion, pour le sociologue, de mesurer l'importance dans les sociétés industrielles des activités fondées sur la science et sur la technique[37].

---

[35] RENAUD M., *De la définition de la sociologie médicale à la sociologie de la santé : trente ans de recherche sur le malade et la maladie*, Département de sociologie, Université de Montréal, 1985, p. 6-7.
[36] *Ibid.*, p. 331.
[37] CANGUILHEM G., *Le normal et le pathologique*, Paris, PUF, 1966, p. 10.

Freidson souligne que depuis un siècle, parallèlement à son développement scientifique, la médecine a connu un changement décisif de son statut social. Elle s'est vue reconnaître une pleine autorité sur la maladie et a obtenu le monopole de son traitement. Cette évolution s'est accompagnée de l'obtention d'une position privilégiée, prévalant toujours aujourd'hui, que la sociologie désigne par le terme d'ascension au statut de « profession ». Les sociologues y voient un processus caractéristique de l'évolution des sociétés modernes et considèrent la médecine comme le prototype de la profession. Celle-ci sert alors de modèle pour des analyses qui intéressent l'ensemble de la réflexion sociologique.

Globalement, les « professionnels » se distinguent des autres métiers par un haut niveau de formation abstraite et spécialisée et une « vocation ». Les professions se différencient aussi des autres occupations par le fait que leur est reconnu le monopole de leur activité ainsi qu'une autonomie exceptionnelle dans son exercice et dans son contrôle : ce sont les médecins qui déterminent le contenu des études médicales et qui ont rédigé le code de déontologie médicale reconnu par l'État ; ils dépendent de leurs propres associations (Ordre des médecins). Le contrôle qui s'exerce sur eux est donc essentiellement un autocontrôle. Enfin, ils sont dominants dans le champ de la santé : les autres activités qui s'exercent, celles des infirmières, des kinésithérapeutes, par exemple, sont considérées comme de statut inférieur et leur sont généralement soumises[38].

Les sociologues s'accordent sur ces traits distinguant les professions des autres métiers ; en revanche, leurs explications diffèrent en ce qui concerne les raisons de leur développement depuis le XXe siècle.

1.2 – Origines de la sociologie de la maladie

Le développement du savoir médical, peu accessible au non-spécialiste, a longtemps fait écran au regard sociologique. C'est peut-être la raison pour laquelle il a fallu attendre 1948 pour que soit formulée par le sociologue américain Talcott Parsons la première analyse sociologique portant sur la maladie et la médecine dans la société contemporaine et définissant le rôle social du médecin et celui du malade. Après lui, plusieurs sociologues parmi les plus importants (Robert King Merton, August Hollingshead, Renée Fox, Howard, Erving Goffman, Eliot Freidson, Anselm Strauss…) ont consacré de nombreux travaux à ces problèmes et leur étude est apparue féconde, pour la compréhension de problèmes et de processus sociaux plus généraux[39].

À partir des années 1970, l'étude des liens complexes et diffus entre les caractéristiques sociales de l'individu et son état de santé va tenter de se renouveler. Un nouveau courant de recherches apparaît progressivement et,

[38] FREIDSON E., *La profession médicale*, Paris, Payot, 1985, p. 30.
[39] ADAM Ph. (dir.) et HERLIZH C., *op. cit.*, p. 6.

comme l'écrit Marc Renaud, « délaisse l'épidémiologie descriptive un peu grossière, pour tenter de comprendre avec plus de précision les chemins par lesquels le social interagit avec le biologique, pour créer la maladie[40] ». Les premiers travaux rattachés à ce courant ne sont cependant pas sociologiques mais psychosociologiques.

Les études menées sur les maladies chroniques, notamment coronariennes : les cancers mais aussi sur les pathologies mentales, accordent peu d'importance à des facteurs comme la catégorie socioprofessionnelle et font intervenir des types des variables individuelles. Le « stress » et les « événements de vie » stressants, le « type de personnalité », la « capacité à faire face » ou encore le « support social », sont autant de concepts qui tentent d'expliquer les mécanismes par lesquels le psychosocial et le social peuvent influer sur le biologique.

Guy Desplanques note que la position sociale des individus peut, d'autre part, engendrer des comportements qui ont une influence directe sur la santé. Tel est le cas du tabagisme et de l'alcoolisme qui, étant plus fréquents dans certains groupes sociaux, conduisent à des problèmes de santé inégalement répartis, et des ouvriers sont particulièrement exposés à des tumeurs liées à ces consommations. Au cours des années quatre-vingt, pour les hommes de 45 à 54 ans, le taux de mortalité par tumeur du larynx ou du pharynx varie dans un rapport de 1 à 11 entre les professeurs et l'ensemble des ouvriers spécialisés et des manœuvres[41].

Après lecture de cette littérature sur la maladie, nous estimons que dans le cadre de notre étude à Kinshasa, la sociologie, l'anthropologie médicale, le droit médical et la psychologie sociale sont suffisants pour restituer la réflexion sur les réalités du VIH à Kinshasa.

2 – VIH/Sida et son histoire

2.1 – Essai de définition

Le sida, ou syndrome d'immunodéficience acquise – en anglais, AIDS : Acquired Immune Dificiency Syndrome –, est causé par le virus de l'immunodéficience humaine (VIH). C'est une maladie du système immunitaire causée par le virus de l'immunodéficience qui détruit les lymphocytes CD4, augmentant les probabilités de développer des infections opportunistes ou des cancers entrant dans la définition syndromique du sida, lesquels, habituellement, ne touchent pas les personnes ayant un système immunitaire compétent. Cette susceptibilité aux infections opportunistes

[40] RENAUD M., « Expliquer l'inexpliqué : l'environnement social comme facteur clé de la santé », in *Interface*, mars-avril, 1994, p. 19.
[41] DESPLANQUES G., « L'inégalité sociale devant la mort », in *Données sociales*, INSEE, 1993, p. 53-55.

croît à mesure que la maladie s'aggrave et que le nombre de lymphocytes CD4 diminue[42].

2.2 – Contexte actuel du traitement du sida par ARV

Selon Philippe Morlat, actuellement, deux nucléotidiques de la trithérapie antirétrovirale (ARV) sont recommandés préférentiellement en raison de leur efficacité, leur tolérance et leur simplicité d'emploi (1 comprimé par jour) : ténofovir/disoproxil, fumarate/emtricitabine et abacavir/lamivudine. Ce traitement concerne toute personne vivant avec le VIH, y compris précocement après la contamination et/ou quand le CD4 reste inférieur à 500/mm^3. Ceci en raison des bénéfices en termes de réduction de la morbi-mortalité et du risque de transmission du VIH. Lorsqu'une personne sous traitement ARV est en succès virologique, une optimisation du traitement peut lui être proposée dans le but d'améliorer sa qualité de vie, de diminuer la toxicité potentielle au long/cours d'un médicament, de favoriser l'observance sur le long terme et de prévenir la survenue d'un échec virologique. Les situations d'échec virologique doivent faire l'objet de discussions pluridisciplinaires, tout particulièrement dans les situations où les options thérapeutiques apparaissent limitées[43].

Ainsi, la condition *sine qua non* de l'efficacité d'un traitement antirétroviral est la prise régulière de ce traitement. En effet, les conséquences d'une observance médiocre au traitement sont lourdes : l'indétectabilité de la charge virale n'est pas obtenue, ce qui signifie que la réplication virale persiste en présence de médicaments antirétroviraux conduisant ainsi à l'apparition de mutations de résistance du virus vis-à-vis de ces molécules.

2.3 – Santé publique

Le sens du concept de santé publique ne peut être saisi sans comprendre celui de la santé. Car définir le terme santé n'est pas une tâche aisée, du fait qu'il est souvent lié au terme maladie. L'Organisation mondiale de la santé (OMS) nous donne toutefois une définition qui s'efforce de couvrir tous les aspects évoqués dans ce travail. La santé, selon l'OMS, est un état de complet bien-être physique, mental et social, et ne consiste pas seulement en une absence de maladie ou d'infirmité[44].

---

[42] PIALOUX G., « Sciences, Recherche et Université, Sida, Antirétroviraux », Revue *Transcriptases*, 2012, p. 23.

[43] MORLAT P., *Prise en charge médicale des personnes vivant avec le VIH*, actualisation 2014 du rapport 2013, Paris, CNS et ANRS, p. 20.

[44] SANDRIN-BERTHON B., *Apprendre la santé à l'école*, Paris, ESF, p. 12-15.

Cette définition a l'avantage d'offrir une vision globale de la santé. Avec elle, le médecin n'est plus le seul à définir la santé, d'autant plus qu'elle souligne qu'il peut y avoir un mal-être psychologique ou social.

C'est dans cette même optique que Sandrin-Berthon note que la santé, plus que l'absence d'infirmité ou de maladie, est une qualité de vie comportant une dimension sociale, mentale, morale et affective, tout autant que physique. C'est un bien instable qu'il faut préserver, acquérir constamment, défendre et construire tout au long de sa vie[45].

Le concept de santé publique constitue une évolution dans la perception de la santé. Il s'agit d'une approche qui lie la santé des individus avec leur environnement de vie. Dans les années 1973, l'OMS notait que l'on parle de santé publique pour évoquer les problèmes concernant la santé d'une population, l'état de santé d'une collectivité, les services sanitaires généraux et l'administration des services des soins. C'est à cette époque que la santé publique devient une discipline autonome qui s'occupe de la santé globale sous tous ses aspects : curatifs, préventifs, éducatifs et sociaux[46].

Nous considérons que la santé publique est un art ou une discipline « qui a pour but de protéger et d'améliorer le bien-être des individus par le moyen d'une action concertée visant à assainir le milieu, lutter contre les fléaux sociaux, enseigner les règles d'hygiène, organiser les services sanitaires en vue de la prévention, du dépistage, du traitement et de la réadaptation ; mettre en œuvre les mesures propres à assurer à chaque membre de la collectivité un niveau de vie compatible avec la conservation et la promotion de la santé[47] ».

La santé publique préoccupe tous les humains. Aujourd'hui, on parle de plus en plus de l'empoisonnement universel. *La Gazette Utopia* s'interroge dans son numéro 71 : « Comment en est-on arrivé là ? Comment et pourquoi l'industrie chimique a pu libérer dans l'eau, dans l'air, dans le sol, dans les aliments, et jusque dans le sang des nouveau-nés plus de 70 millions de molécules chimiques ? Pourquoi des maladies comme le sida, le cancer, l'obésité, le diabète, Alzheimer, Parkinson, l'asthme et même l'autisme flambent toutes en même temps ? Pourquoi l'OMS, la FAO, l'ONU ne bougent-elles pas ? Y a-t-il une chance de s'en sortir ? Cette question reste pendante, il revient aux experts de la santé publique d'y répondre[48] ».

3 – Du paternalisme médical aux droits des malades

Camille Kouchner tend à préciser le contenu du paternalisme médical vis-à-vis des droits des malades en considérant la santé comme étant un droit. Il est vrai que la santé, avant de se présenter sous des traits juridiques, est

[45] http://www.cyes.info/themes/promotion_santé/santé_publique.php.
[46] SANDRIN-BERTHON B., *op. cit.*, p. 16.
[47] Site web déjà cité.
[48] *La Gazette Utopia*, n° 71 du 11 novembre 2014, p. 12.

d'abord un état dont personne n'a réellement la maîtrise. Cette conviction profonde guide les souhaits que chacun formule aux moments les plus symboliques. On ne s'étonnera donc pas que la légitimité des droits réclamés par les malades ne s'impose pas d'évidence. On pressent plus facilement la fragilité de celui qui demeure dans l'attente d'un diagnostic ou qui voudrait voir les bienfaits d'une nouvelle thérapeutique se réaliser, que l'impériosité de son expectative lorsque celle-ci revêt une traduction juridique[49].

Eu égard à ce qui précède, les attentes d'une personne malade ne se déplacent pas dans les prétoires ou les assemblées pour se transformer en revendications juridiques. Elles sont entre autres : le suivi médical, l'accès aux soins, etc.

Passant outre les facteurs d'incertitude entourant le corps humain, âme comprise, nous sommes ainsi nombreux à nous en remettre à la science médicale pour échapper à un péril, voire transformer nos rêves en réalité. La santé dépend alors de la relation que chacun entretient avec son médecin, offrant ainsi à la réflexion juridique son principal terreau. C'est ainsi que la définition du cycle du « paternalisme aux droits de la santé » peut s'élucider facilement grâce à la combinaison des termes ci-dessous :

3.1 – Code de déontologie

Kouchner pense qu'aujourd'hui, le code de déontologie institue une pluralité de devoirs professionnels à la charge des médecins. À cela s'ajoutent des règles éthiques visant à réguler la relation de soins. Par ailleurs, sources juridiques par excellence, les textes internationaux et nationaux font du droit à la protection de la santé un principe fondamental au bénéfice du malade. Dès la Grèce antique, le colloque singulier engagé entre le malade et le médecin impose sa réalité : le médecin sait quand le malade ne sait pas. Le professionnel domine la relation. Dans ce contexte, les médecins admettent rapidement la « nécessité de cantonner leur puissance » et livrent leur pouvoir à la déontologie, « connaissance de ce qui est juste et convenable[50] ».

Quant à Binet, il estime que la déontologie nourrit la science des devoirs professionnels des médecins et la pensée d'Hippocrate de Cos entraîne alors un changement radical dans les relations médecins-patients : alors que « ses pères enseignaient que les maladies avaient une origine divine, tel que le ministère du médecin s'inscrivait nécessairement dans une pratique de type religieux[51] ».

Cité par Binet, Asclépiade préconise de rechercher des causes plus rationnelles aux maux humains. Une telle ambition modifie en profondeur l'analyse des « dons » du médecin et impose de les encadrer par des

---

[49] KOUCHNER C., *Les Droits des malades*, Paris Dalloz, 2012, p. 1-3.
[50] KOUCHNER C., *op. cit.*, p. 9.
[51] BINET J.-R., *Droit médical*, Montchrestien, 2010, p. 11.

obligations plus terrestres : rapports réciproques des médecins, devoirs à l'égard des malades, interdiction des actes d'homicide, secret médical[52].

Au XIXe siècle, afin de donner plus de force juridique aux engagements contenus dans le serment, les médecins poussent à la rédaction d'un code, préconisant notamment l'adoption d'un Ordre apte à faire respecter cette réglementation. En 1936, un Règlement de déontologie médicale publié par la confédération des syndicats médicaux français, est adopté. Selon J.-R. Binet, sa structure, distinguant les devoirs généraux du médecin, ses devoirs envers les malades, puis envers les collectivités et enfin, les devoirs de confidentialité et les questions relatives aux honoraires, sera conservée ultérieurement. Le Conseil supérieur de l'Ordre des médecins, né de la loi du 7 octobre 1940, est chargé de maintenir la discipline intérieure et générale de l'Ordre, d'assurer le respect des lois et des règlements qui le régissent, de garder son honneur, sa morale et ses intérêts et, pour atteindre ses buts, se voit reconnaître le pouvoir de faire tout règlement d'ordre intérieur nécessaire[53].

3.2 – Rapports soignants/soignés

En effet, la rencontre entre le malade et le médecin constitue toujours un moment crucial. Pour les médecins aussi, la relation avec les malades représente un problème important et l'on peut penser qu'ils y sont de plus en plus attentifs. Cette préoccupation peut être très pratique : il faut bien prendre en compte le point de vue des patients si l'on veut que ceux-ci se conforment aux prescriptions. D'autre part, les médecins n'ignorent pas que la principale raison de mécontentement invoquée dans de nombreuses enquêtes par les usagers des services de santé, concerne la communication entre malades et soignants. Pour certains cependant, l'attention portée à ce problème est un impératif.

Ainsi, dès 1927, un médecin américain, le docteur Francis Peabody, émettait l'idée qu'un nombre important de patients souffrent de troubles dont les causes organiques ne peuvent être déterminées. Seule la relation privilégiée du praticien avec son malade, l'écoute attentive de celui-ci, peut permettre de déterminer les troubles émotionnels qui sont à l'origine du mal. Le « remède-médecin » : l'écoute et l'attention portées au patient peuvent guérir au même titre qu'un médicament[54].

Pour les sociologues, la relation médecin-malade ne doit pas être approchée en termes uniquement psychologiques. La rencontre entre ces deux personnages n'est pas qu'interpersonnelle. Elle met en présence des malades et leur entourage, appartenant à des groupes sociaux divers, et des

---

[52] TERRIER E., *Vue sur le serment de Montpellier : Déontologie et droit*, thèse, Montpellier 1, Les études hospitalières, coll., p. 12.

[53] BINET J.-R., *ibid.*, p. 11.

[54] BALINT M., *Le médecin, son malade et la maladie*, Paris, PUF, 1960 p. 50.

membres d'une « profession » caractérisée par un statut très spécifique. Leurs rapports sont ceux de groupes différents par leurs compétences, leurs orientations, leur prestige, leur pouvoir : ils sont donc inscrits dans les rapports structurels de la société globale. Par le fait qu'ils mettent en jeu des valeurs sociales centrales, simultanément la santé et la science, les rapports des malades avec la médecine ont été l'objet, au cours des dernières décennies, d'une grande attention de la part des sociologues et d'un important effort de théorisation aboutissant à des modèles très contrastés.

3.3 – Exigences éthiques

Dès lors, quelle que soit l'issue de la procédure disciplinaire, le patient se voit consacrer des prérogatives limitées dans la mesure où il ne pourra obtenir aucune réparation pécuniaire en cas de faute du médecin. Du point de vue purement juridique, le code de déontologie a vocation à réglementer les activités médicales mais n'est pas directement tourné vers la consécration de droits subjectifs aux bénéfices du malade. La déontologie trace cependant les contours du comportement attendu du praticien consciencieux et avisé, permettant ainsi au juge d'y voir le standard à partir duquel il pourra retenir l'existence d'une faute susceptible d'engager la responsabilité civile du médecin.

Pour Binet, au-delà de ces nombreux devoirs du médecin, les droits du malade relèvent aussi d'exigences éthiques. Dans les années soixante, la bioéthique se détache de la déontologie médicale et vient enrichir le corpus du droit de la santé. S'écartant des interrogations ecclésiastiques portées par l'encyclique *Humanae vitae* du 25 juillet 1968, la bioéthique se conçoit progressivement comme une méthode dont les notions d'autonomie et de consentement de l'individu deviennent les prémisses. Elle a pour objectif d'organiser la « survie future de l'homme et l'alimentation de la qualité de vie des générations futures[55] ».

Kouchner soutient cette hypothèse : « L'article Ier du Code de Nuremberg, élaboré en 1947, dans le cadre du jugement des médecins nazis, retient notamment le caractère "absolument essentiel" du consentement volontaire du malade. Ces principes sont repris par la Déclaration d'Helsinki de l'Association médicale mondiale de 1963, remaniée à plusieurs reprises depuis, et concernant des recherches médicales impliquant des êtres humains, ils sont corroborés par l'affirmation suivante : "Il est du devoir des médecins participant à la recherche médicale de protéger la vie, la santé, la dignité, l'intégrité, le droit à l'autodétermination, la vie privée et la confidentialité des informations des personnes impliquées dans la recherche." (Art. 11[56]) ».

---

[55] BINET J.-R., *op. cit.*, p. 319.
[56] *Ibid.*, p. 31.

Parallèlement à ces avancées, le domaine de la bioéthique s'étend : auparavant circonscrite à la recherche biomédicale, la question bioéthique touche l'ensemble des problèmes éthiques liés au développement des sciences de la vie et de la santé.

3.4 – Droit à la protection de la santé

Bien qu'ayant une considération juridique, le droit à la protection de la santé renvoie aussi aux considérations sociologiques. Renaud dit à ce propos : « Les développements les plus récents de l'épidémiologie sociale incitent cependant, à une vision beaucoup plus large du type de politique nécessaire, pour garantir la bonne santé des individus. Une société ne peut plus uniquement renvoyer la balle à ses membres, en leur disant qu'ils sont responsables de leurs habitudes de vie et dès lors de leur santé. Une société doit au contraire se préoccuper de la qualité de l'environnement social qu'elle crée ».

« Les politiques de santé devraient donc se donner pour objectif, non pas uniquement le développement de nouvelles technologies médicales et l'adoption par les individus de comportements sains mais, plus largement, d'investir dans l'amélioration du lien social. Même s'il est difficile d'en mesurer très précisément les effets, des aménagements dans les domaines de la protection de l'enfance et de l'éducation, des milieux de travail et de l'environnement urbain, pourraient avoir un impact bénéfique sur les états de santé de la population[57]. »

À la fin du XXe siècle, les textes internationaux et internes consacrent l'existence d'un principe de protection de la santé, source s'il en est des droits individuels et collectifs octroyés aux patients. Sous des formulations diverses, la protection de la santé est consacrée comme un droit fondamental dans six pays européens au moins, outre la France. Plus largement, le principe de la protection de la santé est solennellement proclamé, à la fois par les normes internationales et par les normes européennes[58].

En droit international, les sources sont très diversifiées. Or, malgré leur faible efficacité juridique, ces textes contribuent au renouvellement des relations juridiques des patients et des médecins. Le domaine de la bioéthique ouvre le chemin d'une réflexion globale sur les droits des malades les lendemains de la Seconde Guerre mondiale. Concomitamment, la Constitution de l'OMS selon laquelle « la possession du meilleur état de santé qu'il est capable d'atteindre constitue l'un des droits fondamentaux de tout être humain, quelles que soient sa race, sa religion, ses opinions politiques, sa conduite économique » donne une assise forte au principe de protection de la santé.

---

[57] RENAUD M., *op. cit.*, p. 22.
[58] KOUCHNER C., *op. cit.*, p. 17.

Dans ce contexte, plusieurs résolutions de l'OMS retiennent l'existence d'un droit à la protection de la santé. C'est le cas notamment de la déclaration d'Alma-Alta du 12 septembre 1978 (à laquelle le Congo avait aussi souscrit) ou encore de la déclaration de l'OMS de 1994 relative à la promotion des droits des patients dans le monde, édictant notamment le respect du consentement, le droit à l'information, à la confidentialité, aux soins et traitements.

4 – Prise en charge des patients du sida

La prise en charge des patients infectés par le VIH dépasse largement le strict cadre médical et nécessite une approche parfois pluridisciplinaire. La consultation doit laisser une large place à la dimension extra-clinique de l'infection VIH et privilégier l'écoute, ainsi que l'optimisation des stratégies thérapeutiques dans lesquelles s'inscrit pleinement la mission du soignant[59].

L'OMS nous propose une panoplie de définitions en ce qui concerne la prise en charge des malades (ou des maladies). Il est important d'envisager deux horizons dans le temps pour définir les objectifs de la prise en charge. L'objectif à long terme serait de diminuer l'incidence des maladies, ce qui mécaniquement aboutirait à une réduction au moins relative des coûts liés à ces maladies ; l'objectif à court terme serait, par la prise en charge le plus précocement possible des maladies déjà constituées, de diminuer l'incidence des conséquences liées à ces maladies.

Selon le texte de l'OMS, les maladies chroniques sont des affections de longue durée, qui en règle générale évoluent lentement. Beaucoup de maladies partagent les mêmes caractéristiques, les mêmes facteurs de risque et les mêmes conséquences. Pour les *Center for disease prevention and control* aux États-Unis, les maladies chroniques sont comme « des affections non transmissibles, de longue durée, qui ne guérissent pas spontanément une fois acquises, et sont rarement curables ». Le plus souvent les affections doivent avoir été présentées pendant trois mois ou davantage pour être considérées comme chroniques[60].

Formuler des recommandations sur la prise en charge des maladies chroniques impose une réflexion sur la notion même de maladie chronique, dont les définitions et les classifications reflètent des choix et des modèles de pensée et ont des implications fortes dans la qualité de la prise en charge. Le modèle dominant est le modèle biomédical qui représente essentiellement le point de vue des professionnels de santé. Il privilégie une définition de la santé par l'absence de maladie, construisant un savoir autour de ses causes, des processus de dysfonctionnement tissulaire, cellulaire, moléculaire, et

[59] KATLAMA C. (dir.), *VIH et sida, prise en charge et suivi du patient*, Belgique, Masson, 2008, p. 101.

[60] OMS, *La prise en charge des personnes atteintes de maladies chroniques*, Haut Conseil de la Santé publique, novembre, 2009, p. 15-18.

favorisant une approche à travers la classification internationale des maladies. Le dispositif médico-administratif des affections de longue durée s'appuie sur ce modèle qui privilégie essentiellement l'étiologie et propose une liste restrictive à charge importante pour la personne atteinte d'une maladie chronique.

D'autres modèles ont eu pour objectif de prendre en compte, les conséquences de la maladie. Le premier, dit physicosocial, a débouché sur la classification internationale des déficiences, des incapacités et du handicap. Le modèle biopsychosocial a été plus récemment élaboré, développé sur la classification internationale du fonctionnement, du handicap et de la santé. Il privilégie une approche par le fonctionnement des individus en distinguant :

1) Les structures anatomiques et les fonctions physiologiques, y compris psychologiques et mentales, dont l'altération constitue une déficience ;

2) Les activités de la vie quotidienne définies par l'exclusion des tâches et des actions et dont l'altération constitue l'incapacité ;

3) La participation, c'est-à-dire l'implication de l'individu dans les situations de la vie, qui représente la perspective sociale du fonctionnement dont l'altération constitue le désavantage. Le fonctionnement de l'individu est sous la dépendance de facteurs contextuels environnementaux et personnels et des problèmes de santé, de maladies ou de traumatismes[61].

Plusieurs caractéristiques peuvent être utiles pour définir la notion de maladie chronique : la cause, la gravité, la durée, l'évolution et notamment la possibilité d'une guérison ou d'une rechute et les conséquences, et en particulier l'impact sur le fonctionnement de l'individu, sa qualité de vie dans le domaine social et sa vie professionnelle[62].

Une liste restrictive de maladies, en particulier fondée sur un critère de nature étiologique, peut aboutir à des choix différents selon le point de vue envisagé : celui du décideur, du financier, du payeur, du professionnel de santé ou de l'usager du système de santé. La définition choisie devrait correspondre au mieux à une réalité de santé publique à la fois épidémiologique, médicale et sociale.

Dans un document intitulé : « Vivre au mieux avec le VIH/Sida », l'Organisation des Nations Unies pour l'alimentation et l'agriculture (FAO), aborde la question de la prise en charge des personnes ayant le VIH/Sida à deux niveaux[63] :

4.1 – Aspect social et alimentaire

Prendre soin de soi, conseils pour la personne ayant le VIH/Sida. L'éducation nutritionnelle vient en accompagnement du soutien et des autres

---

[61] *Ibid.*, p. 20.

[62] OMS, *Classification internationale des maladies*, 2009, p. 15.

[63] FAO, www.fao.org/docrep/006/y418/y4168fo9.htm, consulté le 13 octobre 2013 à 12 heures.

conseils destinés à la promotion du bien-être et d'une vie positive. Pour prendre soin de vous-même, voici quelques recommandations d'ordre général :

– L'organisme a besoin d'un supplément de repos. Essayez de dormir huit heures par nuit. Reposez-vous chaque fois que vous êtes fatigué.

– Essayez de ne pas être trop soucieux. Le stress peut affaiblir le système immunitaire. Détendez-vous davantage. Relaxez-vous avec des personnes que vous aimez, votre famille, vos enfants et vos amis. Faites des choses que vous aimez, comme écouter de la musique, lire le journal ou un livre.

– Soyez indulgent avec vous-même. Essayez de garder une attitude positive. Se sentir bien contribue au bon état de santé.

– Faites un peu d'exercice. Choisissez une forme d'exercice qui vous plaît.

– Cherchez du soutien et prenez les bons conseils. Demandez conseil aux agents de santé. De nombreux problèmes de santé peuvent être soignés.

– Demandez de l'aide et acceptez-la quand elle vous est offerte.

– Arrêtez de fumer. La cigarette abîme les poumons et de nombreuses autres parties du corps. Fumer rend votre organisme plus vulnérable face aux attaques.

– L'alcool est nocif pour la santé, en particulier pour le foie. Il augmente la vulnérabilité face à l'infection et détruit les vitamines dans l'organisme. Sous l'emprise de l'alcool, vous pouvez oublier de vous protéger lors de rapports sexuels.

– Évitez de prendre des médicaments superflus. Ils ont souvent des effets secondaires non souhaitables et peuvent interférer avec l'alimentation et la nutrition. Si vous prenez des médicaments, lisez soigneusement la notice.

Recommandations destinées aux personnes s'occupant de ces malades :

– Passez du temps avec la personne malade. Discutez avec elle des aliments dont elle a besoin pour maintenir son poids ou grossir, et pour traiter sa maladie. Découvrez le type d'aliments qu'elle aime et qu'elle n'aime pas. Impliquez-la dans la planification de ses repas.

– Suivez l'évolution de son poids. Si possible, pesez-la régulièrement et enregistrez son poids. Cherchez toutes les causes inattendues de perte de poids et réagissez.

– Vérifiez les médicaments qu'elle prend. Lisez les instructions pour voir quand ils doivent être pris, les aliments qui doivent être évités et s'il y a des effets secondaires.

– Soyez ferme sur l'importance qu'il y a à manger et encouragez-la à manger souvent, mais ne la forcez pas. Lui donner trop à manger d'un seul coup peut l'amener à refuser.

– Soyez observateur. Regardez si la maison est propre, qu'il n'y a pas de problème d'hygiène et qu'il y a suffisamment à manger.

– Si la personne malade vit seule, invitez-la chez vous pour un repas. Encouragez les autres membres de la communauté à lui rendre visite et à l'inviter, etc.

Selon la FAO, la personne qui s'occupe d'un malade ayant le VIH/Sida peut être un membre de la famille ou, si la personne vit seule, un voisin, un parent ou un ami. Il n'est pas facile de prendre en charge une personne ayant le VIH/Sida et, quiconque cultive, prépare, cuisine et sert de la nourriture à une personne qui souffre de cette maladie, doit être aidé. La tâche implique de répondre aux besoins de la personne malade en tenant compte de ceux des autres membres de la famille. Trop d'aide mène à la surprotection, et le malade perd sa dignité, son indépendance et le respect de soi. À l'opposé, une aide insuffisante n'apportera pas le soutien nécessaire pour garantir que la personne mange correctement et qu'elle a la force suffisante pour résister à l'infection[64].

La prise en charge des malades du sida envisage un cadre plus globalisant qui ne se limite pas seulement à l'aspect médical. Elle va au-delà, pour toucher quelques aspects tels que : l'alimentation, le soutien psychologique, les activités lucratives en faveur des malades plus démunis. Tel est le cas du Congo, où la majorité des malades du sida n'a pas les moyens financiers ni matériels conséquents pour faire face à la maladie. Donner le traitement est une option, mais il faudrait aussi que les malades aient des ressources nécessaires pour faire face aux divers besoins qu'ils ressentent.

4.2 – Droit, liberté et égalité dans l'accès aux soins

Selon la Cour européenne des droits de l'homme (CEDH) en son article 3 : « Le droit à la protection de la santé fait naître un droit d'accès aux soins pour tous. Aussi appartient-il à chaque acteur du monde sanitaire de contribuer à garantir ce droit. L'usager lui-même, notamment par sa participation au financement de la sécurité sociale, coopère à sa mise en œuvre. Le droit d'accès aux soins se conçoit de manière aussi large que possible. Ainsi vise-t-il tout type d'acte médical, qu'il s'agisse de soins préventifs, curatifs, ou encore palliatifs. Il devrait par ailleurs pouvoir bénéficier à tous les citoyens. Toutefois, la pratique témoigne de l'ineffectivité de certains mécanismes. Cet état de fait résulte notamment d'une organisation de l'hôpital public. En attestant la question des urgences où l'on peut attendre des heures avant d'être pris en charge. Le droit du malade au libre choix de son praticien et de son établissement de santé est un principe fondamental de la législation sanitaire ».

En son article 4, la cour estime que « les malades ont, sauf en cas d'urgence et compte tenu des possibilités en lits, le libre choix du service dans lequel ils désirent être admis, et le médecin doit respecter le droit que

[64] FAO, site web précité.

possède toute personne de choisir librement son médecin. Il doit lui faciliter l'exercice de droit[65] ».

Cependant, la liberté dans l'accès aux soins comporte deux aspects[66] (CEDH) :

– En premier lieu, le libre choix du médecin implique un libre choix entre le secteur libéral et le secteur public, entre médecine ambulatoire ou hospitalière, sous réserve des contraintes imposées par l'état de santé du malade. Toutefois, lorsque le patient décide de se faire soigner au sein d'un établissement de santé, il n'a généralement pas le choix du praticien, mais plutôt celui du service.

– En second lieu, la liberté dans l'accès aux soins indique que le malade puisse avoir accès aux soins autant que bon lui semble. Ce dernier aspect paraît toutefois difficilement compatible avec les contraintes budgétaires de l'assurance maladie. Cependant pour le cas de Kinshasa, cette assurance maladie est accordée seulement à une certaine catégorie de personnes : les fonctionnaires, les militaires, etc.

Dans le présent chapitre, nous avons défini les différents concepts de base : sociologie de la maladie, prise en charge, VIH/Sida, paternalisme médical et quelques aspects de la prise en charge en tenant compte des définitions de la FAO. De ce fait, nous avons fixé les sens de chacun de ces concepts dans le contexte de cette étude. Nous avons également présenté l'origine du VIH/Sida ainsi que l'état actuel de la maladie. Après ce parcours qui a consisté à fixer les idées sur l'interprétation relative aux concepts de base et sur l'état actuel du sida, nous avons aussi formulé certaines recommandations sur la prise en charge en rapport avec les maladies chroniques et dégagé les définitions et les classifications relatives aux choix et aux modèles de pensée, qui ont des fortes implications dans la prise en charge. Nous abordons maintenant le cadre théorique de cette étude.

---

[65] OMS, *op. cit.*, p. 4.
[66] *Ibid.*, p. 5.

Chapitre II
Considérations théoriques sur le VIH/Sida

1 – De l'historique, du mythe, de la légende, à la théorie du chasseur de la viande de brousse sur l'origine du VIH/Sida

Une nouvelle étude suggère que le VIH/Sida remonte à 1931. Partant de cette hypothèse, le virus de l'immunodéficience acquise humaine aurait évolué à un rythme régulier, et les souches responsables de l'épidémie du sida auraient émergé à partir de la même année (1931) en Afrique[67].

D'autres études scientifiques situent l'origine du sida entre 1884 et 1924[68]. Et comme nous le savons, « partout où les mythes sont mythes, c'est-à-dire considérés comme vérités et non comme légendes, ils sont doués d'une surréalité ». Le mythe sur le sida s'élabore autour des discours populaires sur la maladie à Kinshasa. Nombreux sont ceux qui pensent que le sida serait une punition pour les pécheurs, ceux qui ne craignent pas Dieu. C'est une malédiction prononcée par les ancêtres sur les générations futures n'ayant pas respecté les mœurs et coutumes. Selon les mêmes discours, le sida est provoqué par des piqûres du serpent ancien des familles congolaises, laissé par les aïeux. Dès lors que ce serpent n'est pas bien nourri, il s'attaque aux vivants et les contamine avec des maladies mystérieuses (en l'occurrence, le sida).

En ce qui concerne la théorie du « chasseur de la viande de brousse », initialement avancée par Béatrice Hahn, elle suppose la contamination d'un chasseur par le virus simien : cela a dû se produire à la suite d'une morsure par un animal, ou par une écorchure à l'occasion du dépeçage d'un animal infecté. La consommation de la viande insuffisamment cuite aurait pu être

---

[67] www.larecherche.fr/actualité/vie/origine-du-sida-fin-polémique du 1er janvier 2001, consulté le 16 octobre 2013, à 2 h 35.

[68] MORIN E., *La méthode, les idées, leur habitat, leur vie, leurs mœurs, leur organisation*, Paris, 4e tome, Éditions du Seuil, p. 117.

également une voie de contamination. Cela se serait produit dans les années 1930, dans l'ouest de l'Afrique centrale, dans les pays comme le Cameroun, la Guinée équatoriale, le Gabon ou le Congo-Brazzaville. La personne ainsi infectée, ou une personne infectée par lui, serait venue à Kinshasa (alors Léopoldville) où le virus aurait été transmis à d'autres personnes. De là, le virus épousant la circulation humaine aurait remonté le fleuve Congo pour gagner d'autres parties de ce qui est aujourd'hui la RDC, pour se répandre ensuite dans d'autres régions vers les années 1970[69].

Une autre théorie similaire précise que le passage du VIS à l'homme aurait eu lieu à l'occasion d'une trentaine de campagnes de vaccination antipoliomyélite pratiquées en RDC, ainsi qu'au Rwanda, Burundi entre 1957 et 1960[70]. L'argument premier de cette théorie est d'ordre épidémiologique : il s'appuie sur une coïncidence non seulement temporelle mais aussi géographique liant les premiers cas du sida avec les campagnes de vaccination dues au vaccin antipoliomyélite oral (OPV) expérimenté « CHAT », qui fut administré chez environ un million d'Africains. On fait ainsi valoir que 64 % des cas de sida observés en Afrique avant 1981 (échantillons testés HIV-1 positifs avant 1981) viennent des villes et des villages mêmes où ce vaccin a été utilisé vingt années plus tôt.

Dans ce contexte légendaire, on a également avancé une contamination à l'occasion de rites sexuels faisant intervenir des singes et des hommes. Vers les années 1983, le KGB (à travers l'opération INFEKTION), fait croire que le sida était une arme biologique développée par le Pentagone pour neutraliser l'URSS.

Toutes ces théories n'ont fait qu'alimenter le débat autour de l'origine réelle du sida. Malheureusement, considéré au début comme un mythe, aujourd'hui le sida est une réalité qui fait énormément des victimes dans le monde.

2 – De la découverte de l'agent causal et du traitement du VIH/Sida

Plotkin met en avant les résultats issus d'un séquençage génétique comparatif : « Le virus de l'immunodéficience simienne de chimpanzé est à l'origine du virus de l'immunodéficience VIH-1, tandis que le VIS de mangaby, une autre espèce de singe, est responsable de l'apparition du VIH-2. Le premier échantillon humain connu contaminé par le VIH-1 date de 1959, ce virus se révèle déjà très différent du virus VIScpz. Le début de la propagation du sida dans l'espèce humaine date entre 1920 et 1940, mais aussi l'ampleur des différences génétiques entre le VIScpz2 et le VIH-1[71] ».

---

[69] http://fr.wikipedia.org/index.org?title=origine_du_virus_de_l%27immunodéficience_humaine&oldid=96903319. Consulté le 16 octobre 2013 à 14 heures.

[70] *Ibid.*

[71] KATLAMA C., *op. cit.*, p. 3.

Selon Hooper, la souche virale du vaccin antipoliomyélite oral « CHAT » aurait été produite dans les cellules de chimpanzés au sein de l'un des laboratoires suivants : l'Institut Wistar de Philadelphie, le laboratoire Wyeth en Pennsylvanie, en Belgique ou au Congo. Car il y a bien eu, à l'époque, cinq ou six envois de reins de chimpanzés depuis le Congo aux États-Unis, mais une trop lourde logistique a empêché la généralisation de cette pratique.

À propos de cette thèse, les scientifiques comme Katlan et Ghosn s'accordent à dire que les nombreux traitements impliqués dans la fabrication du vaccin antipoliomyélite (enzymes, congélation, etc.) auraient détruit un virus aussi fragile que le VIH ou le VIS[72].

Roland souligne que l'infection par le VIH est caractérisée dès le début par une multiplication massive et constante du virus qui entraîne une destruction régulière de cellules appelées les lymphocytes CD4, qui protègent l'homme contre les agents infectieux extérieurs. Ces cellules CD4 sont des globules blancs spécialisés dans les défenses contre les différentes agressions que subit l'organisme. Ce sont elles qui, par exemple, mobilisent les anticorps qui ont un rôle protecteur. Leur destruction par le VIH est régulière et aboutit donc à une réduction de la capacité à se défendre ; c'est ce que l'on appelle l'immunodépression. Il est possible, grâce à une simple prise de sang, d'évaluer le niveau d'immunité en comptant le nombre de ces cellules que l'on appelle TCD4 ou T4 par mm^3 de sang. Le sida est caractérisé par la survenue, chez un patient infecté par le VIH, d'infections ou tumeurs liées à l'immunodépression. La plupart de ces infections et tumeurs dites opportunistes surviennent lorsque le nombre de $CD4/mm^3$ de plasma est inférieur à $200/mm^3$, ce qui prend en moyenne dix ans après le début de l'infection par le VIH, lorsque le patient n'est pas traité pour cette infection. Ces infections opportunistes sont le plus souvent causées par des agents infectieux (virus, bactéries, parasites, champignons) présents dans l'organisme depuis longtemps et parfaitement contrôlés par un système immunitaire normal. Ces agents infectieux sont réactivés à l'occasion de l'immunodépression induite par le VIH, en profitant de la faiblesse des défenses immunitaires pour déclencher une infection aiguë qui peut être sévère. C'est le cas, par exemple, de la pneumocystose, du toxoplasme et du cytomégalovirus. D'autres agents infectieux sont également en cause : les mycobactéries (tuberculose), les candidas, les crytocoques, les crytomicroporidies intestinales[73].

Bien avant la mise sur pied du traitement ARV, les infections opportunistes pouvaient survenir dans plusieurs circonstances :

– Lorsqu'un patient est infecté par le VIH mais non dépisté et pour qui la découverte de l'infection VIH se fait à l'occasion de la survenue d'une infection opportuniste inaugurale. Pour ces événements inauguraux détectés

---

[72] KATLAMA C., *op. cit.*, p. 3.

[73] TUBIANA R., *Les infections opportunistes au cours de l'infection à VIH*, Paris, 2005, p. 1.

en 2004, la pneumocystose reste la plus fréquente, et la tuberculose vient en second,

– Lorsqu'un patient est dépisté mais non pris en charge, soit par choix, soit par difficulté d'accès aux soins adéquats. Dans ce cas, le patient aurait pu ou dû bénéficier d'une prophylaxie et/ou d'un traitement antirétroviral (ARV), qui aurait permis d'éviter d'atteindre ce stade clinique,

– Lorsqu'un patient est en échec thérapeutique ou en interruption de traitement et qu'il présente un taux de CD4 le plus souvent inférieur à $100/mm^3$.

Entre 1996 et 2004, l'OMS a précisé les principales pathologies opportunistes observées chez la majorité des patients : la pneumocystose, la candidose œsophagienne, la tuberculose, la toxoplasmose cérébrale, la maladie de Kaposi, les lymphomes, l'infection à cytomégalovirus (CMV). On peut également citer les moins fréquentes : la leuco-encéphalite multiforme progressive, la cryptococcose extra-pulmonaire, l'infection à mycobactérie atypique, la cryptosporidiose intestinale, l'infection à herpes simplex virus (HSV) et les pneumopathies bactériennes récurrentes[74].

3 – De la répartition géographique de la maladie

L'incidence de l'infection par le VIH avait touché 34,2 millions de personnes en 2011, un nombre record qui s'explique par le net allongement de la vie résultant des traitements antirétroviraux. La mortalité mondiale pendant la même année atteint le chiffre de 1,5 million des patients décédés de maladies liées au sida. Et la tuberculose serait la principale cause de décès. La mortalité du sida par zones géographiques présente l'Afrique subsaharienne avec 1,2 million de personnes infectées en 2011, une baisse de 22 % comparativement au pic de 2005 (1,8 million).

En Asie : 330 000 cas, le plus grand nombre de décès en dehors de l'Afrique subsaharienne, mais qui reste assez faible. L'Europe de l'Est et l'Asie centrale : 90 000 cas, soit six fois plus que dix ans plus tôt. Et au Proche-Orient et en Afrique du Sud : 25 000 cas, en hausse de 78,5 % par rapport en 2001. L'Amérique latine : 57 000 cas, en diminution de 9,5 % en 2010. Quant à l'Europe occidentale, centrale et l'Amérique du Nord, on a répertorié 29 000 cas. En ce qui concerne les nouvelles infections, environ 1,5 million d'adultes ont été contaminés en Afrique subsaharienne en 2011, le nombre le plus faible de toutes les années depuis que la pandémie a atteint son pic en 1997 avec 2,2 millions de nouvelles infections.

Pour ce qui est des traitements antirétroviraux, plus de 8 millions de personnes en 2011 en bénéficiaient dans les pays à revenus bas et intermédiaires, soit environ 54 % de cas. Mais près de 15 millions de séropositifs en ont besoin pour préserver leur système immunitaire.

---

[74] OMS, *Directives sur le mode de traitement de l'infection par VIH/Sida*, Genève, 2011.

Les investissements dans la lutte contre le sida ont totalisé 16,8 milliards de dollars en 2011, en hausse de 11 % sur 2010, tandis que l'aide internationale a atteint la somme de 8,2 milliards de dollars, dont 48 % fournis par les États-Unis.

4 – Des considérations sociales déterminant le sida

La propagation du sida au Congo s'inscrit dans un contexte de crise et de sous-développement. Il vient se surajouter à la situation critique du développement de la majorité des pays africains, en écrasant des populations et des États accablés par la pauvreté, et les conditions sociales et économiques déplorables. La difficulté à comprendre l'extension différentielle du sida en RDC, la difficulté à en cerner les dimensions, les enjeux et les impacts proviennent en grande partie de l'intrication avec le sous-développement. Le sida vient enrayer les moteurs du développement sur les plans sanitaire, économique, social et politique. Globalement, la proportion des personnes de faible niveau social tend à augmenter parmi les personnes atteintes en lien avec l'augmentation rapide de diagnostics chez les personnes pauvres[75].

À ce propos, Benoît Ferry précise que « la plupart des personnes infectées ne se savent pas porteuses du virus, faute de dépistage, et ne sont donc pas en mesure de prévenir la transmission. Des millions d'autres par contre ne savent rien sur le VIH et ses modes de contamination, ou trop peu peuvent être en mesure de s'en protéger. La prévention à travers l'information, l'éducation, les préservatifs et autres mesures, s'est sensiblement développée en Afrique, mais souvent de façon dispersée, avec une efficacité limitée[76] ».

Selon Peter Piot, la prévention ne touche qu'à peine un cinquième de ceux qui sont à risque. Et environ 12 000 adultes et 2 000 enfants s'infectent chaque jour, 9 % de la population adulte est infectée en Afrique, soit près d'un adulte sur dix. Le pic de prévalence se situe autour de 25 ans pour les femmes et 10 à 15 ans plus tard, autour de 35-40 ans, pour les hommes[77].

Il faut noter que les dynamiques épidémiques sont extrêmement différentes entre les pays du Nord et ceux du Sud, mais également entre les pays du Sud eux-mêmes, et à l'intérieur de l'Afrique. Les mécanismes qui sous-tendent ces dynamiques différentielles sont moins bien compris qu'on ne le pense généralement. Au total, on demeure dans une grande incertitude sur la combinaison des déterminants qui influence la transmission du VIH au niveau des populations, et leur impact effectif sur les épidémies, par conséquent sur les méthodes optimales de prévention à l'échelle des populations générales. Ces incertitudes obligent à envisager une perspective

---

[75] CDP 38/France, *Sida et pauvreté en France*, 2005, p. 11.

[76] FERRY B., « L'Impact démographique du sida dans les pays en développement », *La chronique du CEPED*, n° 44, juillet, 2002, p. 8-9.

[77] ONUSIDA, *Rapport annuel sur le VIH/Sida en RDC*, 2001, p. 10.

tout à fait nouvelle, car les dynamiques de l'épidémie du sida, sont susceptibles de remettre en question les politiques de prévention.

Si le sida a des conséquences démographiques et sanitaires majeures, comme le note Benoît, son impact se fait aussi sentir lourdement sur les structures et l'organisation socio-économique des populations les plus touchées, dans la mesure où il fait disparaître les personnes dans leurs années les plus productives, entre 20 et 40 ans. Une partie des forces de travail est perdue, les charges sur les systèmes de santé augmentent de façon intolérable, un nombre important d'orphelins apparaît, enfin les systèmes communautaires et familiaux se trouvent bouleversés. Les conséquences perceptibles dès aujourd'hui sur les structures familiales, la nuptialité et l'organisation sociale se feront sentir pendant plusieurs décennies.

Il faut noter également les différences culturelles liées aux comportements sexuels des peuples en Afrique : la circoncision, l'excision, les rites d'initiation sexuels, etc., sont des déterminants qui rendent difficiles les efforts de prévention et d'éducation envisagés par les experts pour réduire le taux de prévalence du sida.

L'apparition du sida réveille les peurs oubliées des épidémies d'autrefois : le choléra, la syphilis, la peste, la variole, etc. Elle réduit l'amour dans certains de ses aspects : les pulsions sexuelles sont contrôlées et protégées. Le sida a éclairé notre sexualité, car les pervers d'hier semblent s'auto-éduquer. Il a occasionné les exclusions, les stigmatisations, le rejet au sein de la communauté, et les homosexuels sont accusés d'en être l'auteur. Cette pathologie a donné lieu à un arsenal des concepts : T4, CD4, capote, antirétroviraux, trithérapie, séropositivité, séronégativité, abstinence, transmission fœto-natale, infections opportunistes, dépistage, immunodépression, etc.

5 – Du VIH/Sida et ses problèmes en Afrique

Sur les quelque 40 millions de personnes atteintes par le VIH dans le monde, 30 millions sont africaines, c'est-à-dire les trois quarts, alors que la population de l'Afrique subsaharienne ne représente qu'à peine plus de 10 % de la population mondiale. Par ailleurs, sur les quelque 15 millions d'orphelins du sida, c'est-à-dire des enfants dont au moins l'un des deux parents est mort de cette affection, 12 millions sont africains. Et 21 pays africains ont des taux de prévalence qui dépassent les 5 % de leur population adulte, comme la plupart des pays de l'Afrique australe, notamment l'Afrique du Sud, pouvant atteindre et dépasser les 25 % – et l'on prédit que le quart de leur population pourrait disparaître dans les prochaines années[78].

La lecture de tels chiffres montre que le sida fait énormément de ravages en Afrique, contrairement à d'autres parties du monde. Certains analystes considèrent que le sida dans certaines régions d'Afrique est devenu tout à la

[78] FERRY B., *op. cit.*, p. 9.

fois un problème économique et social et un problème de sécurité planétaire, puisque touchant les forces vives des pays. Il peut amener ou aggraver des crises alimentaires, amplifier des mouvements migratoires ou encore accroître les désordres sociopolitiques locaux qui sont, comme nous le savons, en Afrique, nombreux.

Les pays de l'Afrique subsaharienne n'en sont plus au début de leurs épidémies. La diffusion du sida s'est effectuée de façon très différente selon les pays et les populations. La rapidité d'extension et les niveaux d'infection atteints peuvent être contrastés entre pays voisins, voire à l'intérieur d'un même pays entre différents groupes ou régions. Il existe de grandes différences des niveaux d'infections en Afrique subsaharienne. De moins de 2 % au Sénégal, au Mali et au Gabon, la majorité des pays d'Afrique de l'Ouest et centrale a une prévalence de sa population adulte relativement stable et inférieure à 5 %, l'exception de la Côte d'Ivoire (12 %) et du Burkina Faso (8 %). L'Afrique orientale est plus touchée ; les prévalences y atteignent quelque 20 %, aussi relativement stables, sauf en Ouganda où la prévalence a diminué de moitié. Des dates différentielles de début de l'épidémie n'expliquent pas ces différences. On a été totalement surpris par l'intensité et par les niveaux atteints par l'explosion des épidémies en Afrique australe où la situation est loin d'être stabilisée[79].

En Afrique, l'épidémie du sida a démarré tardivement mais sa progression est foudroyante, avec des proportions dépassant 25 % dans plusieurs pays. La situation du Zimbabwe, par exemple et du Botswana, est particulièrement préoccupante. Le devenir de la Namibie et de l'Afrique du Sud remis en question. Au Botswana 39 % de la population adulte est séropositive, 33 % au Swaziland, et 20 % en Afrique du Sud (ONUSIDA/OMS 2009). Au Zimbabwe, le taux d'infection est de 34 %, au Lesotho 31 %, en Namibie et en Zambie, il est de plus de 20 %[80]. Il existe par ailleurs une grande différence entre les facteurs de débat et d'extension-diffusion des épidémies de VIH, et les facteurs, qui trente ans après, les entretiennent et les développent.

Pour mieux comprendre les différentiels des taux de propagation du sida en Afrique, une étude multi-sites a été réalisée de façon comparative dans quatre villes africaines : Cotonou au Bénin, Yaoundé au Cameroun, Kisumu au Kenya et Ndola en Zambie, caractérisées par des prévalences du VIH très différentes et des contextes socioculturels variés. Et il apparaît que les différences de prévalence du VIH entre les sites ne peuvent être expliquées par les différences d'exposition au VIH, et notamment par des différences notables dans les comportements sexuels de la population[81].

---

[79] ONUSIDA/OMS, *Rapport conjoint sur l'incidence du VIH/Sida en Afrique*, 2009, p. 15.
[80] *Ibid.*, p. 10.
[81] FERRY B., *op. cit.*, p. 30.

Il semble que les facteurs liés à l'infection, qui sont du domaine de la biologie, jouent un rôle plus important. En effet, cette étude n'est parvenue à découvrir l'existence d'une association entre les taux de VIH plus élevés qu'avec l'herpès génital et la circoncision. En venant à d'autres facteurs non étudiés (notamment génétiques), les déterminants sociaux suffiraient à expliquer des intensités différentielles de transmission et par là des dynamiques épidémiologiques et des niveaux très différents de prévalence observés en Afrique.

Aujourd'hui le sida est devenu la première cause de mortalité en Afrique, bien avant le paludisme, la tuberculose ou les guerres, et la quatrième pour l'ensemble du monde. Un fort contraste se développe à présent avec l'arrivée des trithérapies. Là où elles sont disponibles, c'est-à-dire dans les pays développés, on a assisté à un recul brutal de la mortalité due au sida. En revanche en Afrique, là où ces trithérapies ne sont pas disponibles, le sida fait maintenant pleinement sentir ses effets sur la mortalité.

Le US Census Bureau note que, du fait des hauts niveaux d'infection par le VIH, les taux de mortalité générale estimés, y compris la mortalité due au sida, sont de 50 à 500 % supérieurs en Afrique de l'Est et australe, à ce qu'ils auraient été en l'absence de sida. Par exemple, au Kenya où la prévalence du VIH pour les adultes était de 15 % à la fin de 2001, les taux de mortalité générale au cours de l'année 2002, sont estimés être plus du double (15,7 pour mille), qu'ils n'auraient été en l'absence de sida (6,2 pour mille[82]).

En Afrique du Sud, où le niveau de prévalence du VIH parmi les adultes est estimé à 20 %, on constate les mêmes figures (16,6 pour mille, contre 7,3 en l'absence de sida[83]).

Le tableau plutôt sombre que nous venons de brosser ne serait pas complet si nous ne précisions pas que le sida en Afrique repose principalement sur deux modes de transmission : 1) le mode de transmission hétérosexuel, ce qui fait qu'il y a au moins autant sinon plus de femmes atteintes par le VIH que d'hommes ; 2) et en conséquence du premier, le mode de transmission dit vertical, c'est-à-dire de la mère à l'enfant. Encore devons-nous ajouter qu'il y a eu et qu'il y a encore, et sans doute bien davantage que ce qui est officiellement dit, les divers modes de transmission sanguine, notamment celui qui résulte des problèmes de iatrogénie hospitalière : seringues contaminées, insuffisance de sécurité des banques de transfusion, etc.

Puisqu'il est établi que le principal mode de transmission est le mode hétérosexuel, il y a lieu d'invoquer ce que l'on savait depuis des lustres, des coutumes et des cultures africaines, à commencer bien sûr, par la polygamie, par ce que l'on appelle plus savamment la polygynie, c'est-à-dire cette

---

[82] US Census Bureau, *étude de la mortalité en Afrique*, 2002, p. 100.

[83] FERRY B., *op. cit.*, p. 45.

institution très androcratique permettant aux hommes d'avoir plusieurs épouses, y compris de très jeunes femmes. Suivie de cette autre institution consistant pour les hommes à prendre auprès d'eux la ou les veuves de leurs frères défunts et que l'on appelle le lévirat et le sororat.

D'autres éléments culturels méritent d'être évoqués, comme la pratique fréquente de l'excision qui, par suite des infections qu'elle peut générer, est susceptible de faciliter la contamination par le sang du VIH, ou encore celle, inégalement répartie, de la circoncision. Il faudra ajouter également : la prostitution, qu'elle soit professionnelle ou occasionnelle, le multipartenariat comme prolongement de la polygamie dans les milieux salariés urbains, ou encore les mobilités urbaines, spécialement l'émigration d'hommes partant loin de chez eux pour travailler licitement ou illicitement, et multipliant ainsi les rencontres de passage.

Enfin, il sied de signaler que, si l'épidémie du sida est préoccupante en Afrique subsaharienne, c'est en raison de certaines spécificités démographiques auxquelles il convient de s'arrêter avant d'esquisser ce que seraient les conséquences. Les populations africaines connaissent une croissance démographique soutenue de l'ordre de 3 à 4 % par an. Les filles comme les garçons d'une cohorte, en nombre toujours croissant, mettent à peu près deux décennies pour devenir de potentiels individus prêts à la procréation, et cette croissance bouleverse d'emblée le marché matrimonial et sexuel, car leur nombre croissant amplifie les contacts et échanges sexuels dans une communauté donnée. Ce phénomène a des conséquences majeures sur l'épidémie du sida, mais jusque-là, il n'a jamais fait l'objet des recherches suffisantes.

Signalons le fait que, dans les grandes villes africaines, la part des jeunes classes d'âges, de 15 à 25 ans, est encore plus grande du fait de l'exode rural ou de migrations en provenance de villes de moindre taille ; le « marché sexuel » y est encore plus déséquilibré. Ce déséquilibre du marché sexuel, résultant de la combinaison entre un fort écart d'âge entre partenaires et une pyramide d'âges très jeunes, se traduit non seulement par des profils de nuptialité et de fécondité par âge très différents d'un sexe à l'autre mais aussi par un décalage important des profils de prévalence du VIH.

Ce déséquilibre du marché matrimonial et sexuel a donné à la polygamie, traditionnellement pratiquée en Afrique, un nouveau champ d'expression, car les polygames rencontrent néanmoins de jeunes partenaires occasionnelles en nombre suffisant pour contribuer de manière décisive à l'épidémie. À Kinshasa, ce phénomène est surnommé : « choc, choc, chèque », c'est-à-dire les jeunes femmes préfèrent les hommes riches pour être bien rémunérées, et entretiennent d'autres relations parallèles avec leurs partenaires de mêmes âges.

6 – De la lutte contre le VIH/Sida dans le monde

Selon l'OMS[84], le VIH reste l'un des principaux problèmes de santé publique dans le monde, particulièrement dans les pays à revenu faible ou intermédiaire. Grâce aux progrès récents concernant l'accès au traitement antirétroviral (TAR), les personnes séropositives vivent désormais plus longtemps et en meilleure santé. De plus, il est confirmé que ce TAR prévient la transmission du VIH. Le nombre de personnes vivant avec le VIH est en augmentation, celui de personnes dont le décès est dû au VIH diminue. En 2011, on estime que 1,7 million de personnes sont mortes de causes liées au sida à l'échelle mondiale – soit une baisse de 24 % par rapport à 2005.

Comme l'accès au traitement antirétroviral s'améliore dans les pays à revenu faible ou intermédiaire (8 millions d'habitants de ces pays recevaient ce TAR en 2011), la population vivant avec le VIH continue de s'accroître avec la diminution du nombre de décès dont la cause est liée au sida.

Le nombre de nouvelles infections a aussi baissé, mais de manière insuffisante. Pour l'année 2011 à l'échelle mondiale, on estime à 2,5 millions le nombre de personnes nouvellement infectées par le VIH. Environ 40 millions d'individus vivent aujourd'hui dans le monde avec ce virus, dont 23 millions (70 %) en Afrique subsaharienne.

En 2012, le virus a infecté 2,3 millions de personnes, près de 10 millions bénéficiaient du TAR dans les pays à revenu faible ou intermédiaire. Toutefois, plus de 19 millions de personnes qui remplissent les conditions pour être traitées selon les nouvelles directives de l'OMS de 2013, n'ont pas accès aux médicaments antirétroviraux. On comptait également 2,1 millions d'adolescents (10 à 19 ans) vivant avec le VIH, et 700 enfants sont infectés chaque jour. 320 000 personnes vivant avec le VIH sont décédées des suites d'une tuberculose. La majorité des personnes atteintes à la fois d'une infection au VIH et de la tuberculose habitent en Afrique subsaharienne (environ 75 % des cas enregistrés dans le monde). Il y a cependant des progrès, car en 2012, 62 % des femmes enceintes vivant avec le VIH suivaient les schémas thérapeutiques les plus efficaces (tels que recommandés par l'OMS) pour prévenir la transmission du virus de la mère à l'enfant.

Le 30 juin 2013 à Genève, l'OMS recommandait le TAR à un stade plus précoce. Des éléments récents indiquent qu'un TAR administré précocement aide les personnes porteuses du VIH à vivre plus longtemps et en meilleure santé, et réduit substantiellement le risque de transmettre ce virus à d'autres personnes. Cette nouvelle approche pourrait éviter 3 millions de décès et prévenir 3,5 millions de nouvelles infections par le VIH d'ici 2025.

---

[84] OMS, *Nouvelles directives*, 2013, p. 50.

Ainsi, les services de santé doivent mettre en route le TAR chez les adultes vivant avec le VIH dès que la numération des CD4 devient inférieure à 500 cellules/mm^3 ou moins, c'est-à-dire lorsque leur système immunitaire est encore fort, et fournir un TAR indépendamment de leur numération des CD4, à tous les enfants vivant avec le VIH de moins de 5 ans, à toutes les femmes enceintes ou allaitantes porteuses du VIH et à tous les partenaires séropositifs, lorsque l'un des partenaires n'est pas infecté. Les personnes vivant avec le VIH et atteintes de la tuberculose évolutive ou d'une hépatite B au stade de la maladie, sont également concernées par ce schéma.

Enfin, les États doivent améliorer les modes de délivrance des services liés au VIH, par exemple, en les liant plus étroitement à d'autres services de santé tels que ceux relatifs à la tuberculose, à la santé de la mère et de l'enfant, à la santé sexuelle et génésique et au traitement de la dépendance aux drogues selon l'OMS.

Les chercheurs tempèrent les espoirs sur la guérison du VIH. Ce n'est pas tout à fait « machine arrière toute », mais cela y ressemble. En 2012, David Margolis avait publié des données sur un médicament anticancéreux, le Vorinostat, qui, après une dose unique chez six personnes, s'était révélé capable d'activer les réservoirs du VIH, un des principaux obstacles à l'éradication du VIH dans l'organisme. Une autre équipe suggérait, par des modélisations, que cette activation ne suffirait sans doute pas, et qu'il faudrait procéder à des stimulations immunitaires ciblées pour détruire ces cellules activées[85].

Depuis, il y a dans le traitement du sida deux grandes familles de traitement qu'on combine en général, et plus récemment deux nouvelles classes s'y sont ajoutées. Le but de ces traitements est la prolifération du virus, mais ne permet pas de le tuer. L'OMS recommande le traitement suivant : une combinaison de trois médicaments antirétroviraux (trithérapie) : ténofovir/lamivudine et efavirenz, sous forme de pilule unique, administrée une fois par jour. Les inhibiteurs de la transcriptase reverse empêchent le virus de se multiplier. Ils sont repris dans le tableau suivant :

Tableau n° 1 : 1re famille des antirétroviraux

Nom commercial	Molécule	Abréviation
RETROVIR	Zidovudine	AZT
VIDEX	Didanosine	DDI
ZERIT	Stadudine	D4T
HIVID	Zalcitabine	DDC
EPIVIR	Lamivudine	3TC
ZIAGEN	Abacavir	ABC

[85] « VHC, une révolution en trois temps », *Gingembre, le journal du RAAC-Sida*, 2013, p. 6.

COMBIVIR	AZT&3TC	COM
VIRAMUNE	Néviparine	NVP
SUSTIVA	Efavirenz	EFV
TRIZIVIR	AZT, 3TC& ABC	TZV
EMTRIVA	Emtricitadine	FT

Source : *Revue de l'OMS*, 2013

Les antiprotéases vont, elles, empêcher la protéase de fonctionner. Cette enzyme ne peut plus terminer la fabrication des protéines du virus, notamment celles de l'enveloppe. Le nouveau virus fabriqué ne peut plus infecter d'autres cellules : ses protéines de surface ne reconnaissent plus les récepteurs CD4 des lymphocytes. Ils sont repris dans le tableau ci-dessous :

Tableau n° 2 : 2e famille des antirétroviraux

Nom commercial	Molécule	Abréviation
INVIRASE et TOTOVASE	Saquinavir	SQV
NORVIR	Ritonavir	RTV
CRIXIVAN	Indinavir	IDV
VIRACEPT	Nelfinavir	NFV
AGENERASE	Amprenavir	APV
VIREAD	Tenofovir	TDF
REYATAZ	Atazanavir	ATV
KALETRA	Copinavir et Ritonavir	LPV/r
TELZIR	Fosamprenavir	

Source : *Revue de l'OMS*, 2013

7 – Situation actuelle du VIH en République démocratique du Congo

Situé en plein cœur du continent africain, à cheval sur l'Équateur, le Congo-Kinshasa est un immense pays particulièrement « gâté » par la nature. Avec ses quelque 2 345 000 km^2, il représente à lui seul la treizième de l'étendue de l'Afrique. Formé d'un seul bloc compact, de forme rectangulaire, rattaché par un étroit couloir à l'océan Atlantique, le Congo-Kinshasa est le deuxième pays du continent africain après l'Algérie.

La RDC appartient presque entièrement au bassin hydrographique du fleuve Congo (sur les 3 700 000 km^2 du bassin fluvial, 2 300 000 km^2 reviennent à ce pays). Le fleuve Congo est le second du monde après l'Amazone par le volume : minimum absolu 21 400 m^3/s, maximum absolu 75 000 m^3/s ; basses eaux moyennes, 29 000 m^3/s en juillet : hautes eaux moyennes, 60 000 m^3/s en décembre. Il vient après le Nil pour sa plus grande longueur qui est de 4 700 km et a comme affluents principaux : Lufira, Luvua, Lukunga, Elila, Ulindi, Lowa, Aruwimi, Itimbiri, Mongala, Ubangi, Lomami, Lolonga, Ikelemba, Rubi, Irebu, Kasaï. Ses régions équatoriales sont les plus chaudes et la température atteint une moyenne annuelle de plus de 25 °C. Autour de l'Équateur, le climat est tropical. Dans la partie orientale du pays (Kivu) et les régions plus élevées, le climat est tempéré, la température moyenne étant inférieure à 20 °C. Dans la partie méridionale du pays (Katanga), l'altitude influence également la température. L'alternance des saisons est pratiquement symétrique de part et d'autre de l'Équateur. Ainsi, on distingue de façon générale quatre saisons :

– Hémisphère Nord : grande saison des pluies, petite saison sèche, grande saison des pluies, grande saison sèche.

– Hémisphère Sud : grande saison sèche, grande saison des pluies, petite saison sèche, petite saison des pluies.

La grande forêt équatoriale, toujours verte, difficilement pénétrable, occupe tout l'intérieur de l'arc de circonstance décrit par le fleuve Congo (de Kisangani à Mbandaka). Cette forêt occupe aussi les plateaux de très basses latitudes. Avec ses riches et immenses forêts qui recouvrent près de 122 000 000 d'hectares soit 52,2 % de la superficie totale du pays, le Congo possède à lui seul 47 % de l'ensemble des forêts tropicales africaines, et c'est à travers ces forêts vierges qu'on retrouve divers vecteurs des maladies et des virus mortels comme l'Ebola. Car les populations qui y vivent se nourrissent des gibiers au quotidien.

Sa faune s'adapte aussi au climat et à la végétation. Ainsi, dans la zone équatoriale, caractérisée par la grande sylve, la forêt vierge et la forêt éponge, gorgées d'eaux, vivent les animaux grimpeurs (diverses espèces de singes), des ruminants aux cornes réduites (buffle de forme naine, des éléphants nains). La zone équatoriale est aussi le domaine privilégié de la mouche tsé-tsé (glossina palpalis).

La RDC possède pratiquement tous les animaux intertropicaux : éléphants, buffles, hippopotames, lions, zèbres, antilopes, singes. L'okapi (mammifère ruminant voisin de la girafe mais à cou plus court) ne vit pratiquement que dans le Congo oriental. La région du Katanga est à juste titre la plus célèbre. Les gisements du cuivre sont accumulés dans un profond géosynclinal précambrien. Toute la zone de roches cristallines et métamorphiques qui auréole la cuvette centrale, est également très minéralisée, surtout au Sud et à l'Est. Le Haut-Uélé et le Kasaï complètent le Katanga avec le cuivre, l'oxyde d'uranium naturel, le radium, l'oxyde d'étain naturel, le zinc, l'or, le pétrole, le cobalt, le manganèse et dans le Kivu, il y a de l'étain, le coltan et le niobium.

Cet éventail des minerais n'a guère amélioré les conditions de vie des populations congolaises depuis l'époque coloniale jusqu'à ces jours. Les régimes politiques qui se sont succédé ont plongé le pays dans une gabegie financière, car la masse monétaire provenant de la vente de ces richesses, n'a servi qu'à l'enrichissement de l'oligarchie en place.

En effet, avant de parler de son paysage politique, arrêtons-nous un instant sur son histoire. En RDC, les quelques sources écrites sont en grande partie le fait d'étrangers missionnaires, commerçants, militaires ou fonctionnaires européens pendant la colonisation.

La tradition orale, pour sa part, fait partie intégrante de la vie coutumière. L'histoire du Congo est d'abord celle des lignages, des chefferies, des royaumes et des empires antérieurs à l'arrivée des colonisateurs. Des royaumes et empires dotés d'institutions, de structures politiques et administratives, reposant sur des traditions culturelles et religieuses riches et complexes, et basées sur des économies assez florissantes où le commerce, parfois à longue distance, tenait une place de choix. Quelques grands royaumes du Congo furent : Kongo, Kuba, Lunda, Luba, Tshokwe, etc.

Les croyances religieuses, qui prévalaient à cette époque dans l'imaginaire des peuples bantous, reposaient sur l'idée selon laquelle : « Le monde est divisé en deux parties antithétiques mais complémentaires, symbolisées par deux couleurs. Le blanc est associé à la mort, aux ancêtres et au monde invisible. Le noir, lui, est la couleur du vivant, de la vie et du monde visible. » Cette vision symbolique du monde a donné naissance à trois types de croyances. Dans celles attachées aux morts, il y a un corps particulier (les spécialistes, les féticheurs) qui est chargé de revenir dans les corps des vivants, faisant de ceux-ci des sorciers propagateurs de mort et de maladies.

Le deuxième groupe de croyances se rattache aux responsables qui parlent aux esprits des eaux, aux puissances de la terre, et qui ramèneraient la fertilité, la fécondité, et seraient également capables de provoquer la stérilité, la sécheresse ou la maladie. Aussi ils donnent lieu à des pratiques assidues de vénération et imposent des prescriptions rituelles pour résoudre les problèmes. On pense que ces esprits humains peuvent prendre des formes visibles, en se manifestant dans des objets naturels, trouvés notamment près des cours d'eau, ou dans les êtres humains considérés comme monstrueux tels que les nains, les boiteux, les albinos.

Le troisième type de croyances est lié aux esprits démoniaques. Le culte voué à ces esprits serait destiné à protéger l'individu contre la société ambiante. Ce qui est recherché c'est la performance, la richesse, le prestige social ou la puissance qui conduit à vouloir se protéger des autres ou à vouloir nuire. Ces esprits démoniaques recourent à de nombreux fétiches, à des fins de protection ou d'agression pour protéger maisons, familles, champs et cheptels, et à éloigner les dangers naturels comme la foudre, afin de garantir des fortunes et des situations acquises. Il existerait aussi des féticheurs chargés de prédire l'avenir, de rechercher les fétiches et de régler les conflits au sein des familles et entre les lignages ; réputés pour ceux qui veulent venger d'une agression magique. Ils intervenaient dans les guerres, et ils sont connus pour guérir certaines maladies et provoquent semble-t-il, les pluies pour favoriser la moisson.

Quant à l'organisation sociale et politique ancienne du Congo, elle est basée sur trois systèmes différents :

– Le lignage et le clan, fondés sur la filiation et la parenté, tiraient leur légitimité de la référence aux ancêtres. Le pouvoir revenait à tous les niveaux aux anciens et aux aînés. Les villages, qui ne comptaient qu'une trentaine de maisons, reposaient et reposent encore dans une moindre mesure sur la parenté. Les hameaux étaient issus de la segmentation de lignages dont des membres fondaient un établissement et exploitaient les terres avoisinantes. Un certain nombre de villes se distinguaient par le nombre et l'origine de leurs activités ou leur morphologie (migrants, commerçants, notables et dépendants). Le clan est soit matrilinéaire, soit patrilinéaire. À la base, le pouvoir était exercé par le chef du clan.

– La forme d'organisation sociale privilégiait les relations basées sur le contrôle d'un territoire, qui était souvent étendu, et des forces spirituelles régissant ce territoire. Elle s'appliquait aux chefferies d'essence religieuse. Censées incarner les pouvoirs, ces forces spirituelles se chargeaient d'entretenir ou d'assurer la fertilité des hommes, plantes et animaux. Pour régler les litiges, ils procédaient par ordalies ou par prescriptions rituelles. Leur pouvoir était symbolisé par le feu, associé à la fertilité et au travail du fer. Par ce biais, ils étaient identifiés, à l'origine, aux forgerons.

– La forme d'organisation politique était représentée par les chefferies qui tiraient leur légitimité de sources obscures. La première était le culte des chefs défunts, les ancêtres du chef devaient vénérer les membres de son clan jusqu'aux cadets du territoire : les lignages clients et tributaires, les clans issus des personnes et lignages soumis à l'autorité du chef. L'autre source de légitimité serait l'utilisation des esprits qui permettaient aux chefs de faire mourir par la puissance de leurs fétiches tous ceux qui osaient résister à leur autorité, ces chefs se faisaient entourer des puissants sorciers et leurs fétiches étaient gardés dans une case sacrée. Selon cette conception, toute maladie, tout décès ou tous les malheurs qui atteignaient un membre du groupe, étaient attribués à un sorcier.

Une seconde période de l'histoire du Congo est liée à l'invasion coloniale. Si les Portugais furent les premiers Européens à « découvrir », dès le XVe siècle, les régions côtières d'Afrique centrale, ils furent relayés par d'autres nations européennes au cours des siècles qui ont suivi leur arrivée. Dans le lot, on retrouve pêle-mêle Allemands, Belges, Anglais, Hollandais dont les expéditions connaîtront des fortunes diverses. Mais au bout du compte, ce sont les Belges qui prendront le dessus pour finir par créer une vaste colonie.

En 1876, le roi des Belges Léopold II, qui est monté sur le trône en 1865, envisage de trouver des débouchés extérieurs pour son royaume et d'accéder à des matières premières et à des produits de la terre dont son pays ne dispose pas. Il songe donc à établir un empire colonial. Connu pour sa mégalomanie, sa curiosité, sa passion pour la géographie et son esprit d'entreprise, Léopold II s'arrête à l'Afrique centrale équatoriale, qui peut être pénétrée soit à partir de la côte de Zanzibar et des Grands lacs, soit à partir de l'embouchure du fleuve Congo. Et fasciné par les récits des explorateurs, en l'occurrence : David Livingstone et Henry Morton Stanley (tous anglais), qui s'y sont rendus, le roi belge est particulièrement impressionné. À cette occasion, il fonde, grâce aux informations de Stanley, « l'Association internationale pour la civilisation et l'exploration du Congo » (AIC), organisme qui a pour but l'abolition de l'esclavage, but dissimulé. C'est ainsi que le roi devient le « propriétaire » du Congo, ses représentants sont immédiatement envoyés au Congo et font travailler les autochtones dans les plantations d'hévéa, car le caoutchouc et l'ivoire sont deux produits qui rapportent beaucoup sur le marché mondial. De ce fait, traités rudement, les Noirs se plaignent, mais aucune solution n'est envisagée. C'est pendant cette période que les épidémies vont décimer les populations du Congo, sous le regard impuissant du colonisateur, car le Congo est un domaine privé de la famille royale. En 1885, le roi cède enfin le Congo à la Belgique, il devient État indépendant du Congo (EIC), et par la suite le Congo devient « Congo-Belge ».

Malgré ces multiples dénominations, la vie des populations (autrefois appelées les « indigènes ») ne changera guère, et les soins de santé seront assurés méticuleusement par les missionnaires, l'État belge n'assurant que les soins de santé des personnels coloniaux. Aux prises entre la rigueur des travaux forcés et les maladies dues aux mauvaises conditions hygiéniques dans les campements, les Noirs se sont rabattus sur la médecine traditionnelle et nombreux furent décimés par le paludisme et la trypanosomiase. On compte environ 8 millions de décès pendant cette épopée dénommée : « caoutchouc rouge », symbolisant le sang des Noirs dont les bras furent amputés faute de n'avoir pas récolté la quantité du caoutchouc exigée (10 kg par jour).

En effet, ce n'est que plus tard, et surtout suite aux pressions de la presse européenne, que les campagnes de vaccination virent le jour à travers le territoire congolais. Et cette période coïncide aussi avec la Seconde Guerre mondiale (1940-1945), où le Congo contribua grandement aux côtés de la Belgique pour le compte des alliés à l'effort de guerre, avec ses soldats et son uranium qui a permis aux Américains de fabriquer la bombe atomique qui dévasta des vies humaines à Hiroshima et Nagasaki. Pour remercier les Congolais, la Belgique entreprit un vaste programme de modernisation du Congo, des villes furent construites, suivies des infrastructures sociales de base : routes, hôpitaux, écoles. Ce geste pourtant n'a pas arrêté les inégalités et les injustices au sein des deux communautés, et ceci précipita l'indépendance immédiate selon les termes des leaders politiques de l'époque tels que Lumumba, Kasuvubu, Kalonji.

Dépassée par les événements du 4 janvier 1959, l'administration coloniale réalise que tout peut arriver dans ce Congo qui commence à inquiéter Bruxelles. Et soumise aux pressions conjuguées de la classe politique congolaise, le 13 décembre 1959, le roi Baudoin annonce solennellement que la Belgique veut conduire le Congo à l'indépendance, sans tergiverser, et l'administration coloniale de son côté fait une concession de taille. Le gouvernement belge donne son accord pour la tenue d'une « table ronde ». Cette rencontre devient une réalité le 20 janvier 1960 entre leaders congolais et les représentants du gouvernement belge, et l'indépendance sera proclamée le 30 juin 1960 avec comme président de la République Kasavubu J. et Lumumba P. E., premier ministre. Mais ce premier gouvernement des Congolais ne résistera pas du tout aux mécontentements des Belges rentrés en masse en Belgique, laissant derrière eux travail, maisons et affaires.

Ceci entraîna le pays dans une longue rébellion jusqu'en 1965, où Mobutu fut porté au pouvoir suite au coup de force militaire. Le régime de Mobutu démarre sous un jour nouveau après ce coup de putsch, les méthodes du jeune président (30 ans) autoproclamé tranchent nettement avec celles de son prédécesseur Kasavubu, jugé trop laxiste. Le maréchal va à son tour diriger à coups d'ordonnances présidentielles, défoncer toutes les infrastructures construites pendant l'époque coloniale et y installer une dictature très féroce, jusqu'à quitter le pouvoir par un coup d'État, cette fois-ci orchestré par Laurent Désiré Kabila, un des alliés de Lumumba.

Signalons que c'est sous le régime de Mobutu que le système de santé congolais a connu une détérioration. Les personnels médicaux, étant mal rémunérés, ouvrirent des « mouroirs » (hôpitaux privés sans équipements) qui ont contribué à semer la mort parmi les Congolais jusqu'à aujourd'hui. Son bilan fut largement négatif.

Kabila L. D. va hériter un pays agonisant et complètement détruit pendant trente-deux ans de règne du maréchal, avec une dette extérieure de l'ordre de 15 milliards de dollars américains. Aussitôt au pouvoir, Kabila entreprit un vaste programme de reconstruction du pays (accent mis sur les infrastructures de base), dénommé « programme triennal minimum », qui signifie que : le Congo est à reconstruire et même ce qui a été fait est à refaire. Selon le président, ce programme apporterait des propositions réalistes et cohérentes face à la situation du pays. Mais hélas, ce plan fut jugé irréaliste par plusieurs experts internationaux, son financement semble être une question réglée pour le pouvoir qui préfère compter sur ses propres forces.

À l'évidence, après les mesures symboliques et autres effets d'annonce des premiers mois, le nouveau régime ne tarda pas à adopter des pratiques antidémocratiques : la corruption, le népotisme, la gabegie financière, les violations massives des droits humains et des libertés politiques et individuelles. L'arbitraire deviendra la norme et la démocratisation ainsi entamée fut étouffée.

En effet, le scénario est quasiment le même qu'en octobre 1996, mais les acteurs ont changé. Au mois d'août 1998, Kinshasa est de nouveau sous les « bruits des bottes », un nouveau mouvement rebelle : le Rassemblement congolais pour la démocratie, conduit par Ruberwa et Bizimakarara, va attaquer le régime Kabila. Et plusieurs mouvements rebelles se joindront à eux pour semer la désolation parmi les populations congolaises, c'est le cas du Mouvement de libération du Congo de Jean-Pierre Bemba. Des intenses négociations vont bloquer la marge du pays jusqu'à l'assassinat de Kabila le 16 janvier 2001, et le pouvoir va être remis à son fils Joseph Kabila Junior, sans respecter la procédure constitutionnelle. Ce dernier, après deux élections controversées et entachées d'irrégularités selon la mission d'observation de l'Union européenne et l'Église catholique du Congo, se maintiendra au pouvoir, malgré le tollé au sein de la population au Congo comme dans sa diaspora.

Devant cette impasse, l'économie du Congo a été gangrenée par le pillage et la corruption au sommet de l'État. De ce fait, les contrats sont signés de gré à gré avec des investisseurs sans le respect des procédures en la matière. Les marchés publics et divers gisements sont confiés arbitrairement aux courtisans du pouvoir. Le pouvoir d'achat de la population est tombé trop bas. Le chômage bat son plein avec comme corollaires : l'explosion du travail des femmes, devenues à cet effet des créancières d'aliments et chefs des foyers. Les modiques salaires des fonctionnaires de l'État sont payés avec un retard, la déscolarisation a occasionné le phénomène « d'enfants-travailleurs », la débrouille devient la seule activité des jeunes et de la majeure frange de la population, la prostitution des jeunes filles compense le déficit alimentaire de nombreux foyers, le système de santé est géré par les partenaires extérieurs et le système des soins cliniques est réduit aux urgences. Car ce sont les partenaires qui déterminent le choix des programmes de santé. Les maladies jadis vaincues par l'OMS ont resurgi, la fièvre hémorragique à virus Ebola ne cesse de réapparaître dans divers coins du pays, le sida se propage à une vitesse sans répit à cause notamment de la pauvreté, la sous-alimentation cause la mort de milliers d'enfants de 0 à 5 ans et le personnel de santé mal formé et mal payé recourt le plus souvent au marchandage des soins de santé.

Cependant, c'est devant ce paysage social et politique que doivent se mener des politiques de lutte contre le VIH/Sida et d'autres pathologies meurtrières. Cette situation méritait d'être diagnostiquée et évoquée, parce qu'elle a influencé le système de santé et affecté les malades du sida et leurs associations.

La RDC est l'un des premiers pays africains à avoir reconnu être touché par l'infection au VIH. Dès la découverte des premiers cas de l'épidémie du sida en 1981, la politique du pays dans la lutte contre cette pathologie, peut être retracée comme suit :

– 1983 : Diagnostic des premiers cas du VIH/Sida en RDC,

– 1984 : Reconnaissance de l'existence de l'épidémie par le gouvernement et création d'un centre de recherche multidisciplinaire (Projet sida),

– 1985 : Création du Comité national de lutte contre le sida (CNLS),

– 1987 : Création du Bureau central de coordination du Programme national de lutte contre le VIH/Sida et les IST (BCC/sida),

– 1995 : Redémarrage des activités de lutte contre le VIH/Sida avec la reprise de la coopération bilatérale et multilatérale, suspendues de suite des pillages de 1991 et 1993,

– 1998 : Création du Programme national de lutte contre le sida (PNLS),

– 1999 : Élaboration de la Politique nationale et du plan stratégique (PSN) 1999-2008 de lutte contre le sida,

– 2002 : Signature du Protocole d'accord entre le gouvernement congolais et le secteur privé (GSS/CIPLA) pour l'introduction des médicaments antirétroviraux génériques,

– 2004 : Création par décret présidentiel du Programme national multisectoriel de lutte contre le VIH/Sida et les IST (PNMLS),

– 2005 : Élaboration et adoption du plan d'exécution de l'accès aux traitements antirétroviraux en RDC 2000-2009 dans le cadre de l'initiative *three by five*, du plan d'approvisionnement en antirétroviraux et d'entente entre le Projet MAP et le Fonds mondial,

– 2006 : Élaboration et adoption d'une feuille de route et des plans provinciaux pour l'accès universel à la prévention, au traitement, aux soins du sida,

– 2008 : Promulgation de la loi n° 08/11 du 14 juillet portant protection des personnes vivant avec le VIH/Sida en RDC,

– 2009 : Élaboration du plan stratégique national de lutte contre le VIH/Sida 2010-2014,

– 2011 : Signature de l'ordonnance-loi n° 11/023 du 18 mars 2011 modifiant et complétant le décret-loi n° 04/029 du 17 mars 2004 portant création et organisation du PNMLS, suivie de l'élaboration du plan d'action opérationnel 2012-2014, et du plan national d'élimination de la transmission mère-enfant.

En effet, la moyenne de taux de prévalence du VIH/Sida en RDC est de 4,1 % avec des pics très importants, au niveau des frontières, essentiellement à Kasumbalesa, dans la province du Katanga (Sud-Est), Tshikapa dans le Kasaï-Occidental (Centre) et Matadi dans le Bas-Congo (Sud-Ouest).

Selon le Fonds des Nations Unies pour la Protection de l'Enfance (Unicef), 3,5 % des femmes enceintes reçues en consultation prénatale sont séropositives, et moins de 5 % d'entre elles reçoivent les ARV et sont prévenues de la transmission mère-enfant (PTME). Le nombre d'enfants orphelins du sida est estimé à 870 000, et moins de 1 % d'orphelins et autres enfants vulnérables reçoivent des soins et des soutiens externes. Parmi les groupes cibles prioritaires à risque, figurent notamment : les prostituées (16,9 %), les militaires (7,8 %), les camionneurs et les jeunes, les femmes déplacées (7,6 %), les femmes en milieu carcéral (7,1 %).

L'impact démographique et socio-économique du VIH en RDC se résume par : une diminution de l'espérance de vie du Congolais d'environ 2,2 ans, une augmentation de cas de décès dans la tranche d'âge de 15 à 49 ans, et un nombre de plus en plus élevé de personnes vivant avec le VIH.

Ainsi, plusieurs déterminants apparaissent comme étant les facteurs les plus importants, qui favorisent la propagation du VIH, notamment : le manque d'information sur le virus, la pauvreté, la précocité des rapports sexuels, le multipartenariat sexuel, la mobilité de la population, les facteurs culturels tels que : le lévirat, le sororat, la polygamie, etc.

On note que les incidences des viols répandus contribuent à la propagation du VIH dans les zones affectées par les conflits armés. La transmission hétérosexuelle reste la principale voie par laquelle les personnes contractent le VIH. Elle est estimée à 83 %. Seules 22,1 % de femmes ont une connaissance du VIH/Sida, du moins sur les principaux moyens de prévention. Et 16 % de jeunes (15-24 ans) ont utilisé un préservatif lors du dernier rapport sexuel[86].

Dans une de ses communications, le ministre de la Santé de la RDC a estimé qu'à travers « les dernières statistiques du Programme national de lutte contre le VIH/Sida (PNLS), le nombre des femmes infectées par le sida augmente d'une manière inquiétante, par rapport aux hommes. Les prostituées, les femmes qui exercent le commerce ambulant et celles qui vivent dans les zones de conflits sont les plus exposées à la contamination au VIH/Sida[87] ».

Ces dernières années, Médecins sans frontières (MSF) Congo note qu'un nombre croissant de patients a pu être mis sous thérapie antirétrovirale en RDC, bien que cette augmentation reste largement en deçà des besoins. En effet, la situation actuelle est dramatique car près de 88 % des personnes séropositives, qui ont besoin des ARV, n'y ont toujours pas accès. La particularité de la RDC, est que 97 % des fonds actuels alloués pour la lutte contre le VIH proviennent des fonds internationaux, dont le principal donateur est le Fonds mondial de lutte contre le sida, la tuberculose et le paludisme. Ces fonds ne couvrent actuellement que 12 % des patients en besoin de traitement antirétroviral[88].

[86] *Discours de Mme Barbara BENTEIN, représentante de l'Unicef en* RDC, Kinshasa, 2013.

[87] *Discours du ministre de la Santé de la RDC, lors de la réunion du Conseil national multisectoriel de lutte contre le sida (CNLS)*, 2004.

[88] *Déclaration du Chef de mission de Médecins sans frontières (MSF) Congo*, recueillie par le journal *Le Potentiel RDC* du 10 octobre 2010.

Suivant les statistiques du dernier rapport de la Session spéciale de l'Assemblée des Nations Unies sur le sida, plus de 280 000 personnes sont en danger de mort en RDC, à cause du manque d'accès au traitement antirétroviral. Cela est dû au fait que les acteurs importants, tels que le Plan d'urgence américain pour la lutte contre le sida (PEPERR), l'ONUSIDA et la Banque mondiale, ont réduit leurs contributions aux traitements contre le VIH[89].

En outre, en marge de la conférence sur la reconstitution des ressources du Fonds mondial, tenue les 4 et 5 octobre 2013 à New York, MSF avait rappelé aux donateurs l'urgence qu'il y a d'honorer les engagements pris pour soutenir le Fonds mondial, afin d'appuyer ses programmes de lutte contre le sida en RDC[90].

Ce qu'il faut noter dans la lutte contre le VIH en RDC, c'est le fait que le niveau de traitement recommandé par l'OMS, qui consiste à mettre des patients sous ARV plus tôt et avec des médicaments d'une meilleure efficacité, n'est pas évident à cause de l'absence d'un appui financier conséquent. La lutte contre le sida ne figure pas parmi les priorités nationales, le budget affecté au secteur de la santé étant insuffisant (3,6 millions de dollars en 2013), cela affecte le cadre stratégique national de lutte contre le sida, qui est largement dépassé. Et il faudrait aussi ajouter la pauvreté, les conflits armés et le manque de performance du système de santé de la RDC, qui constituent des obstacles pour cette lutte.

Cependant, un engagement assez fort des donateurs a permis d'accélérer la prise en charge du VIH. Sans une mobilisation internationale, cette tendance risque de s'inverser dans les années qui viennent, car les programmes des organismes qui travaillent sur le terrain, comme ceux de MSF, ne pourront pas absorber tous les patients qui ont besoin d'un traitement antirétroviral. Les financements actuels ne couvrent que 12 % des besoins en ARV en RDC. Où vont alors les fonds internationaux présentés chaque fois lors de différentes assises des Nations Unies ?

Nous estimons que la lutte contre le VIH en RDC suppose plus la prévention que la prophylaxie, car les contextes culturels du Congo ont une influence pesante dans cette lutte. Elle doit par contre s'inscrire dans le cadre de sous-développement. La supposition que le sida est plus un problème social que sanitaire doit devenir une réalité dans l'esprit des politiques et des populations congolaises.

En complément d'une épidémiologie du sida, il conviendrait par conséquent, pour le cas du Congo, de parler d'une « économie politique du sida », par laquelle la pauvreté et plus précisément les processus de paupérisation qui se sont nettement accentués depuis plus de trois décennies dans les villes congolaises, constituent la cause majeure d'exposition à

---

89 *Session spéciale de l'Assemblée générale des Nations Unies*, juin 2013, p. 10.

90 Fonds Mondial, *Plan d'action sida*, octobre 2010, p. 20.

l'infection par le VIH. C'est la pauvreté qui est à la source de la malnutrition, de l'augmentation de la tuberculose, et qui donc avant même le sida, est à la base de l'affaiblissement des systèmes immunitaires. C'est toujours la pauvreté qui entraîne le non-accès aux soins élémentaires ou aux structures sanitaires trop éloignées ou trop onéreuses. Elle multiplie à cet effet les cofacteurs de la transmission du virus.

Mais au-delà de la pauvreté, « l'économie politique du sida » c'est plus précisément tout un ensemble de stratégies de survie (prostitution informelle, trafics et actes illicites, migrations lointaines) qui exposent à toutes sortes de risques, ceux de mort notamment, et qui de la sorte, repoussent ou du moins relativisent les risques spécifiques du sida. Comment demander à tous ceux qui ne savent pas de quoi demain sera fait, ou qui survivent dans les univers de la débrouillardise, de se prémunir contre le VIH ? Même s'ils ont compris, comme les campagnes de prévention les en ont fréquemment informés, que ce virus est synonyme de mort – « le sida tue », a-t-il été massivement affiché sur des tableaux publicitaires des grandes villes congolaises –, même s'ils ont compris cela, et bien d'autres dangers, ou tout simplement le sentiment aigu d'être confrontés à une grande précarité existentielle, ils mettent tout à fait au second plan le souci de s'en prémunir. Et cela d'autant plus que ces univers de la débrouillardise sont fréquemment aussi des milieux délinquants où prospèrent l'alcoolisme, l'usage de drogues et de la violence sexuelle à l'endroit des femmes.

« L'économie politique du sida » repousse donc très loin les explications de l'épidémie du sida en termes culturels, strictement celles qui font des traditions, des coutumes congolaises, et leur prolongement en termes de multipartenariat débridé, l'élément central de la diffusion exponentielle du VIH et qui ont abouti à ce que les campagnes de lutte se focalisent essentiellement sur le changement des comportements sexuels, avec cette trilogie assez confuse : usage de préservatifs, abstinence, fidélité. Au-delà des raisons évoquées, il se pose maintenant un problème de soutien des malades. D'abord force est de constater que les politiques de lutte contre le sida qui ont été menées depuis trente ans au Congo, certes sans beaucoup de soutien, essentiellement sur la base de campagnes de prévention portant sur la sexualité, n'ont pas été dans l'ensemble véritablement performantes, même si l'on a pu observer, par exemple, une utilisation des préservatifs parmi certains Congolais.

Au Congo, les malades s'appuient plutôt, s'ils le peuvent, sur le tissu social qui les entoure. Laplantine affirme cela quand il dit : « Le soutien social leur permet également de mieux gérer leur situation une fois que la maladie est effectivement installée. La fonction de soutien social repose sur des niveaux d'implication plus ou moins forts de l'entourage. Les proches peuvent prendre totalement en charge un malade en phase terminale mais le soutien social est aussi constitué par de petits services, des coups de téléphone ou des invitations adressées à une personne atteinte d'une maladie grave. Le lien social permet d'assurer le bien-être psychologique de la personne malade mais aussi d'autres effets concrets[91] ».

Nous pensons pour notre part qu'une distinction doit être faite entre le « noyau dur » des quelques personnes qui fournissent le principal soutien émotionnel au malade et le réseau beaucoup plus vaste permettant de trouver des informations, des compétences, afin de rechercher la guérison. On oublie trop souvent la force de ces liens plus tenus, car ces différentes formes d'aide aux malades sont très courantes dans la société congolaise. Les acteurs publics devraient savoir qu'une part importante de la prise en charge et du soutien des malades est réalisée en dehors du système de santé. Si la famille et les autres « aidants naturels » en constituent traditionnellement la source principale, on doit également associer le rôle désormais central, pour le cas du sida, des groupes d'auto-support que sont « les associations ».

Selon nos observations, au Congo, le plus souvent la famille s'associe à d'autres réseaux affectifs plus larges, constitués par les amis ou les amants des malades. Ils jouent un rôle essentiel dans la prise en charge des patients du sida. Mais dans les campagnes où nous avons visité quelques malades, c'est la famille qui continue encore à jouer ce rôle de soutien social. Cette particularité pour le cas du sida est le fait que le malade constitue une charge pour sa famille en ville, car les coûts financiers, psychologiques et sociaux sont considérables pour l'entourage. En ville, les membres de la famille doivent aller soit au travail, ou encore chercher du secours auprès d'un parent. Ils ne sont pas souvent permanents aux côtés du malade.

Les proches du malade lui apportent leur soutien jusqu'à la phase terminale de la maladie. Ils prennent soin du malade : lui servent à manger, lavent son linge, l'aident à prendre les médicaments, etc. Mais le plus souvent, le fait de s'occuper d'une personne malade du sida peut conduire à la marginalisation sociale de la personne qui apporte l'aide. C'est pourquoi les associations de malades jouent un rôle très important aujourd'hui au Congo. Elles constituent les forces motrices dans la dynamique de la prise en charge, malgré la précarité de leurs moyens financiers. Et les organismes d'aide aux malades du sida s'appuient sur le travail de ces associations pour acheminer l'aide auprès des malades. Les personnes non touchées par le sida, le plus souvent les femmes chrétiennes, les groupes de charité constitués de bénévoles et les églises, se sont engagés dans ces mouvements associatifs pour aider les malades.

Pollak[92] note que par rapport à d'autres affections, le cas du sida est cependant spécifique. L'action associative ne se fonde pas, comme dans certaines maladies chroniques, sur l'apprentissage d'une technique de soins :

---

[91] LAPLANTINE F., « *La Littérature et la maladie* », *l'Homme et la santé*, Paris, La Villette/Seuil, 1967, p. 25.

[92] POLLAK M., « Constitution, diversification et échec de la généralisation d'une grande cause. Le cas de la lutte contre le sida », *Politix*, n° 16, 1991, p. 80-90.

c'est cette maîtrise, collectivement acquise par l'aide des anciens malades aux plus récents qui sert de ciment à de nombreux groupes de malades. Les associations de lutte contre le sida, en revanche, se fondent davantage sur la mise en place du soutien émotionnel dont ont besoin les personnes atteintes.

8 – Quelques approches théoriques de la lutte contre le VIH en RDC

8.1 – Approche sanitaire

Il s'agit d'une entrée de type sectorielle centrée sur la prévention à l'endroit des groupes cibles : les prostituées, les militaires, les populations vivant à proximité des zones minières, les trafiquants ambulants des voies fluviales et routières en RDC, etc. Les questions principales tournent autour de la sensibilisation de ces groupes, qui le plus souvent sont moins informés sur le VIH.

Comme pour paraphraser Piot, l'épidémie du sida continue son expansion mondiale depuis trois décennies : aujourd'hui, 33,4 millions de personnes vivent avec le VIH ; il s'agit d'un dilemme classique en santé publique : quand on détecte quelques cas d'une nouvelle maladie, ces cas resteront-ils isolés ou s'agit-il du début d'une épidémie ? Les expériences du sida et de l'encéphalite spongiforme bovine, notamment, ont introduit le principe de précaution en santé publique ; son application la plus récente est la campagne contre la grippe H1N1. On peut se poser la question de savoir combien de millions d'infections par le VIH et de morts auraient pu être évités si les responsables sanitaires et politiques avaient appliqué ce principe de précaution à l'échelle planétaire dès le début de l'épidémie du sida, en y mettant les moyens déployés ces dernières années[93] ?

Dans le même ordre d'idées, Maria Nilson dit que les progrès en matière de prévention sont moins spectaculaires, bien que de nombreux pays connaissent une baisse du nombre des nouvelles infections par le VIH. De manière globale, pour chaque nouveau patient mis sous traitement, presque trois nouvelles infections par le VIH surgissent quelque part dans le monde, comme si nous perdions toujours la course avec le virus. Même une intervention relativement simple, à prix bas, non stigmatisée par le sexe ou la drogue, comme la prévention de la transmission mère-enfant du VIH, a connu des difficultés pour sa mise en œuvre pendant plus d'une décennie[94].

Le système de santé congolais, étant moins performant, n'a pas pu développer l'information sanitaire, pour faciliter les mesures de prévention nécessaires à l'égard des populations. Un progrès est encore recherché dans ce domaine et l'on constate que les malades n'ont pas de connaissance sur la maladie dont ils souffrent. Nous avons été surpris de constater que certaines

---

[93] PIOT P., *op. cit.*, p. 19.

[94] NILSON M. (dir.), « Climate policy: lessons from tobacco control », in *The Lancey*, 2009, p. 374.

personnes continuent à tenir un discours populaire selon lequel : Sida signifie : « Syndrome Imaginaire pour Décourager les Amoureux » et d'autres, en revanche, tiennent un autre discours pour refuser l'utilisation des préservatifs. Ils disent que : « On ne peut pas sucer le bonbon avec son emballage. » Selon eux, le préservatif réduit le plaisir sexuel. En effet, ces discours prouvent à suffisance que la population n'est pas consciente de ce fléau qui pourtant est une réalité.

Ainsi, nous avons sollicité un entretien avec le directeur du programme de la santé de l'adolescent. Notre requête était introduite une semaine avant. Le jour du rendez-vous, le directeur de ce service nous a reçu dans son bureau de travail. Après une brève présentation, il a aussitôt présenté les missions de ses services. À la fin de cette introduction, il nous a tenu le discours suivant :

« *La situation de l'épidémie du sida au Congo nous inquiète tous. Les jeunes filles et garçons de 18 à 25 ans ne sont pas du tout informés sur le VIH, nous voulons mettre en place un programme au niveau des écoles et des universités pour informer cette catégorie, car elle constitue l'avenir de demain. Ce qui est encore difficile chez les jeunes, c'est le fait que les chaînes de télévisions étrangères installées via les décodeurs projettent des images sur la sexualité chaque jour, et cela devient la référence de ces jeunes. Ils ont d'ailleurs changé leur façon de s'habiller, ils fument et boivent de la bière à partir de ce qu'ils voient sur ces chaînes, c'est-à-dire ce qui se passe en Europe et aux États-Unis. Les jeunes imitent ça à l'aveuglette. En dehors des médias, il y a aussi les téléphones et l'Internet. Les jeunes consultent la pornographie librement sur leurs portables à l'insu des parents et des éducateurs. Vraiment, le monde a complètement changé les mœurs des enfants. Tous les efforts fournis par nos équipes de sensibilisation sur le terrain sont stoppés par ces nouvelles technologies de l'information. Nous sommes dans le regret de constater que la jeunesse d'aujourd'hui est sacrifiée face au VIH. Pour la sauver, nous devons redoubler d'efforts.* »

Dans ce discours, nous constatons que la gouvernance du système de santé éprouve d'énormes difficultés en RDC. Et l'obstacle majeur dans cette lutte, comme le souligne Watchiba[95], est le manque des ressources, tant humaines que logistiques. En effet, notons pour appuyer l'auteur que la RDC connaît d'énormes problèmes d'accessibilité à certaines zones. Dans presque toutes les provinces du Congo, de nombreux endroits ne sont accessibles qu'à pied, en pirogue ou à motocyclette. Ce qui pose de gros soucis pour la sensibilisation sur le VIH et la distribution du traitement antirétroviral.

[95] WATCHIBA D., *Gouvernance et structure de financement de la politique publique de lutte contre le VIH et le sida en RDC : pour une intelligibilité de la problématique du VIH/Sida en RDC*, Mémoire de DEA en Sciences politiques et administratives, Université de Kinshasa, inédit, 2012, p. 72.

Depuis, les réformes envisagées par le gouvernement congolais pour réorganiser le secteur de la santé n'ont jamais donné les résultats escomptés.

Sans pour autant nier ni minimiser l'apport ô combien capital des partenaires internationaux dans la lutte contre le sida, les Congolais, à tous les niveaux de la vie sociale, doivent se sentir les premiers responsables de cette lutte, s'ils veulent assainir le pays de tous ses lourds fardeaux socio-économiques provoqués par le sida. Par rapport à cette assertion, nos entretiens avec les jeunes de Mont-Ngafula témoignent de l'urgence qu'il y a d'informer suffisamment la population sur la pandémie du sida. C'était le soir du jeudi 4 septembre 2014, vers 17 heures, après le match de football qui a opposé les clubs sportifs des quartiers Mapela et Masanga-mbila, au terrain municipal de la commune de Mont-Ngafula, une dizaine des jeunes avec qui nous avons eu l'occasion de discuter des modes de contamination du VIH, nous ont donné leur point de vue en ces termes :

« *Les médias ne parlent pas suffisamment du sida, mais quand nous suivons les chaînes qui parlent du sida, nous avons peur. En réalité, on n'a jamais vu de malades du sida de nos propres yeux. Et nous pensons que c'est une imagination des gens pour décourager ceux qui veulent sortir avec leurs filles. Nous pensons que ces parents craignent que les garçons abusent de leurs filles, c'est pourquoi ils ont inventé le mot sida. Même si le sida est une réalité, nous devons voir les vraies images à la télévision, mais tant que nous n'avons encore rien vu, il nous est difficile de croire.* »

L'information sanitaire est l'une des stratégies qui rend un système de santé efficient. Elle constitue aussi un moyen d'alerter le public sur l'apparition d'une épidémie et le protège contre les dangers de cette dernière. À travers ce récit, la population de la tranche de 16 à 25 ans n'est pas suffisamment informée sur les modes de transmission du sida. Selon ces jeunes, ils passent le maximum de leur temps à regarder les chaînes de télévisions étrangères. C'est l'une des conséquences de la globalisation, l'information internationale n'est plus l'apanage d'une classe sociale comme ce fut le cas il y a de cela une décennie au Congo.

En effet, la postmodernité qui a largement développé l'obésité de l'information dans les pays occidentaux a entraîné des ravages au sein de la jeunesse en Afrique subsaharienne et en RDC. Les populations de cet espace accumulent une masse d'informations non triées. Elles s'adonnent plus aux divertissements (musique, danses obscènes, films pornographiques et de violences, etc.). Aucun de ces programmes n'est conçu pour l'éducation des masses. Devant cette situation, la jeunesse est désemparée, elle se livre à l'information diffuse. Car à travers leurs discours, les jeunes n'ont pas de créneaux leur permettant de suivre la vraie information. Toute information sur le sida est divulguée de façon anachronique.

8.2 – Approche technico-économique

Notons que le Congo continue à fonctionner avec un système de santé hérité de la colonisation (modèle belge). Ce système est constitué de structures diversifiées dans un contexte national qui a complètement changé. Les ressources financières allouées au secteur de la santé sont insuffisantes et inadaptées, la participation communautaire est quasi inexistante, le secteur privé moins organisé et celui de la pharmacie sont devenus complètement anarchiques et incontrôlés. Il n'y a aucune orientation politique qui définit les objectifs en rapport avec les besoins des communautés. Dans ces conditions, les inégalités s'accentuent dans l'accès aux soins de santé de qualité. Les populations rurales et suburbaines, et particulièrement la mère et l'enfant, sont les principales victimes. De ce fait, les riches préfèrent aller se soigner à l'étranger : en Afrique du Sud, Inde, France, Belgique et ceux qui n'ont pas les moyens se contentent des soins précaires dispensés par les quelques établissements hospitaliers mal équipés, avec un personnel médical mal rémunéré de Kinshasa.

Soulignons aussi que la situation sanitaire en RDC est caractérisée par la persistance de fortes disparités dans la répartition géographique des ressources sanitaires et par la réduction drastique des ressources financières publiques affectées au secteur de la santé. Le financement de la santé est assuré par la population elle-même (près de 70 %) et dans une moindre mesure, par les partenaires internationaux.

Les initiatives d'intervention sur la gestion des services de santé n'ont pas pu constituer des opportunités de création d'emplois, d'amélioration de revenus ou de développement du système de santé. Mais il se pose actuellement un problème d'efficacité de ces structures du secteur de la santé, en tant qu'activités économiques : les structures médicales ne sont plus financées par l'État congolais et le personnel médical également n'est plus formé comme ce fut le cas il y a deux décennies.

La dépendance du financement de la santé vis-à-vis de l'extérieur a fortement influencé la structure du financement de la santé en RDC. Il s'est donc suivi des dysfonctionnements qui se matérialisent par : la multiplication de directions et de programmes spécialisés ainsi que la fragmentation des prestations au niveau périphérique (de la zone de santé). En rapport avec ces dysfonctionnements apparaît une nouvelle alternative, « les relais communautaires » ; des structures sanitaires constituées d'agents de proximité, capables de relever les défis de santé au niveau de la base. Malheureusement, cette alternative n'a pas résolu le problème de fond, elle a plutôt contribué à la pléthore du personnel infirmier.

Les centres de santé sont implantés pêle-mêle dans des bâtiments d'habitation, comme on le voit dans l'image ci-dessous, pour désengorger ce personnel médical formé à la va-vite. Au bout de compte, c'est la population qui paie le prix avec un taux de mortalité très élevé. Selon le gouverneur de la ville de Kinshasa, voulant se justifier sur la fosse commune découverte dans la périphérie de la ville, il a dévoilé devant la presse (au mois de mai 2015) que Kinshasa peut chiffrer 600 décès par jour. Décès dus aux maladies, aux accidents routiers et aux meurtres.

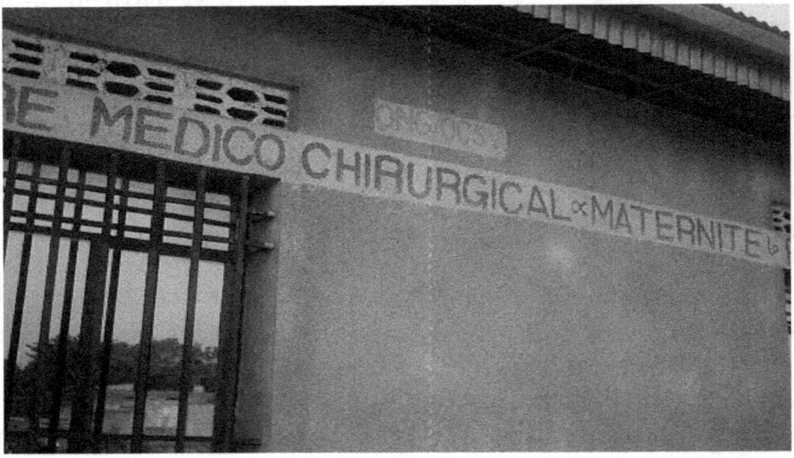

Vue d'un dispensaire dans un quartier populaire de Kinshasa

Dans le domaine de la gestion des services de santé, la faisabilité des solutions se mesure en fonction de leur rentabilité, de l'existence de débouchés et du prix relatif aux soins de santé. Plus les services des soins sont organisés, plus leur commercialisation sera rentable. Le Congo ayant neuf pays limitrophes, pouvait se servir de ses services des soins comme une ressource pour ses voisins et un investissement pour le pays.

Actuellement, l'industrie pharmaceutique au Congo est gérée par des firmes privées indiennes et chinoises. Si le gouvernement congolais avait une politique économique bien structurée dans le domaine, cette industrie rentabiliserait son économie et renforcerait son secteur de santé, qui manque des ressources financières.

Notre entretien avec l'administrateur de la zone de santé de Mont-Ngafula 2 nous a donné un éclairage sur la gouvernance du système de santé du Congo. Cette autorité sanitaire avait répondu à notre demande de rendez-vous, trois jours après l'avoir sollicité. C'est grâce au concours de son secrétaire que notre demande a été validée. La rencontre a eu lieu dans la salle de réunion de la zone de santé. Nous avons discuté pendant une heure environ. L'administrateur était assisté par le médecin chef de zone de santé. Notre préoccupation était la suivante : Comment les populations de cette commune se font-elles soigner, en l'absence de structures médicales ? Comment les malades du sida sont-ils pris en charge par la zone de santé ? Selon notre interlocuteur :

« *La zone de santé de Mont-Ngafula 2 n'a pas une structure médicale publique, les habitants de cette commune urbano-rurale sont pris en charge par le centre de santé Mama-nkoko, supervisé par une religieuse catholique. Le système de santé de la RDC n'est plus en mesure de répondre aux besoins sanitaires des populations, parce qu'il est dépassé. La lutte contre le sida n'est pas insérée dans nos programmes de soins. Les patients du sida que nous recevons ne sont pas du tout pris en charge, et nombreux meurent ici et les autres vont consulter les guérisseurs faute de médicaments. On a souvent pensé aux réformes envisagées par le ministère de la Santé pour organiser ce système de santé, mais les promesses faites par les autorités n'ont jamais été réalisées. Je pense que pour redresser ce système de santé, le gouvernement doit convoquer les états généraux de la santé où seront associés : les experts nationaux et étrangers et les personnes-ressources qui travaillent sur le terrain. Dans l'exercice de mes fonctions, je suis contraint de superviser une zone de santé qui compte plus ou moins un million d'habitants, et dans cet espace, il n'y a pas de centres de santé publics, les quelques structures que nous avons appartiennent aux églises et aux particuliers.* »

Quand on analyse les rapports de Global Risks à ce propos, on se rend à l'évidence que ces difficultés seraient dues au fait que le Congo présente une défaillance en matière de bonne gouvernance. Il est classé en 186e position sur 189 pays ayant un indice de développement humain faible. Il occupe également la première position parmi les dix pays les plus corrompus du monde[96]. La gestion interne des ressources financières et matérielles allouées par les partenaires pose problème. Elles sont détournées par les responsables et une faible part seulement arrive aux bénéficiaires. La structure de gestion interne dans les hôpitaux publics exige à la population de payer les soins de santé. Et la gestion de ces frais, semble-t-il, occasionne des malentendus entre médecins et administrateurs des établissements hospitaliers. Ces derniers ne pensent plus au réinvestissement, ni aux travaux de réhabilitation et de rééquipement des services hospitaliers. Ils utilisent ces ressources pour compenser la modicité des salaires perçus. À ce propos, lors de notre visite à la CEMUBAC, le responsable de cet organisme a dressé un tableau sombre du système de santé de la RDC.

La rencontre avec ce responsable avait été sollicitée trois jours avant, et c'est le 19 juillet 2014 que nous avons été reçu. L'entretien s'est déroulé dans son bureau de travail, dans l'enceinte de l'inspection provinciale de la santé de la ville de Kinshasa sise, 45 avenue Syndicat dans la commune de la Gombe. Il était 10 heures locales quand nous avons commencé notre entretien avec le chef du projet CEMUBAC. Voici le discours de notre interlocuteur :

« *Je suis au regret de constater qu'en dépit des efforts fournis pour améliorer ce système de santé, nous n'avons jamais été satisfaits des résultats. Premièrement, la lutte contre le sida ne figure pas dans les projets*

[96] *Global Risks Port folio*, Bloomberg du 1er octobre 2013.

qui nous sont envoyés pour financer, en plus, nous n'avons pas de statistiques exactes sur les taux de prévalence émanant des administrations sanitaires du Congo. Les quelques données dont nous disposons viennent des organismes tels que : Médecins sans frontières, ONUSIDA, etc. On se demande : qu'est-ce que les services de santé font exactement ? Et là, nous sommes contraints de geler nos financements, car les rapports nous arrivent aussi difficilement. Disons que ce système de santé est mal organisé. Il est difficile de lutter contre le sida dans ce contexte. »

Ce discours confirme davantage les défaillances du système de santé au Congo. Cette situation entrave tous les efforts engagés dans la lutte contre le sida. De ce fait, les populations sont contraintes d'utiliser d'autres itinéraires thérapeutiques pour chercher la guérison.

8.3 – Approche socioculturelle

Il s'agit d'expliquer comment le système de santé doit mettre en place une approche qui soit en mesure de récupérer les malades et de les soigner dans les conditions voulues par eux-mêmes. Généralement, dans les établissements hospitaliers du Congo, un individu malade consulte un médecin parce qu'il se représente la maladie comme étant une entité intérieure à lui : un microbe, un virus. Si cet individu est guéri, c'est-à-dire si sa biophysique est soignée, il s'arrête à cette forme de médecine. Selon la « biomédecine », la maladie est un désordre biophysique causé par une entité impersonnelle, organique intérieur à l'homme et la guérison est un palliatif à ce désordre. Mais si la biomédecine tarde à guérir un individu, il a recours à une autre forme de thérapie : « médecine religieuse ». Selon cette conception, on se représente la maladie comme étant une sanction venue de Dieu. C'est à cause du péché que l'individu est tombé malade, il faut donc soigner la relation avec Dieu pour prétendre guérir. Cette relation est soignée en changeant de comportement (en faisant le bien) et c'est par rapport aux prescriptions de la religion chrétienne. On est guéri si, psychologiquement, on ne se sent plus persécuté ou encore malade.

À ce propos, nous avons recueilli le discours d'un pasteur du ministère chrétien du Combat spirituel, contacté la veille par téléphone. Nous avons fait sa connaissance par le biais d'un ami. Cet entretien s'est déroulé dans l'enceinte du lieu de culte de ce mouvement spirituel dans la commune de Limeté. Nous sommes arrivé au lieu du rendez-vous avec un léger retard, suite aux difficultés de transport. Aussitôt arrivé, notre interlocuteur nous a accueilli chaleureusement avec une courte prière, sous un hangar couvert des tôles. Et nous nous sommes mis côte à côte sur deux chaises en plastique de couleur blanche. Notre préoccupation était de connaître l'opinion des malades du sida qui viennent à l'église en quête de guérison. Sur ce sujet, notre interlocuteur nous a tenu le discours suivant :

« *Je pense que la cause du sida c'est le péché, ceci est dit dans la Bible, dans le livre de Deutéronome, 28 : 59-60 "L'éternel te frappera miraculeusement, toi et ta postérité, par des plaies grandes et de longue durée, par des maladies graves et opiniâtres. Il amènera sur toi toutes les maladies d'Égypte, devant lesquelles tu trembleras ; et elles s'attacheront à toi." Dieu dit cela par ce qu'il sait que chaque personne est censée respecter les prescrits de la Bible, car le salaire du péché c'est la mort. Quand je prêche l'Évangile, c'est une façon pour moi de sensibiliser les hommes à ne pas commettre les péchés car le royaume des cieux est proche. Mais aujourd'hui avec l'évolution du monde, personne n'obéit à la parole de Dieu, à cause de la cupidité et de la luxure. Tout le monde veut avoir des biens de valeur, les femmes ne sont plus ce qu'elles étaient avant, les enfants n'obéissent plus à leurs parents. Toutes ces choses ont fait que le diable a pris le dessus sur nous. Les hommes ont le goût de l'aventure. C'est pourquoi au vu de cette trahison, Dieu a envoyé le sida sur la terre pour punir ceux qui ne marchent pas selon sa volonté. Le sida, d'après nous les hommes de l'église, est une sanction divine, Dieu veut remettre l'homme sur le droit chemin. C'est pourquoi, pour avoir la guérison, l'homme doit demander pardon à Dieu.* »

Le pasteur soutient l'idée de la sanction divine pour justifier la cause du sida chez l'homme, mais cette vision trouve ses limites dans la mesure où tout le monde ne croit pas en Dieu. Cette sanction divine est acceptée singulièrement par les chrétiens, car ils ont développé cet imaginaire au fil de temps dans leur vie. Mais ceux qui ne prient pas, ont une autre opinion sur la cause du sida.

À l'opposé du pasteur, un guérisseur nous a tenu un discours différent du premier. Nous l'avons rencontré sur la place des artistes au carrefour de la Victoire, un endroit chaud de Kinshasa. Cette visite était programmée deux semaines avant. Et le 23 juillet 2014 à 11 heures, bien qu'il était occupé par la vente de ses produits, notre interlocuteur a accepté de discuter avec nous. Après lui avoir posé la question sur la cause du sida, le guérisseur a développé son discours en ces termes :

« *Quand un malade du sida me consulte, je commence d'abord par savoir son parcours : son travail, ses relations, son rang social, etc. Je fais ça parce que beaucoup de personnes attrapent le sida pour avoir commis un délit, soit elles ont volé, tué ou commis l'adultère. Car ces délits chez nous constituent une offense, ceux qui les commettent méritent d'être punis par la coutume. Et le plus souvent, ceux qui se sentent lésés recourent aux sorciers pour jeter un mauvais sort à la personne, et c'est surtout le sida qui est trié dans ce lot des maladies, parce que l'on ne peut pas le guérir. J'ai eu à consulter beaucoup de personnes qui ont le sida à cause de leur mauvaise conduite. Malgré les hôpitaux qu'elles ont fréquentés, ces personnes n'avaient pas la guérison. Ce mauvais sort est souvent symbolisé par une flèche invisible, une balle nocturne, une pierre noire que les sorciers placent dans le ventre de la victime. C'est pourquoi, pour la plupart des cas, le patient du sida a un ventre ballonné. Et pour le soigner, je lui donne un liquide pour vomir ce qu'il a dans le ventre, après je continue avec d'autres médicaments.* »

Selon le guérisseur, l'individu est contaminé par le sida parce qu'il y a dans son corps quelque chose d'anormal, parce qu'il s'est mal comporté ou il est victime d'une agression sorcière. Le guérisseur traditionnel commence par effectuer un diagnostic qui porte à la fois sur l'observation physique, sur les comportements et les relations conjugales, professionnelles, sociales, familiales, etc. Ensuite, il prescrit un traitement. Un bricolage qui devient un modèle de traitement même si la personne demeure toujours malade.

À propos du registre culturel traditionnel de la maladie, Andras Zempléni souligne qu'« en contraste global avec la médecine moderne, les arts de guérison des sociétés sans écritures tendent vers des conceptions extériorisantes de la maladie, à laquelle ils confèrent bien souvent un sens social. Le rapport du malade à son milieu social, l'état même de ce milieu et la disposition des agents humains ou extra-humains qui l'habitent y sont essentiels. Ces médecines tendent à privilégier l'agent (le qui ou le quoi) et l'origine (le pourquoi spécifique de la maladie). Les agents sont souvent anthropomorphes ou zoomorphes et les origines de nature sociale. C'est au diagnostic étiologique et notamment divinatoire de les identifier et de prescrire au malade avec son milieu social car le traitement des états des corps propres des individus passe par le traitement approprié des états des corps sociaux auxquels ils appartiennent[97] ».

Au Congo, seules les maladies fréquentes et sans gravité, liées à des agents pathogènes bien connus (diarrhées banales des enfants, parasites intestinaux, rougeoles, paludisme…), sont considérées comme des affections naturelles relevant de simples traitements médicaux dans les structures médicales ou chez le guérisseur-herboriste. Mais des troubles d'apparition brutale, une rechute ou une affection chronique réfractaire aux traitements modernes, sont considérés comme étant d'origine surnaturelle, et relevant d'une thérapie appropriée, capable de traiter non seulement les symptômes mais aussi la cause profonde du mal. L'interprétation des causes des maladies, est placée au centre même du processus de guérison : le mal ne frappe pas au hasard, il est déclenché selon un mode surnaturel. Mais cette action ne peut s'exercer que selon les lois et l'ordre lignager. C'est la force détenue par les ancêtres et transmise à leurs descendants chefs de famille, qui apporte santé et prospérité au clan et à tous ses membres. D'où toute maladie suspecte peut donc être interprétée en termes de relation persécutrice. Pour la soigner, il ne suffit pas de faire disparaître les

---

[97] ZEMPLÉNI, A., *La Maladie et ses causes*, n°s 96-97, Paris, Société d'Ethnographie, 1985, p. 12.

symptômes. C'est la cause qu'il faut traiter, et pour cela, il faut chercher l'agresseur et déterminer son mobile.

À travers cette approche, nos propositions visent à développer un travail de valorisation des acquis de la médecine traditionnelle, qui la plupart du temps est considérée comme du bricolage par les médecins formés à la faculté de médecine. Notre travail veut mettre fin aux incompréhensions mutuelles dans lesquelles les praticiens de la médecine occidentale et ceux de la médecine traditionnelle se sont enfermés. Janzen note à cet effet que les systèmes médicaux, qu'ils soient pluralistes ou homogènes, sont définis comme des concepts et des valeurs reliés à des techniques pratiquées par des individus avec des rôles et des relations correspondants. Chacun de ces systèmes de thérapie est ancré dans un consensus social – une série de règles partagées qui concernent les relations – et un consensus cognitif – un accord sur les conceptions. Ce consensus implique que les idées médicales, les valeurs, les techniques et les relations de rôles sont enracinées dans des règles sociales, idéologiques et rituelles plus englobantes[98].

Nous estimons que la compétence spécifique de la médecine occidentale doit être acceptée et appréciée, mais pas au détriment des thérapies enracinées dans la tradition. Ceci a été démontré dans l'imaginaire thérapeutique des Congolais. Pour une banale affection, le malade se rend facilement dans un hôpital, mais quand c'est une maladie grave, la personne consulte le guérisseur et quand la situation persiste, elle va à l'église consulter les hommes de Dieu. Ces itinéraires thérapeutiques ne sont pas à balayer d'un revers de la main, mais au contraire, nous devons les analyser, car ils impliquent la relation des rôles entre différents thérapeutes.

8.4 – Approche sociopolitique

Il s'agit de la proposition qui prend en compte la participation, la dignité humaine des malades porteurs du VIH et de la prise en compte de leurs associations. À partir des expériences des malades marginalisés, cela peut nous amener à trouver des alternatives capables d'assurer une prise en charge qui tient compte des discriminations des patients.

À travers cette approche, on met l'accent sur l'organisation des associations de malades, leur accès aux décisions, leur reconnaissance par les acteurs publics et privés comme interlocuteurs et une population ayant aussi des droits. Et il s'agit aussi de prendre en compte leur capacité à faire des propositions et à les faire intégrer dans des politiques publiques.

À ce sujet, Whittaker note que l'expérience intime des volontaires atteints par le VIH au sein des associations conditionne en partie l'action collective dans le domaine de la lutte contre le sida. L'effort de production d'une « image positive » de l'expérience de la séropositivité et de la maladie

[98] JANZEN J., *La quête de la thérapie au Bas-Zaïre*, Paris, Karthala, 1995, p. 237.

s'inscrit dans une offensive globale s'attaquant à l'idée du « cancer gay » inéluctablement associé à la mort, répandue par les médias au début de l'épidémie. C'est pourquoi des séropositifs ou des malades, le plus souvent issus du monde associatif, ont pris la parole publiquement pour faire entendre ce contre-discours, car cette offensive s'attaque à toutes les « métaphores » potentiellement stigmatisantes qui s'attachent au sida[99].

Au cours de nos enquêtes, nous avons discuté avec la présidente de la fondation Femmes-Plus, sur la visibilité de son association auprès des pouvoirs publics. La rencontre a eu lieu dans la salle de réunion de l'association. Nous avons discuté pendant une heure et demie. La présidente nous a donné son point de vue sur les efforts fournis par son association et les démarches qu'elle avait entreprises auprès des pouvoirs publics, pour solliciter un appui juridique. Elle a tenu le discours suivant :

« *Quand nous avons constaté que les malades du sida étaient victimes de stigmatisations et de discriminations, nous avons d'emblée alerté le ministère des Affaires sociales, mais comme sa réaction se faisait attendre, nous-mêmes avons commencé à sensibiliser les gens dans la rue à travers des séances d'information publiques. Mais notre action n'était pas efficace tant que les pouvoirs publics ne s'y impliquaient pas. Alors nous avons tenté une seconde fois de mobiliser le ministère de la Santé, cette fois-ci, le ministre nous a reçue et à l'issue de la réunion, nous avons mis en place un projet de sensibilisation avec les partenaires qui ont accepté de nous financer. Et peu à peu, le public a commencé à comprendre quelque chose sur le sida et à protéger les patients du sida. Parce qu'avant nos actions de sensibilisation, nous avons vécu des cas de rejet des malades par leurs familles, nombreux se sont retrouvés dans la rue, ceux qui avaient encore la chance de rester en famille se sont vu refuser le droit de partager la nourriture ou le lit avec d'autres membres de la famille. Et personne ne pouvait les saluer à cause de leur séropositivité. Aujourd'hui, je puis vous confirmer, docteur, que nous avons un espace à la télévision, on fait passer facilement des spots publicitaires sur la protection des malades du sida, on organise librement des débats sur la prise en charge à domicile de ces patients et eux-mêmes aussi assistent aux réunions publiques que nous organisons. Depuis un moment, l'État nous accompagne dans nos actions, mais le chemin à parcourir est encore long.* »

À travers l'action des associations et les relais qu'elles ont su mobiliser dans les médias et dans certains groupes professionnels, le sida constitue une « cause » pouvant entraîner une mobilisation plus générale et impliquant des enjeux dépassant les personnes actuellement atteintes. Cette maladie a mis en évidence, avec plus d'acuité qu'aucune autre affection, les limites d'un système médical exclusivement centré sur l'intervention technique.

[99] WHITTAKER A., "Living with HIV: Resistance by Positive People", in *Medical Anthropology Quarterly*, 1992, p. 385.

À Kinshasa, nous avons vu certains séropositifs habillés en T-shirts portant les inscriptions telles que : « Je n'ai pas honte de ma séropositivité », « Je ne veux pas contaminer mon partenaire », « Je me protège pour vivre longtemps ». Ceci illustre bien la mobilisation qui a été faite par les associations en dépit de leurs médiocres ressources. Ainsi, les associations et leurs relais à Kinshasa ont montré l'importance de la lutte contre le sida et favorisé la mise en place de dispositifs de soutien émotionnel et relationnel. Le sida a aussi été l'occasion d'importantes modifications dans les relations médecin-malade, celles-ci prenant dans certains cas la forme d'un véritable partenariat. Malgré que certains malades et médecins contactés se sont plaints de quelques abus observés çà et là.

Toutefois, les associations de malades n'ont pas assez milité pour que les droits des personnes atteintes du sida soient respectés, dans le cadre de la recherche et de la prévention, afin d'obtenir un pouvoir de décision. Si elles l'ont fait, c'était de façon accidentelle et non durable. Car elles sont appelées à devenir des interlocutrices incontournables des pouvoirs publics et des différentes instances intervenant dans tous les domaines de la lutte contre le sida.

On peut cependant se demander si ces nouvelles formes de relations sociales autour du sida vont se généraliser à l'ensemble des pathologies ou si elles vont demeurer circonscrites au cas spécifique que constitue le sida. Soulignons que les associations de diabétiques que nous avons également visitées lors de nos enquêtes n'ont pas une forte organisation comme celles du sida. Nous avons constaté que le sida réactualise donc la dimension collective de la maladie, mais celle-ci ne s'identifie pas seulement, comme pour les épidémies d'autrefois, à la menace de contagion. Le sida est une maladie collective dans sa prise en charge, car elle s'inscrit dans tous les lieux de la vie sociale : elle manifeste sa présence dans l'espace privé de la relation médecin-malade et de la vie quotidienne mais aussi dans celui de la vie politique.

Depuis l'apparition du sida, la question de sa prise en charge par les pouvoirs publics s'est posée en RDC comme en Afrique. Il apparaît de plus en plus clairement que se cristallisent à son propos des conflits entre intérêts individuels et collectifs, entre enjeux économiques et droits des personnes et que s'y redéfinissent, le plus souvent de manière conflictuelle, l'ensemble des attentes vis-à-vis du rôle de la médecine, de la famille, des citoyens, de l'État lui-même. L'État congolais semble accorder peu d'espace dans la politique de lutte contre le sida. Les quelques initiatives constatées sur le terrain sont le plus souvent des organismes internationaux humanitaires, confessionnels et des associations. Les programmes de lutte contre le sida conçus par le ministère de la Santé n'ont pas un budget prévisionnel. À cet effet, le ministère de la Santé est contraint de recourir au financement extérieur.

8.5 – Approche juridico-administrative

Robert Holcman note que parmi les missions actuelles du service public hospitalier, il y a la lutte contre l'exclusion sociale, en relation avec les autres professions et institutions compétentes en ce domaine, ainsi que les associations qui œuvrent dans le domaine de l'insertion et de la lutte contre l'exclusion et la discrimination[100].

En effet, cette approche veut que les priorités des politiques et des programmes de santé soient comprises et partagées par les usagers et les associations concernées, pour renforcer leur expression collective dans le système de santé, afin de développer une culture de la démocratie sanitaire. À cet effet, la rencontre avec le président du Forum Sida (FOSI) du Congo était pour nous une occasion d'examiner les lois mises en place par le gouvernement congolais pour assurer la protection des patients du sida. Le jour de la rencontre, le président nous a reçu dans son bureau, et après avoir partagé un verre, nous nous sommes posé la question sur les mesures de protection édictées par les pouvoirs publics en faveur des patients du sida. Sans équivoque, notre interlocuteur nous a relaté les péripéties ayant concouru à la mise sur pied de ces lois. Dans un discours sans détour, il nous dira ce qui suit :

« *Si j'ai encore bonne mémoire, ça fait une dizaine d'années que l'État congolais a répondu à nos préoccupations. Qu'est-ce qui nous a motivés à suggérer de telles lois au gouvernement ? C'est à cause des exclusions que subissaient les malades du sida au niveau des entreprises publiques et privées, dans les écoles et dans les lieux publics. Le premier cas qui a fait la une des journaux, c'était la révocation d'une femme séropositive qui travaillait dans une entreprise au centre-ville. Il est arrivé que la femme a commencé à s'absenter du service, parce qu'elle avait régulièrement de la fièvre. Et chaque fois, elle écrivait au directeur des ressources humaines pour lui signifier la cause de ses absences. Un jour, le directeur a comptabilisé les absences de la femme, et il a décidé de la convoquer au bureau. Quand cette dernière lui a montré le document qui attestait de sa séropositivité, le directeur a réagi violemment. Aussitôt, il a signé une lettre de révocation sans consulter la hiérarchie de l'entreprise. Devant cet incident, la femme n'a pas pu digérer cette décision, elle en a informé le syndicat, et ne sachant quoi faire, le syndicat a gardé le dossier pendant deux semaines sans donner suite. Comme la femme ne pouvait pas informer tout le monde au risque de vulgariser son statut sérologique, elle est venue nous en parler au niveau du Forum Sida. Le Forum Sida, c'est un regroupement des associations de lutte contre le sida au Congo. Et quand nous nous sommes saisis du dossier, on est allé rencontrer le directeur des*

---

[100] HOLCMAN R., *Management hospitalier : manuel de gouvernance et de droit de l'hospitalier*, Paris, Dunod, 2013, p. 23.

ressources humaines, il nous a reçus avec beaucoup de difficultés. Après un long débat, il a refusé de rétablir la femme dans ses droits, c'est comme cela que nous avons porté l'affaire au tribunal. À l'issue du jugement, la femme a été indemnisée et elle a repris son travail. Cette situation a fait la une de la presse à Kinshasa. Cette situation a suscité l'attention des ministres de la Santé, de la Justice et celui des Affaires sociales, qui nous ont convoqués pour concevoir un arsenal juridique en faveur des patients du sida (voir ci-dessous). »

Quelques dispositions légales pour protéger les personnes atteintes du VIH[101] :

– Article 7 : Les personnes vivant avec le VIH et les personnes affectées ont pleine capacité juridique et jouissent de tous les droits reconnus par les lois de la République,

– Article 8 : Les personnes vivant avec le VIH ont droit au mariage et à la procréation moyennant information et consentement éclairé,

– Article 9 : La femme séropositive bénéficie de toutes les dispositions mises en place par l'État dans le cadre de la politique nationale de santé de la reproduction,

– Article 10 : Est interdite, dans les établissements sanitaires publics et privés, toute forme de stigmatisation à l'égard d'un patient en raison de son statut sérologique au VIH avéré ou présumé, de son conjoint ou de ses proches,

– Article 11 : L'État assure gratuitement l'accès aux soins de prévention, aux traitements et à la prise en charge des personnes vivant avec le VIH dans les établissements sanitaires publics intégrés dans la stratégie des soins de santé primaires,

– Article 12 : L'État rend accessibles économiquement, socialement et géographiquement les antirétroviraux et les médicaments contre les infections opportunistes et les cancers associés au sida,

– Article 13 : L'État assure, par les banques de sang, la disponibilité du sang testé et confirmé non affecté, sur l'ensemble du territoire national,

– Article 14 : Les recherches et essais cliniques sur le VIH/Sida, sont effectués conformément à l'éthique biomédicale, à la dignité humaine et aux normes internationales,

– Article 15 : Les établissements d'enseignement publics et privés appliquent le programme de la politique nationale de lutte contre le sida en milieu scolaire et organisent les activités d'information, d'éducation sur le VIH/Sida et les infections sexuellement transmissibles en faveur des écoliers, des élèves, des étudiants et du personnel enseignant,

[101] *Loi n° 08/11 du 14 juillet 2008, portant sur la protection des personnes vivant avec le VIH en RDC.*

– Article 16 : Le statut sérologique avéré ou présumé d'une personne ne peut constituer un obstacle à l'éducation et à la formation,

– Article 17 : Toute institution prenant en charge des enfants atteints du sida, dans un programme de formation, doit préserver la confidentialité de leur statut sérologique,

– Article 18 : Aucun enfant ne peut être exclu d'un établissement d'enseignement, ni s'y voir refuser l'accès du fait de son statut sérologique au VIH avéré ou présumé, de ses parents ou de ses proches,

– Article 19 : Tout employeur applique le programme de lutte contre le VIH en milieu professionnel et organise des activités d'information, d'éducation et de communication sur le VIH, en faveur de ses employés,

– Article 20 : Est interdite sur le lieu de travail, toute stigmatisation ou discrimination à l'endroit d'une personne du fait de son statut sérologique au VIH avéré ou présumé, de celui de son conjoint ou de ses proches,

– Article 21 : Le statut sérologique au VIH d'une personne, de son conjoint ou de ses proches ne peut constituer une cause de refus à l'embauche, à la promotion, aux avantages sociaux et à la résiliation de contrat de travail,

– Article 22 : Il est interdit à tout employeur ou médecin d'exiger le test sérologique ou un examen obligatoire à l'embauche,

– Article 23 : L'employé exposé au VIH dans l'exercice de ses fonctions, bénéficie de mesures de prophylaxie post-expositionnelles,

– Article 24 : Tout employé en contact avec un fluide corporel, tel que du sang, pouvant lui transmettre le VIH, doit le déclarer, dans ce cas, l'accident est couvert par la sécurité sociale,

– Article 25 : Est interdite, toute restriction à la sécurité sociale de l'employé du fait de son statut sérologique au VIH avéré ou présumé,

– Article 26 : Tout employeur ou toute personne ayant accès au dossier d'un employé ou de membres de sa famille, est tenu au respect de la confidentialité de leur statut sérologique au VIH,

– Article 27 : Tout employé atteint du sida qui n'est plus en même d'assumer ses fonctions suite à son invalidité, est soumis aux dispositions relatives à l'incapacité permanente, conformément au Code du travail et au statut des agents de carrière des services publics de l'État,

– Article 28 : Le ministère de la Justice applique le programme de la politique nationale de lutte contre le sida en milieu carcéral. À cet effet, il met en place un service d'information sur le sida au profit des détenus et du personnel de l'administration pénitentiaire,

– Article 29 : Aucun détenu ne peut faire l'objet d'expérimentations médicales, ni être soumis contre son gré, au test de dépistage du VIH,

– Article 30 : Toute personne atteinte du sida, une fois incarcérée, doit bénéficier d'une prise en charge médicale,

– Article 31 : Les associations confessionnelles participent à l'application du programme de la politique nationale de lutte contre le sida en collaboration avec les structures spécialisées de l'État,

– Article 32 : Toute stigmatisation ou discrimination à l'endroit d'une personne du fait de son statut sérologique au VIH avéré ou présumé, de celui de son conjoint ou de ses proches est interdite en milieux religieux,

– Article 33 : Le statut sérologique au VIH d'une personne, de son conjoint ou de ses proches ne peut constituer une cause d'exclusion, ni de renvoi de sa position religieuse ou encore de ses prestations au sein d'un organe de la communauté religieuse,

– Article 34 : Toute forme d'exploitation du statut sérologique au VIH, notamment par des témoignages à des fins de propagande ou de marketing, est interdite. De même est interdite toute forme de torture morale ou physique, notamment les jeûnes forcés, les sévices corporels, l'administration forcée de certaines substances pour des raisons des pratiques religieuses à des fins de guérison,

– Article 35 : L'État rend accessibles culturellement, géographiquement et financièrement les centres de dépistage volontaire du VIH,

– Article 36 : Le test de dépistage du VIH est volontaire, anonyme, confidentiel et gratuit. Il est précédé et suivi des conseils appropriés,

– Article 37 : Le test de dépistage du VIH sur un enfant ou sur toute autre personne ayant l'incapacité, est pratiqué avec le consentement des parents ou du tuteur, selon le cas, sauf si leur intérêt supérieur l'exige,

– Article 38 : La décision d'octroi d'asile, d'acquisition du statut de réfugié, de refoulement ou d'expulsion n'est prise ni sur base d'un test obligatoire de dépistage du VIH, ni sur base du statut sérologique au VIH avéré ou présumé de la personne concernée, de son conjoint ou de ses proches. Il en est de même pour la délivrance du visa,

– Article 39 : Le résultat du test de dépistage du VIH est remis aux structures habilitées du Centre de dépistage volontaire pour le compte de la personne concernée. Et le résultat du test effectué sur un enfant est remis à ses parents,

– Article 40 : Les informations sur le test de dépistage du VIH pratiqué sur une personne ne peuvent être révélées aux tiers qu'avec le consentement de la personne concernée,

– Article 41 : Toute personne se sachant séropositive informe aussitôt son conjoint ou ses partenaires sexuels de son statut sérologique au VIH. Si la personne s'abstient, le médecin peut à titre exceptionnel déroger au secret professionnel,

– Article 42 : Toute personne coupable de stigmatisation ou de discrimination à l'endroit d'une personne atteinte du sida et des personnes affectées est punie conformément à la loi,

– Article 43 : Est passible des peines prévues par la loi, toute personne qui aura révélé le statut sérologique au VIH avéré ou présumé d'une personne,

– Article 44 : Est également passible des peines prévues par la loi, toute personne qui exploite les personnes vivant avec le sida à des fins de propagande, de marketing et d'enrichissement,

– Article 45 : Est puni de cinq à six ans de servitude pénale principale, quiconque transmet délibérément le sida à un tiers.

Soulignons que l'ensemble de ces lois vise à lutter contre la stigmatisation, l'expansion du sida et pour la protection des droits des personnes atteintes du sida en RDC. Mais dans la pratique des faits, l'applicabilité de ces dispositions est contrariée par le manque de suivi et de volonté du législateur de faire appliquer la loi.

Ainsi, les différentes approches évoquées ci-dessus ne s'excluent pas quant à leur utilisation. Elles sont inclusives, et peuvent se combiner dans une même stratégie de prise en charge diversifiée des personnes touchées par le sida. Et étant donné que le sida fait l'objet de multiples interprétations au sein de l'opinion, les thérapeutes également agissent de la même manière, chacun donne un sens quant à la cause et au traitement de cette pathologie.

Pour saisir la logique inhérente à ces approches, il est nécessaire de comprendre la hiérarchie de la progression des symptômes qui relie les domaines parallèles. La plupart des efforts de classification des symptômes et des maladies dans les cultures africaines qui aboutissent à des listes mutuellement exclusives de maladies naturelles et de maladies surnaturelles, sont faits dans la logique d'appropriation du savoir médical de ceux qui se disent « initiés », pour exclure les « apprentis », c'est-à-dire les nouveaux guérisseurs.

Chapitre III
Les médecines traditionnelles en RDC

Il est particulièrement intéressant d'examiner la médecine traditionnelle du Congo, car elle s'inscrit aussi dans la vision du peuple de cet espace culturel. Ce peuple qui vit sous un climat torride, chaud et humide, est en proie à toutes sortes de maladies : paludisme, tuberculose, trypanosomiases, leishmanioses, filarioses, parasitoses digestives, maladies bactériennes, maladies vénériennes : hémoglobinopathies (drépanocytose), morsures des serpents, maladies gynécologiques, maladies mentales, maladies virales : l'infection à virus Ebola et le VIH/Sida, etc.

Dans ces conditions, la santé est donc une préoccupation importante chez ce peuple. En langue lingala, le mot « *malamu* » signifie « santé » et « vie », tandis que celui de « *o komi malamu* », désigne « recouvrir la santé », mot qui désigne la même chose en langue kikongo : « *mbote, nitu kele mbote* ». Le peuple kongo exprime son état de bien-être à travers le langage, les gestes et les actes. Il a développé au fil de temps une conception sur la maladie, sa prise en charge et la mort, qui constitue pour lui l'achèvement de ce processus de bien-être.

1 – Conception de la maladie

Théodore Obenga note que la notion de la maladie est par conséquent complexe chez ces peuples, elle est une adversité, un état de morbidité, une pathologie, une souffrance. C'est elle qu'il faut combattre, éliminer au nom de la vie. Le corps humain souffrant est effectivement à soigner (*buka* en kikongo) du point de vue clanique, social, anatomique, spirituel, car le mal est une chose fort complexe, pluridimensionnelle. La guérison est le résultat, l'aboutissement heureux d'un geste rituel hérité des temps anciens[102].

[102] OBENGA Th., *Les Bantu, langues, peuples, civilisations*, Paris, Présence Africaine, 1985, p. 172.

En RDC, la maladie s'inscrit de toute nécessité dans un contexte culturel ethnographique. Les méthodes de diagnostic et de soins, les plantes médicinales, tout cela obéit à des traditions précises et vient des temps reculés, c'est-à-dire des ancêtres mais pratiquées aujourd'hui par les « initiés ».

Voici ce que donne le lexique lingala, kikongo, yansi et mbuun, par exemple, sur la maladie :

1. Maladie (pathologie)
Lingala : *bo-kono* « maladie »,
Kikongo : *kimbevo* « maladie »,
Yansi : *okial* « maladie »,
Mbuun : *okel* « maladie ».

2. Maladie (souffrance physique)
Lingala : *nzoto bo-kono* « un corps malade »,
Kikongo : *nitu* ya *kimbevo* « corps malade »,
Yansi : *ngir bukial* « corps malade »,
Mbuun : *nge'r okel* « corps malade ».

3. Maladie (morbidité)
Lingala : *nganga, nga-nga* « maître de la maladie » ; « médecin », « féticheur », « sorcier »,
Kikongo : *ndoki* « maître de la maladie » ; « médecin », « féticheur », « sorcier »,
Yansi : *mungang* « maître de la maladie » ; « médecin », « féticheur », « sorcier »,
Mbuun : *ngang* « maître de la maladie » ; « médecin », « féticheur », « sorcier ».

Si toute infraction constitue et entraîne par elle-même un trouble de la santé, réciproquement, la plupart des maladies sont la manifestation d'infractions, que l'on devra réparer pour guérir.

Certes les peuples du Congo n'attribuent pas toujours une origine mystique à une indigestion et connaissent le concept de maladie naturelle : « Qui a mal au ventre sait ce qu'il a mangé », disent-ils. À ces maladies naturelles s'opposeraient alors des maladies significatives, renvoyant à l'action de *nsiku* ou *ekila* (ensemble d'interdits).

Par exemple, si un sorcier vous pique d'un serpent (*nioka*) qui circule dans tout le corps comme un courant et qui rend fou, on sait qu'il s'agit de sorcellerie et que seul un *nganga* (guérisseur), semble-t-il, pourrait faire sortir ce serpent par le pied (et non par la bouche). C'est ce que note Obenga lorsqu'il dit qu'« aucune maladie ne peut continuer à être considérée comme naturelle : elle doit être attribuée à la malveillance d'un être, défunt, génie, sorcier, ennemi ou parent irrité. Par conséquent, il y aura souvent à mettre en cause une superposition des causalités, comme le pensent les Bantu eux-mêmes en constatant : il ne suffit pas de dire qu'un homme est mort d'un lavement : comment s'appelait sa maladie[103] ? »

C'est pourquoi le grand médecin chez les peuples du Congo est en même temps *nganga* (sorcier) ; il combattra la maladie avec des herbes médicinales, mais aussi sur tous les autres plans où il doit être capable de lire et d'affronter les forces occultes à l'œuvre, même au niveau de l'herboristerie.

Pendant nos enquêtes de terrain, nous avons recueilli le récit d'un médecin traditionnel kongo, sur sa conception de la maladie. Cette rencontre fut précédée par une demande de rendez-vous introduite auprès de ce dernier, une semaine avant notre entretien. Nous avons rencontré ce guérisseur pour la première fois à la télévision. Il participait à une émission sur le traitement traditionnel à la télévision nationale du Congo. À l'occasion, nous avons pris soin de noter son numéro de téléphone qui s'affichait au bas de l'écran. Deux jours après, nous l'avons contacté sur son téléphone portable, et le rendez-vous fut confirmé. Le jour de notre entretien, il nous a reçu à son domicile à Kingasani, une commune urbano-rurale de Kinshasa, vers 15 heures. Aussitôt arrivé chez le guérisseur, nous avons pris place sur un long banc en bois noir sur lequel les malades en consultation sont reçus. Après s'être présenté, il nous a changé de place, un de ses fils nous a apporté une chaise en bois. Une façon de réparer son image par rapport à notre accueil. Notre entretien s'est déroulé dans un climat serein, et ensuite il a nous tenu le discours ci-dessous :

« *La maladie grave (*kimbevo ya ngolo*) est provoquée par un* nganga *(sorcier) à travers des paroles, des incantations et l'injection des venins du serpent. Et tout ce qui sort du corps de la personne à ce moment est considéré comme ingrédients pouvant contribuer au traitement de la maladie : salive abondante (*mate mingi*), sperme (*mafuta ya kibakala*), sécrétions vaginales (*masa ya kinkento*), sang (*makila*), souffle (*mpema*), parole (*ndinga*), etc. Nous procédons à la guérison proprement dite à partir de ces éléments. Ceci aussi nous permet de constater si la maladie a trop duré ou non, ou si elle est curable ou non. Si le malade continue à avoir des douleurs après le traitement, nous pouvons changer de produits. Le plus souvent, nous recourons à la force des ancêtres. Nous allons souvent au cimetière d'un ancien du clan pour prélever quelques vestiges de ses effets, assiettes, ossements, ceinture, canne déposés sur sa tombe. On fait un mélange avec d'autres produits pour obtenir un traitement efficace. Car à travers ce traitement, il y a la présence d'un ancien, qui va certainement vaincre la maladie. Nous procédons de cette façon, parce que nos morts sont toujours présents, ils vivent avec nous.* »

Ces faits évoqués par le médecin traditionnel, constituent tout un imaginaire, ils rejoignent les procédés utilisés par toute la médecine

[103] OBENGA Th., *op. cit.*, p. 173.

traditionnelle kongo, qui se base sur certains matériaux, pour déterminer la nature de l'infection ou des microbes. Cette façon de faire n'est pas loin de la médecine moderne, où l'on prélève certaines sécrétions pour les soumettre aux examens cliniques.

Pour Yannick Le Jean, les causes naturelles des maladies chez les Bantu sont : le vent (transporte les impuretés), le sol (dépend des zones géographiques), l'eau, le soleil, la contagion, les maladies héréditaires (transmises par le sang des parents), or, selon la typologie occidentale de la médecine, les pathologies sont regroupées suivant les maladies de systèmes : système nerveux, respiratoire, digestif. Chaque maladie est décrite suivant une fiche descriptive. Ainsi, on note pour chaque maladie : les causes, le tableau clinique (signes principaux et secondaires ou symptômes), l'évolution, la physiopathologie, puis les formes cliniques ou les variantes de cette maladie[104].

2 – Conception du traitement

Selon les récits des anciens que nous avons rencontrés, ils indiquent que tout garçon kongo était tôt ou tard admis par sa famille à devenir un homme complet en subissant le grand rite d'initiation connu sous le nom de « *mukanda* ». Celui-ci ne se déroulait pas en une seule fois, mais se composait de plusieurs phases ou cérémonies spécifiques exécutées après des intervalles plus ou moins longs ; selon un programme souple susceptible de changements. Cette longue suite de fêtes, d'épreuves secrètes et de cérémonies était vécue consciemment par les vieux Kongo comme le centre de leur vie religieuse et sociale, comme leur culte spécifique et la matière principale de leurs souvenirs et de leurs confidences. Le « *mukanda* » n'est sûrement pas une fête de puberté, il s'agit bien plutôt, d'un passage au statut juridique et non à l'état physique d'homme adulte.

C'est ainsi que les Kongo considéraient ce rite d'initiation puisque pour eux le passage par le « *mukanda* », était la condition d'accès à certains droits et ce rituel avait pour effet de lever la plupart des autres interdits, de donner accès aux viandes réservées aux hommes : serpent python, antilope. Les candidats au rituel de « *mukanda* » étaient initiés à la guérison des maladies et ceux qui n'étaient pas initiés par ce rituel étaient assimilés aux femmes et ne pouvaient pas siéger avec les « véritables hommes ». Ce genre de science, comme la divination, l'art des charmes et le savoir médical, s'acquérait moyennant un paiement élevé. Si ce secret était éventé, et si les malades avaient recours à ces plantes sans payer, le remède perdrait son efficacité. C'est pourquoi les végétaux étaient souvent livrés broyés ou hachés.

---

[104] LE JEAN Y., *Médecine traditionnelle en milieu nomade dans la région de Tombouctou*, Thèse de médecine, Université Paris-Sud, 1986, p. 138.

Dans ce domaine chez les Kongo, où sont estimées la sagesse pratique et l'efficacité, l'aînée des femmes « *mbuta ya bankento* » est au moins sur le même pied d'égalité que l'homme : l'opposition entre rôle masculin et rôle féminin cesse en médecine traditionnelle kongo comme en sorcellerie. Mais la sorcellerie est secrète, invisible, tandis que tout le monde connaît des guérisseuses aussi célèbres que des guérisseurs. La femme trouve le couronnement de son rôle de production et d'entretien de la vie, rôle où le « *mama bakala* », l'« homme-mère » essaie seulement de la rejoindre.

À ce propos, le chef de la localité Mbenseke nous a donné des précisions lors de notre entretien. Nous l'avons rencontré lors de notre visite au centre de santé Mama-nkoko (du nom d'une religieuse espagnole) dans le faubourg de Kinshasa. C'est le chef du quartier ANTENE 1 qui nous a facilité cette rencontre. Après l'avoir salué, le septuagénaire était curieux de connaître le but de notre visite dans cet établissement médical, installé dans sa localité. Une manière qu'ont les chefs des villages de contrôler leur espace. Après cet accueil, nous avons présenté les objectifs de notre enquête dans cette communauté, satisfait par notre récit, il nous a donné de nouveau une poignée de main, en disant ceci en kikongo : « *Vutukila beto na mayele ya mindele, beto kele na mfunu na beno sambu na kuyidika insi na beto* », c'est-à-dire : « Il faut ramener l'intelligence des blancs chez nous, car nous avons besoin des gens comme vous pour redresser ce pays. » Il a profité de cette occasion pour parler de son pouvoir et des soins de santé dans son entité. Selon lui, il appartient au clan royal et ce sont ses ancêtres qui ont été les premiers occupants du site Mbenseke avant l'époque coloniale. Après son intronisation au pouvoir, les guérisseurs étaient dépassés par la présence des pathologies telles que : le choléra, le paludisme, la tuberculose, la malnutrition. Le taux de mortalité était très élevé faute de soins médicaux. Pour répondre aux besoins de ses administrés, il a sollicité le concours des religieuses catholiques pour implanter cette structure médicale. À la fin de ces échanges, le chef a déclaré ce qui suit :

« *À l'époque, les anciens choisissaient une femme dans le clan où il n'y avait plus d'hommes, pour l'initier aux pratiques sorcellaires et à la guérison. Cette femme était élevée au statut des hommes, elle siégeait avec eux lors des palabres, elle guérissait les malades et dirigeait même un village entier comme un homme. Une pareille femme, on l'appelait* "mfumu-nkento*", "femme-chef". Elle était le plus souvent une sorcière du village, et même les hommes la respectaient. Son domicile était situé au fond du village, personne ne pouvait s'y approcher sans une autorisation au préalable. Quand elle passait au milieu des cases du village, tout le monde se tenait debout et la saluait :* "Mbote mfumu nkento*", "Salut femme-chef". Elle était souvent torse nu et portait un pagne très court, ses bras étaient pleins des bracelets en cuivre et en argent. "Mfumu-nkento" était aussi célibataire, rares sont les femmes-chefs qui avaient des maris.* »

Pour les « initiés » au rituel « *mukanda* », seul un disciple avait le droit de les accompagner en brousse pour chercher les écorces, les feuilles et les herbes. Cela devait se passer très tôt le matin (vers 5 heures), avant que les femmes n'aillent marcher sur les sentiers pour puiser de l'eau pour la cuisson. Il s'agissait d'un interdit reçu lors de leur initiation.

Les honoraires du guérisseur étaient du même ordre que ceux du devin ; on n'y incluait pas les animaux (chèvre, poulet ou chien) à sacrifier éventuellement pour réparer le *kifu* (faute commise). Ils pouvaient consister en dons, en nature, ou en « fers » (*butadi*). Pour les maladies importantes dont le guérisseur s'était fait une spécialité, ces honoraires avaient été fixés par son initiateur. C'était une prescription, une condition de la cure dont il ne pouvait pas s'écarter librement. Il commençait souvent par réclamer une avance sous la forme d'une « machette pour couper ses écorces » (*mbele*). Ce qui exprime bien à quel point la nature symbolique de la machette représentait pour cette communauté. Cette machette représentait la compensation minimale. Si la guérison échouait et surtout en cas de décès, le médecin ne réclamait plus rien, pour ne pas troubler davantage le cœur des parents du défunt.

Au cours de notre entretien avec le chef de la localité Mbenseke, nous avons également posé la question relative aux honoraires des guérisseurs. Parce que certains guérisseurs que nous avons contactés nous ont révélé que dans la tradition kongo, la machette faisait souvent partie des biens exigés par le guérisseur, lors du traitement. À ce propos, le discours recueilli auprès du chef est le suivant :

« *Dans l'ancienne époque, le fer était un minerai rare et de grande valeur. Les hommes qui l'exploitaient étaient soit de la famille royale, soit désignés par le roi lui-même. La quantité exploitée était gardée dans le palais royal, personne ne pouvait y accéder. C'est pourquoi à l'époque, ceux qui disposaient d'une machette étaient des riches. Quand le guérisseur exigeait une machette pour soigner une maladie, c'est que cette maladie était grave et mortelle. C'est le cas aujourd'hui, pour ceux qui vont en Europe et en Afrique du Sud pour les soins médicaux, c'est parce qu'ils sont riches. Dès qu'ils ont un malaise, ils prennent facilement le vol pour l'Europe pour les soins médicaux, et nous les pauvres, on ne peut pas voyager comme eux. Ce fut aussi le cas à l'époque, si le guérisseur exige la machette et que la famille du malade n'en a pas, l'individu peut mourir, soit on le soigne et s'il est guéri, il devient l'esclave du guérisseur.* »

Le discours de ce passeur de mémoires (conservateur) note la place que le fer occupait dans l'ancienne société kongo et la caractérisation que le guérisseur accordait pour chaque maladie. C'est dire qu'il existait une classification socio-pathologique des maladies. Chaque maladie était catégorisée dans cette société. Pour Obenga, il existe chez les Kongo diverses catégories des maladies et des guérisseurs. Il y a des spécialistes parmi eux. Voici une approche sociolinguistique faisant état des termes kongo servant à désigner les divers guérisseurs (*nganga*[105]) :

– *Nganga ya menga*, spécialiste des saignées ; il utilise des ventouses en corne. Il sait décongestionner. Les malades atteints d'œdème aigu du poumon *ntulu* (poitrine) ont recours à lui ;

– *Nganga ya bibuka*, c'est le rebouteur, spécialisé dans la guérison des luxations, notamment des fractures ;

– *Nganga ya bimbevo mingi*, c'est une espèce de médecin généraliste ; il soigne (*kesalisa*) des maladies courantes (*kimbevo*). Il reçoit souvent plusieurs malades (*mbevo*) à la fois, transformant ainsi sa demeure en un dispensaire (*nzo ya nkisi*) ;

– *Nganga ke bikula*, c'est-à-dire le maître des rituels des jumeaux (*mapasa*) qui sont tenus pour des êtres extraordinaires en milieu kongo traditionnel ;

– *Nganga ya mpeve*, c'est-à-dire le maître que l'on consulte pour toutes sortes d'affaires incertaines. Psychologiquement parlant, il s'agit de voyage, chasse, pêche, mariage, fécondité, stérilité, causes des maladies, des décès, etc. C'est un devin qui opère (*kutempa*) à l'aide d'un miroir (*kitalatala*), maquillé en rouge et blanc ;

– *Nganga ya ke simbaka na moboko*, c'est un devin (*nganga*) qui opère en frottant dos de la main contre dos de la main, rapidement avec dextérité ;

– *Nganga ya nkisi*, maître – homme ou femme – compétent pour préparer un breuvage (*nkisi ya kunwa*) dans une poterie (*nzungu*), susceptible de rendre fécondes des femmes atteintes de stérilité (*mukobu*) : son rôle est important car la stérilité est considérée comme une maladie clinique et sociale grave, dont les conséquences dans le temps sont probablement irréparables. Selon la conception kongo, la femme est faite pour la reproduction (*kubuta*) des « enfants » (*bana*) du clan (*kikanda*). Car une femme stérile n'est pas productive et elle met fin à la descendance du clan.

– *Nganga ya mpasi ya divumu*, médecin qui traite les femmes ayant des problèmes gynécologiques ;

– *Nganga ya nzazi*, maître réputé dans l'art de guérir les malades frappés par la foudre (*nzazi*). Il prépare une eau spéciale (*nkisi ya kunwa*) contenant toutes sortes d'ingrédients (végétaux, minéraux, animaux) et dans laquelle on trempe une hache ou un coutelas rougi au feu. Il s'agit évidemment d'une « foudre métaphysique », symbolisée par un gros mille-pattes tout rouge vif ;

– *Nganga ke kangaka mpeve ya bafwa* : sa science consiste à « domestiquer » un mort-puissant (*mpeve ya lufwa*) qui revient pour nuire (*ku sala imbi*) à la famille. Une fois « apprivoisé » dans un coin de la case du maître, le mort-puissant fait alors état de ses besoins, qu'il faut satisfaire pour qu'il ne nuise plus. C'est un maître qui est en contact permanent avec

[105] OBENGA Th., *op. cit.*, p. 199.

l'Au-delà, les esprits des ancêtres lointains et les esprits des morts-puissants ;

– *Nganga ya kinzonzi*, c'est un maître qui donne tout ce qu'il faut connaître d'essentiel dans le contexte culturel et historique de la tribu. Il est considéré comme un sage, un juge (*nzonzi*), un savant. Il a été initié et initie à son tour des adeptes à la cosmogonie kongo ;

– *Nganga ya muyeke*, son domaine d'intervention confine au mystère : les puissances sont invoquées pour obtenir les biens, conformément à la symbolique du python (*mboma*) et cracheur de richesse (*kinvwama*) ;

– *Nganga ya ke vutulaka lufwa*, est spécialisé dans la technique de cendre (*zikisa*) les restes d'un cadavre (*mvumbi*) pour les faire agir en direction de celui qui aurait « mangé » le mort ;

– *Nganga luvu*, c'est le maître de la forge qui a acquis une maîtrise suffisante pour devenir forgeron (*luvula*). En pays Kongo, le crapaud (*dikototo*) est considéré comme le totem des forgerons, maître du fer et du feu. Le crapaud passe son temps sous la grosse pierre (*ditadi*) qui sert d'enclume ;

– *Nganga ya mvutula*, son art consiste à rendre l'âme (*moyo*) au malade.

Outre ces spécialités, les thérapies traditionnelles congolaises sont multiples. Nous pouvons en citer quelques-unes encore :

– Les techniques gestuelles : frictions, cautérisations, incisions de la peau, fabrication de nœuds avec des fils de coton. Ces techniques s'accompagnent d'écritures ou d'incantations afin de calmer la douleur, extraire le mal et protéger le malade,

– Les plantes médicinales : les végétaux sont utilisés sous diverses formes par les guérisseurs et les initiés :

• Les ingestions et les portions sont curatives.

• Les bains, inhalations et fumigations sont purificateurs car ils extraient le mal.

• Les fumigations de racines, écorces ou poudres se font par la tête et le siège.

• Les inhalations visent les attaques les plus redoutables car le mal s'est déjà installé.

Les écritures et les formules jaculatoires mettent en évidence l'islamisation au Congo. L'écrit peut être réalisé sur une feuille de papier que l'on place dans un sachet de cuir destiné à être porté ou accroché dans une maison. L'écriture serait un remède purifiant.

Ainsi, la vie de mukongo est tout entière à l'intérieur d'un cercle immense de *nganga* qui guérit, soulage, prédit l'avenir, dialogue avec les morts, manipule les forces de la nature (foudre, pluie, soleil, lune, etc.). Il entretient la mentalité paysanne dans ses croyances séculaires, développe la culture ethnique et les savoir-faire thérapeutiques. Ces maîtres (*nganga*) disposent par conséquent de l'homme sain et de l'homme malade, qui ont tous deux peur de la maladie, de la mort et de l'inconnu.

Le matériel botanique (racines, écorces, feuilles, fruits, sèves, herbes, noix de palme, noix de kola, huiles et graisses, charbons de bois, cendres, etc.) constitue le gros des remèdes traditionnels pour guérir de la fatigue d'une longue marche. Les feuilles de piment, le piment, l'eau de lianes et les écorces, pour faire venir le lait aux nourrices. Les racines et feuilles bouillies servent à tuer les poux de tête et à soigner les maux de tête.

Pour la thérapeutique, il y a essentiellement deux sortes de traitements : les traitements par médicaments (plantes utilisées telles que : plantes trempées dans un liquide, brûlées, mélangées à d'autres, etc.), qui peuvent être administrés au malade par la bouche, par massage, par des manipulations, par des techniques chirurgicales, et les traitements par actions (gestes exécutés par le tradipraticien ou par le malade, paroles prononcées seules ou pendant l'administration du médicament, purification du malade dans la rivière, prières adressées aux ancêtres, danses rituelles, cérémonies faites à la bifurcation des sentiers, etc.).

Franck HOTTOT souligne la dimension sacrée de cette médecine traditionnelle congolaise : magie, religion, médecine et art vont ensemble au Congo, à la lumière de l'idéologie qui veut que tout vienne des ancêtres – les véritables gardiens de la communauté, les seuls garants de sa fécondité, de sa puissance et de sa reproduction dans le temps. Le sculpteur également est médecin, guérisseur, tradipraticien. Il consacre des statuettes (*kiteku*) qui deviennent de ce fait le lieu d'habitat concret, matériel des ancêtres. Les statuettes ainsi consacrées interviennent lors des traitements par actions. Elles sont elles-mêmes investies de pouvoirs pour agir à leur tour. C'est dire toute l'importance des rituels et des gestes dans la médecine traditionnelle où la symbolique du corps est une technique précise dans le processus de guérison[106]. En effet, soulignons que l'individu kongo a mis son imagination et sa raison au service de la santé et de la vie. Aussi la médecine est-elle ici proprement une technique psychosomatique de guérison par des procédés complexes qui combinent charmes, talismans, prières et incantations, offrandes aux statuettes-mânes des ancêtres, drogues, danses, musiques, temps vécu des familles et des lignages, environnement naturel et social.

Nous nous sommes entretenu avec un médecin traditionnel kongo sur le traitement des maladies à Masanga-mbila, une commune urbano-rurale, où la vie paysanne est encore perceptible. Cette rencontre nous a été facilitée par un policier qui était assis à nos côtés à bord du véhicule qui allait dans ce faubourg. Arrivé au terminus, nous ne savions pas par où commencer. Aussitôt, notre compagnon s'est approché pour nous indiquer l'adresse recherchée ! Nous lui avons dit que nous étions à la recherche des médecins

[106] HOTTOT F., 1956 « Teke fetishes », in *The Journal of the Royal Anthropology Institute of Great Britain and Ireland*, vol. 86, part. 1, p. 25-26.

traditionnels pour des raisons d'une enquête de terrain. Aussitôt, il nous a conduit auprès d'un guérisseur. Après nous avoir présenté auprès de ce dernier, nous avons de nouveau expliqué le but de notre visite. Le guérisseur nous a reçu sous une paillote en pailles. Il a commencé par son expérience dans le traitement des pathologies graves, des difficultés rencontrées et des échecs enregistrés durant son parcours. Dans son discours, il a souligné l'importance des paroles, des gestes et des breuvages dans la guérison. Voici son discours :

« *Si aujourd'hui il y a un taux élevé de mortalité, c'est parce que les gens ont abandonné la médecine traditionnelle. Car avec cette médecine, nous traitons même les maladies inconnues que l'hôpital ne peut pas traiter. Par exemple, si on vient avec un malade qui ne parle pas parce que le diable lui a volé la parole, je peux, à l'aide d'un geste de la main, récupérer sa voix, et s'il ne parle pas toujours malgré ce geste, je peux donner l'ordre à l'esprit de libérer sa voix. Il y a aussi certaines plantes qui sont très amères, leur breuvage peut aussi chasser un tel esprit. Mais dans la plupart des cas, si je sens que le malade se trouve dans la prison des esprits des morts, je peux me rendre au cimetière le plus proche pour menacer ces esprits. Souvent au village, pour un pareil cas, je peux déterrer les ossements de l'un des anciens de la famille du malade, je mélange ça avec quelques écorces et feuilles, puis ce breuvage peut le soulager facilement. Au cas où la guérison tarde, je peux invoquer les esprits méchants de mes ancêtres qui m'avaient initié pour aller tuer la personne qui est la base de cette maladie. Ces esprits iront chercher le sorcier là où il se cache, et ils vont le tabasser jusqu'à le tuer. C'est pourquoi, quand un sorcier commet son forfait, le plus souvent, il vient me voir pour ne pas subir ce châtiment. Et si un sorcier tue une personne avec la foudre, si je veux sauver la victime, je peux me rendre à la source d'eau la plus proche, et là je vais surprendre le sorcier en train d'essuyer le sang. Si la victime respire encore, le sorcier est obligé de rétablir sa respiration, au cas où elle est déjà morte, le sorcier doit payer une amende, s'il ne la paie pas, je peux le ramener au village couvert du sang de la victime sur tout le corps.* »

Dans son discours, le tradipraticien porte un jugement sur la dimension sociale de la maladie. Il veut montrer que l'origine du mal peut être écartée si bien qu'il existe un auteur qui a commis ce forfait. Et à l'aide des paroles, gestes et breuvages, une maladie peut être guérie. Cet imaginaire démontre que devant le problème crucial de la maladie en société kongo, l'homme emprunte des procédés métaphysiques pour essayer de trouver une solution. Le médecin traditionnel est considéré ici comme un facilitateur des soins de proximité et à moindres frais. Tout le monde va à sa rencontre pour n'importe quelle pathologie.

Des formules ont pu exister pour le traitement des maladies en pays Kongo, par exemple, des incantations contre la brûlure, le rhume de cerveau, les maladies des yeux, le grisonnement des cheveux. Des moyens magiques existaient pour discerner une femme féconde d'une femme stérile, pour connaître le sexe de l'enfant à naître, pour faire rentrer l'utérus dans sa position normale (jeter un ibis en cire sur les charbons et faire entrer sa fumée dans le sein de la femme). D'autres moyens existaient pour avoir des cheveux abondants, causer la calvitie, empêcher les mouches de piquer, les souris d'attaquer n'importe quelle chose ; des formules à dire sur une plaie causée par un scorpion qui a piqué, sur une plaie causée par un chien qui a mordu ; formules pour écarter le poison, retirer un os demeuré dans la gorge, etc.

En rapport avec ces formules, un guérisseur mukongo nous a parlé des formules utilisées par les ancêtres dans la guérison de certaines maladies. Nous l'avons rencontré à l'hôpital kimbanguiste, pendant nos entretiens avec les malades du sida. Ce médecin traditionnel faisait office de garde-malade. Sa femme avait subi une intervention chirurgicale des suites d'une occlusion intestinale. Mais elle ne pouvait pas quitter l'hôpital parce que la facture des soins n'était pas encore payée. Le couple venait de totaliser deux mois à l'hôpital, tandis que l'hospitalisation n'a duré que trois semaines. Le reste des jours constituait un emprisonnement, comme c'est le cas à Kinshasa. Le plus souvent, le malade qui ne s'est pas acquitté de ses factures d'hospitalisation se voit refuser le droit de quitter l'hôpital. Lors de notre entretien, le médecin traditionnel a parlé des formules utilisées par les anciens dans le traitement des maladies. Pour le cas de sa femme, il a souligné que l'intervention chirurgicale n'était pas utilisée par les anciens et certaines formules guérissaient la hernie, l'occlusion intestinale, etc. Mais malheureusement, il n'était pas initié à de telles formules, sinon, il guérirait la maladie de sa femme. À la fin de son long propos, nous avons recueilli le discours suivant :

« *Si une femme n'a pas de gros seins, on devait chaque fois prononcer des paroles tout en lui massant les seins avec une pâte chaude, préparée avec la farine de manioc (*luku*) matin et soir. Pour allonger les fesses d'une fille, sa mère était obligée de les masser avec de l'eau chaude pendant le bain du bébé suivi des paroles. Pour corriger un bègue, on devait arracher d'un geste de la main les mots qu'il prononce en marmottant. Une femme enceinte était obligée de se placer tôt le matin devant sa case pour respirer l'air pur du matin, une façon d'avoir la force lors de l'accouchement. Pour un enfant qui avait de difficulté pour marcher, l'aînée des femmes de la famille enfouillait ses jambes dans un trou, avant la levée du soleil. Et pour protéger les jumeaux contre les maladies et la mort précoce, l'oncle maternel sifflait avec une corne du buffle dès l'apparition de la lune. On plaçait également une bassine d'eau devant la porte et on accrochait un morceau d'étoffe rouge sur le toit, pour empêcher les visites des sorciers, qui viennent injecter les maladies sur les membres de la famille pendant la nuit.* »

Ces méthodes traditionnelles paraissent être totales et éminemment culturelles. Elles prennent en compte toutes les dimensions : magique, astrale, psychique, sociale, médicale. Elles s'inscrivent dans un fond millénaire qui met en mouvement, simultanément, la symbolique des corps, les liens de parenté, l'influence des astres, la force de la parole magique. Cet imaginaire semble résister avec l'évolution des sociétés. Mais il a subi un bricolage au fil des temps, car la tradition congolaise et/ou africaine repose sur l'oralité. Ceux qui sont censés la transmettre s'appuient sur les survivances culturelles, qui à travers l'oubli, modifient les matériaux du départ.

3 – La prévention et la dimension sociale de la maladie

La prévention individuelle contre les agressions perpétrées dans le monde est très élaborée chez les Bakongo. Cette prévention, selon Obenga, se manifeste sur le corps par des objets qui le couvrent, qui repoussent et chassent les génies. C'est un véritable blindage anti-génies constitué de l'indigo, qui protège la personne contre les mauvais esprits ; les amulettes portées aux hanches contre les attaques des sorciers, la corne de l'antilope remplie des fèces et des cheveux, contre les maladies infantiles, les bracelets en raphia, contre les esprits des eaux et les génies[107]. Selon les discours populaires kongo, en cas de non-respect de ces interdits, la femme risquait d'accoucher d'un enfant malformé, car les esprits auraient substitué l'enfant pendant la grossesse par un enfant de génies. De même que, si la mère frappait son garçon avec son malaxeur (morceau de bois taillé qui sert à préparer la farine de manioc ou de maïs), elle risquait de lui attirer la malchance. Un garçon qui mangeait beaucoup de grosses chenilles pouvait développer une faiblesse sexuelle.

Dans ce type de prévention, le discours d'une guérisseuse Mbuun (tribu bantu de la région de Bandundu au sud-est de Kinshasa), que nous avons rencontrée dans la commune de Ngaba, donne plus des détails sur cette question. La commune de Ngaba est habitée en majorité par les ressortissants de cette région (Mbuun, Yansi, Pindi, Mbala, Dinga, Ngoli, Pende, etc.).

Selon les informations administratives reçues, pendant l'époque coloniale, ce site était réservé aux expérimentations scientifiques des étudiants en biologie et des chercheurs de l'Université Lovanium, actuelle Université de Kinshasa. Après l'indépendance, l'exode rural qu'a connu Léopoldville (Kinshasa) obligea Antoine Gisenga, le leader politique de Bandundu, à loger les ressortissants de sa région sur ce site marécageux. Aujourd'hui, cette commune donne la mesure d'un grand village ; la vie paysanne côtoie la pauvreté, ses habitants ont encore la nostalgie de leur

[107] OBENGA Th., *op. cit.*, p. 207.

terroir. Le folklore, l'usage des plantes, les mœurs et les habitudes des populations reflètent ce continuum rural.

La rencontre avec cette guérisseuse s'est passée au domicile des parents d'un de nos amis. Nous avons programmé une visite familiale en l'honneur de ses parents que nous n'avions plus revus une décennie durant. C'était le lundi 25 août 2014, vers 15 heures. La mère de notre ami nous a accueillis chaleureusement. Son amie qui était avec elle (la guérisseuse) nous a également salués. Elles nous ont demandé les nouvelles de la famille. Quand nous avons parlé de notre programme d'études en France, la guérisseuse s'est dévoilée, c'est à ce moment que notre entretien a commencé. Lors de cet entretien, nous avons posé la question suivante à la guérisseuse : Quelles sont les pratiques utilisées par les Mbuun pour se protéger contre les maladies, les génies, les esprits et les attaques des sorciers ? Voici son discours :

« *Chez nous les Mbuun, quand une femme vient d'accoucher, la première chose que nous faisons pour protéger l'enfant et la mère, c'est lui donner beaucoup de vin de palme et elle doit se laver avec de l'eau chaude pour éviter les infections et les microbes après l'accouchement. Pour protéger le nouveau-né contre les esprits des morts, on enveloppe son cordon ombilical dans un linge et on l'accroche sous le toit de la maison. Et quand l'enfant atteint un an d'âge, on enterre son cordon sous le bananier. À ce moment, l'enfant est protégé contre toutes les attaques des sorciers partout où il sera. Dès qu'il commence à lancer les premiers pas de marche, on lui attache un fil à la hanche pour qu'il marche normalement comme tout enfant. En outre, pour éviter d'accoucher un bébé albinos, la femme enceinte doit chaque fois jeter la salive sur sa poitrine, dès qu'elle croise un albinos sur son chemin. Si un membre de la famille meurt d'une maladie contagieuse et rare comme le sida, on introduit un clou dans sa nuque et lors de la mise de son corps dans le cercueil, on le renverse, pour qu'il ne puisse plus revenir pour contaminer les autres membres de la famille. Et quand une femme stérile décède, on ne peut plus donner son nom à une fille de la famille, au risque de lui transmettre cette stérilité.* »

Quant à la prévention collective, elle peut avoir comme point de départ un comportement individuel, par exemple, celui qui est atteint de rougeole ou de varicelle s'isole loin du village pour éviter de contaminer les autres. La vaccination était connue des Bakongo, puisqu'ils savaient prévenir les autres membres de la communauté contre cette pathologie extrêmement contagieuse. Tous les individus sains étaient soumis à la cure de breuvage aigre, préparé à base des feuillages et d'écorces, qui poussent aux abords des ruisseaux.

Cette conception kongo, basée sur la protection de l'homme et le maintien du corps dans son intérieur comme dans son rapport avec l'extérieur, élabore des conduites sociales à respecter pour permettre au groupe de survivre. C'est ainsi que les hommes valides : cultivateurs, chasseurs et éleveurs étaient contraints de partager leurs produits avec les veuves, les orphelins et les personnes âgées, qui n'avaient pas de capacités de produire.

La maladie ainsi que son traitement mettent en jeu de nombreux acteurs. Tous concourent à la recherche de la guérison et au maintien de l'équilibre au sein de la communauté. En outre, pendant les cérémonies de possession, les enfants sont amenés pour y assister, afin d'apprendre à leur tour à jouer du folklore. Parfois, il leur arrive de contempler leurs parents en pleine crise de possession et de transe. À cet effet, selon le peuple kongo, le fait d'associer les enfants à ce genre des cérémonies permet à la communauté de pérenniser ses valeurs et ses traditions. La nouvelle génération qui les hérite devient un canal de transfert pour d'autres générations.

Pendant notre séjour de recherche, nous avons aussi discuté avec un chef de secteur de la région du Kasaï de passage à Kinshasa. Notre rencontre s'est passée au domicile de l'ancien directeur de la région du Kasaï-Occidental, avec qui nous avons de bonnes relations. C'était un dimanche vers 10 heures après le culte. Le chef de secteur nous a reçu avec son secrétaire, nous lui avons posé la question suivante : Pourquoi les enfants et les jeunes sont associés aux cérémonies d'initiation, en lieu et place des adultes ? Après cette question, nous avons recueilli le discours suivant :

« *Si nous associons nos enfants à ces cérémonies, c'est parce qu'après notre mort, ils vont continuer à pratiquer nos coutumes. Et s'ils ne sont pas avec nous lors de ces événements, notre culture risque d'être oubliée par les générations futures. Ces enfants deviendront des guérisseurs, des chasseurs, des cultivateurs, des chefs de clan demain, d'où il faut les préparer dès maintenant. Ils seront à mesure de protéger les membres de la communauté contre les maladies et d'autres dangers. S'ils maîtrisent ce qu'on leur apprend aujourd'hui, demain ils vont bien gérer la communauté.* »

À travers ce discours, on découvre le rôle joué par les aînés dans la sauvegarde de leur culture. Les enfants qui sont associés deviendront à cet effet les passeurs de mémoires dans un proche avenir. C'est à eux dont revient la tâche d'assurer la transmissibilité de l'héritage laissé par les aînés aux générations futures.

La dimension sociale de la maladie y est inscrite aussi. La maladie est un désordre individuel provoqué par les esprits et les génies. La société, par ses guérisseurs renforcés par la grâce des divinités et par les cérémonies collectives de possession, rétablit l'ordre bafoué. Par exemple, selon les discours populaires kongo, tous les anciens du village consultaient les esprits au cimetière, à la rivière ou sur la montagne, en cas d'épidémie, afin d'avoir une inspiration sur les remèdes à utiliser. Ces remèdes inspirés par les divinités leur permettaient de soigner les personnes atteintes par cette maladie meurtrière. Cet équilibre entre l'homme et sa société, entre les dangers qui le menaçaient et les remèdes ainsi que les moyens de protection possible, entre les différentes composantes qui rythmaient sa vie, est ce que nous appelons « le mythe fondateur de la guérison dans la pensée kongo ».

Selon le peuple kongo, le pouvoir de *nganga* (tradipraticien) est sans limites. Les gens croient qu'il peut guérir toutes sortes de maladies. Même lorsqu'il ne parvient pas à guérir un malade, l'échec de la guérison ne lui est jamais attribué. Pour Laman, on recourt à d'autres tradipraticiens sans contester les maîtres déjà consultés. C'est que le mal est incommensurable. L'homme, même averti, même puissant, ne saurait en prendre toute la mesure. Une part d'incertitude demeure toujours dans le diagnostic et le traitement d'une maladie. Il est difficile de pénétrer la maladie en son secret[108].

4 – La nécessité de la confession pour une guérison

Dès qu'une maladie se révélait sérieuse ou opiniâtre, le diagnostic ne pouvait intervenir qu'au terme d'un véritable bilan qui tînt compte de toutes ses implications. D'où l'usage de l'investigation par la divination, qui est une technique pour sonder, pour interroger l'invisible. D'où aussi le rôle de l'aveu (*kundima*), du dévoilement des infractions (*nsiku*), dont les fonctions multiples sont un préalable obligé à toute guérison.

L'aveu public doit en effet d'abord amener le patient à se souvenir de lui-même, tout en faisant preuve de sa volonté de coopérer avec l'homme qui veut le guérir et avec le groupe auquel il appartient : il se remet totalement entre les mains du médecin (*nganga*) et des siens en ne gardant secrète aucune de ses infractions, de ses démarches les plus répréhensibles. Philippe Laburthe-Tolra, dans une étude sur « Initiations et sociétés secrètes chez les Beti du Cameroun », note que l'aveu informe tout d'abord le guérisseur, qui saura dans quel sens orienter son enquête et ses soins (après vérifications) ; il renseigne aussi le public, qui saura désormais à quoi s'en tenir sur tel ou tel et se trouve en même temps soulagé d'avoir l'explication de telle maladie ou de tel malheur. Plus profondément l'aveu est déjà la guérison, car le secret était déjà le mal : les « œuvres de nuit » sont en effet contredites, contrariées, du seul fait qu'elles sont ainsi « mises au jour », publiées[109].

Chez le peuple kongo, l'aveu, s'il est pénible, peut consister en un simple geste (signe de tête ou de main en réponse à une question), mais il est indispensable au départ du processus rituel qui accomplira la guérison, c'est-à-dire la réintégration du patient au sein de l'harmonie sociale et cosmique (*vutukila kimvuka*). C'est-à-dire à partir de cet aveu que le guérisseur ou le groupe pourra dire ce qu'il rejette, et donc le rejeter effectivement. Le malade qui avoue son infraction accroît ses chances de guérison. La

[108] LAMAN K. E. : *Dictionnaire kikongo-français avec une étude phonétique décrivant les dialectes les plus importants de la langue kikongo*, Bruxelles, Librairie Falk fils, 1936, p. 683.
[109] LABURTHE-TOLRA Ph., *Initiations et sociétés secrètes au Cameroun, Essai sur la religion beti*, Paris, Karthala, 1985, p. 177.

communauté devient tolérante et l'accompagne vers la guérison. Par exemple, après avoir avoué son infraction, les membres de la communauté peuvent accepter de payer les honoraires de la guérison quels que soient le prix et les biens exigés. Un conseil inter-clanique se mettra en place pour étudier les modalités de paiement et la contribution de chaque clan du village y est exigée.

Par conséquent, on commencera la cure par une confession accompagnée d'un luxe de contrôles au moyen de tirages au sort, oracles et ordalies, pour vérifier que le malade a bien tout dit, « vidé son ventre » (*kubasisa mvindu yonso na divumu*). On peut être acteur et/ou victime consciente ou inconsciente. On cherchera soigneusement à quels interdits il a manqué ; mais l'infraction elle-même avec ses suites fâcheuses sera rapportée le plus souvent à la malveillance d'ensorceleurs qui l'auront fait commettre. Ensuite, grâce à l'oracle, ils arrivaient aussi à déterminer la ou les personnes qui attaquent le malade, s'il s'agit d'un ennemi, d'un parent, d'un esprit (*mpeve*) ou d'un revenant (*bafwa*) ou encore s'il s'agit d'une infraction qui entraîne par elle-même la maladie (*kimbevo*).

On déterminera, enfin, où il convient de soigner le malade : s'il est l'objet de la malveillance d'esprits locaux, on se hâtera de le changer de maison, voire de village. À ce stade, le malade peut être amené à changer également de médecin (*nganga*). Au cas où il y a nécessité de quitter le village, les membres de la communauté s'organiseront pour l'accompagner dans sa nouvelle localité après l'avoir soigneusement choisie par les anciens. Les volontaires désignés partiront en premiers pour annoncer la nouvelle aux notabilités du village d'accueil, construire la case devant abriter les nouveaux venus (s'il est marié) et négocier l'espace de vie (forêt, brousse, rivière) pour leur survie.

À cet effet, l'entretien avec le chef de secteur du Kasaï était aussi pour nous une occasion de chercher les informations sur la guérison d'un patient dont l'origine de la maladie aurait été une infraction qu'il avait commise. La suite de son discours avait fourni assez d'éléments sur la nécessité d'une confession, avant d'obtenir la guérison, comme on peut le découvrir dans son récit :

« *À l'époque de nos ancêtres, certaines maladies étaient facilement soignées parce que les gens confessaient facilement leurs forfaits et leurs infractions. Mais aujourd'hui, il est difficile de faire en sorte que les gens disent encore la vérité. Beaucoup de maladies sont dues au non-respect de la coutume, au vol, à l'adultère, à la tuerie, etc. Mais le malade ne dit jamais la vérité sur la cause de sa maladie, il se contente seulement de consulter les guérisseurs sans leur dire la vérité : comment a-t-il mené sa vie avant d'être malade ? Quels étaient ses comportements vis-à-vis des aînés de la communauté ? Respectait-il les épouses des autres ? N'a-t-il pas volé les biens d'autrui ? À partir de ces éléments, le* nganga *peut envisager un traitement, soit on peut utiliser une pièce de monnaie pour confirmer si ce qu'il vient de dire est vrai. Pour le cas du sida, je sais que beaucoup de gens en souffrent parce qu'ils ont commis des infractions contre les ancêtres, soit ils n'ont pas respecté l'ordre des anciens ou encore ils ont touché aux interdits. À ce moment, tant qu'ils ne disent pas la vérité, le traitement administré ne peut pas les soigner. Par exemple à l'époque, si une femme avait des douleurs d'accouchement et pour prouver que la grossesse qu'elle portait, c'est son mari qui en était le géniteur, les anciens donnaient à la femme une feuille pour mâcher. Si ce qu'elle avait déclaré était vrai, la femme accouchait dans les heures qui suivaient. Mais si elle avait trompé son mari, elle pouvait mourir lors de l'accouchement. Les anciens recouraient à ces pratiques pour éviter l'adultère et le désordre sexuel comme c'est le cas aujourd'hui. Et comme ces mesures de contrôle n'existent plus, les gens se permettent de faire n'importe quoi et ils propagent le sida facilement* ».

Dans ce récit, notre interlocuteur démontre le rôle qu'avaient ou ont encore les rites dans les sociétés traditionnelles. La maladie était soignée non seulement par les paroles, les feuilles, les écorces, les potions, mais aussi le guérisseur recourait aux rites pour expier certaines infractions et erreurs commises par le malade. Cette pratique, comme l'indique le chef du quartier, était aussi un des moyens pour assurer le contrôle social au sein de la communauté.

5 – Le groupe organisateur de la thérapie

L'organisation de la maladie et de la thérapie par un ensemble de parents proches constitue un aspect central de la scène médicale en Afrique centrale. De tels parents ou leurs représentants constituent ce que nous appellerons « le groupe organisateur de la thérapie ». Sa ténacité confère une continuité aux institutions médicales au Congo. Car chaque fois qu'un individu ou groupe d'individus se trouve confronté à des problèmes qui le dépassent, un groupe organisateur de la thérapie se constitue. Différents parents maternels ou paternels, et éventuellement leurs amis et leurs associés, s'unissent dans le but d'examiner minutieusement les informations, d'apporter leur support moral, de prendre les décisions qui s'imposent et de mettre au point les détails de la consultation thérapeutique. Le groupe organisateur de la thérapie exerce ainsi une fonction d'intermédiaire entre le patient et le spécialiste, que ce soit pour l'opération d'une hernie par un médecin occidental ou pour une cure à base de plantes auprès d'un tradipraticien pour le traitement de la stérilité.

Pour illustrer ce phénomène, à Kinshasa, par exemple, dans les ensembles résidentiels dans lesquels habitent la plupart des Kinois (habitants de Kinshasa), les voisins souvent ne sont plus du tout des membres de la famille. Il se peut que le propriétaire ait quelques parents qui vivent avec lui, mais des étrangers appartenant à d'autres groupes ethniques et à d'autres provinces louent aussi de petits logements dans le complexe. Dans ce contexte, on voit apparaître des fonctions quasi parentales qui incluent l'organisation de la thérapie. Nous avons été témoin du cas d'un homme qui était séropositif alors qu'il vivait seul dans un de ces ensembles d'habitation. Il a été entièrement pris en charge et soigné par un autre locataire et sa femme, qui ne lui étaient pas apparentés. Ils l'ont amené à l'hôpital, lui ont apporté chaque jour de la nourriture et ont pris soin de sa chambre pendant son absence. Dans ce cas, le groupe organisateur de la thérapie a donc agi comme un intermédiaire entre le malade et l'institution médicale occidentale, illustrant le dicton traditionnel qui dit que « les voisins devraient s'entraider ».

Ainsi, du fait que les normes et les croyances concernant la maladie et la thérapie comme nous avons démontré, sont profondément ancrées dans l'imaginaire des patients, de leurs parents, de leurs amis et de leurs voisins, les implications théoriques et pratiques des usages médicaux apparaissent dans une tout autre perspective. Le phénomène du groupe organisateur de la thérapie devient dans le cadre de cette étude comme une des formes de prise en charge. Il touche également la relation médecin-malade, par le fait qu'il occupe une place prédominante dans la médiation de cette relation. Et nous pensons que les associations de malades ne doivent pas oublier que c'est le groupe organisateur de la thérapie et non le patient seul qui doit être le centre d'une politique appropriée d'éducation en santé publique.

Un autre aspect intéressant mérite d'être souligné ; la thérapie étant considérée comme un processus social dans la société congolaise, le groupe organisateur de la thérapie s'arroge de fois un quelconque pouvoir judiciaire. Quand le malade peine de trouver la guérison et que la cause du mal est attribuée à un proche, le traitement prend la forme d'une thérapie (*sadisa*, « guérir ») arrangée. Le groupe organisateur de la thérapie peut à l'occasion assumer les fonctions semblables à celles d'un tribunal, pour résoudre ce conflit à l'intérieur de la communauté parentale. Pendant nos enquêtes, nous avons assisté à un palabre opposant une malade séropositive et son père. La femme a souffert pendant deux ans, sans se faire dépister, elle a accusé son père d'être à l'origine de sa maladie, car selon elle, son père lui donnait à manger dans le songe. Le problème fut porté à la place publique. Les deux parties sont comparues devant le conseil de famille, par la suite, le groupe organisateur de la thérapie exigea au père de laver ses mains dans une bassine d'eau, pour prouver le pardon accordé à sa fille. Et on l'obligea (sur l'ordre du groupe organisateur de la thérapie) d'accompagner la victime à l'hôpital.

Le cas que nous avons évoqué montre l'exemple d'un transfert du processus de la prise de décisions thérapeutiques, que ce soit dans le registre de la médecine traditionnelle ou de la médecine moderne occidentale en RDC. La responsabilité de la prise de décisions est la plupart du temps assumée par les parents matrilinéaires, par exemple, les « mères » utérines ou classificatoires, les « frères de la mère » ou des « frères et sœurs » dans le cas de malades adultes. Les parents ou un ensemble de parents maternels et paternels s'occupent des enfants et des jeunes gens non mariés. Les malades ne peuvent exercer les droits de prise de décisions que s'ils sont adultes, en général des hommes, capables de marcher et de voyager, et financièrement capables de payer les soins.

Ainsi, la composition du groupe organisateur de la thérapie change et se modifie d'épisode en épisode selon le cas. Ceci n'est guère surprenant quand on considère la charge de temps et le montant des ressources qu'une telle responsabilité impose. Le changement de personnes est aussi dû aux exigences de rôles particuliers que les thérapies alternatives imposent aux parents. En milieu urbain comme à Kinshasa, l'organisation de la thérapie est elle-même souvent entre les mains de la parenté. Cependant, en raison du caractère dispersé des habitations des parents ainsi que des contraintes de temps liées à leur travail et aux problèmes de transport, ceux-ci sont quelquefois remplacés dans cette fonction par des amis, des voisins, des parents plus éloignés ou encore par des membres de leur parti politique, des compagnons de travail et des frères et sœurs de leurs églises (coreligionnaires), comme nous le verrons dans les pages qui suivent.

Un patient que nous avons visité à la clinique Rapha, nous a témoigné sur l'importance de cette assistance. Il dit que : « quand sa guérison était lente que prévu et quand la crise s'est intensifiée, son ami (organisateur de la thérapie) qui le gardait lui dira : "regarde, je vais chercher tes parents. Ils doivent tenir un conseil de famille et chacun devra confesser ce qu'il a contre toi et nous allons purifier nos cœurs. Ensuite, j'irai voir le médecin et nous paierons pour obtenir de remèdes puissants et tu iras très bien !" ».

L'efficacité de la médecine traditionnelle kongo a été prouvée depuis des millénaires, les populations ayant survécu aux épidémies ont transmis leur savoir-faire aux générations futures. Cette rotation a connu des processus mimétiques complexes, une reconfiguration durable de l'univers imaginaire de peuple kongo s'est effectuée ainsi qu'un amalgame entre procédés et formules de traitement des maladies, qui aujourd'hui constituent les résidus de sa conception médicale.

En effet, bien que soutenue par les uns et rejetée par d'autres, la médecine traditionnelle échappe à une définition universelle. L'OMS la définit comme étant : un ensemble des connaissances et des pratiques, explicites ou non, utilisées pour diagnostiquer, prévenir ou diminuer des maladies physiques, mentales ou sociales et qui peuvent se fonder exclusivement sur des expériences et/ou des observations passées transmises de génération en génération, oralement ou par écrit[110].

Lors de la conférence internationale d'Alma Ata, organisée à l'initiative de l'OMS du 6 au 12 septembre 1978, la médecine traditionnelle fut

---

[110] OMS, *Document de politique nationale sur la médecine traditionnelle*, 2014, p. 5.

reconnue comme l'une des composantes à part entière de la santé publique. Partie prenante à ces assises, la RDC a souscrit à ses recommandations. Le gouvernement congolais a, à cette occasion, créé les institutions suivantes :

– L'antenne de médecine traditionnelle au sein du ministère de la Santé et des Affaires sociales en 1979,

– L'Union nationale des tradipraticiens congolais en 1980,

– Le Service de la médecine traditionnelle au sein de la Direction de la médecine curative par Décret n° 82-228 du 9 mai 1982,

– Le Centre national de la médecine traditionnelle, note de service n° 039/MSAS/DGSP/DMC/SMT du 17 février 1987.

En effet, hormis ces textes réglementaires ci-dessus, l'autre soubassement juridique du système traditionnel de la médecine au Congo est fondé sur :

– Les résolutions du 3e Congrès extraordinaire du parti congolais du travail,

– Le séminaire atelier sur l'élaboration d'un projet de loi-cadre relatif à l'exercice de la médecine traditionnelle dans les États membres, organisé conjointement par le Centre international des civilisations bantoues (CICIBA), l'OMS, l'UNESCO et le PNUD,

– Le document de Politique nationale de médecine traditionnelle,

– Le document de Politique pharmaceutique nationale sur les phytomédicaments.

L'intervention de l'État congolais dans ce secteur a contribué à son émergence, en ce sens que la médecine traditionnelle, qui se pratiquait clandestinement, est connue du public. Les tradipraticiens se sont organisés en associations et en groupes de travail. Selon le recensement effectué par la direction de la médecine traditionnelle, on a dénombré 2 048 médecins traditionnels en 2013.

Dans ce chapitre, nous avons décrit la médecine traditionnelle en RDC, sa conception, ses méthodes de prévention et de traitement, sa dimension sociale, l'influence du groupe organisateur de la thérapie, les mythes et ainsi que le symbolisme qui l'entourent. Il a été également démontré que la tradition de la parole guérisseuse, de la guérison fondée sur le rite, la prière, l'incantation et la magie sont des traditions dont l'hypothèse de travail envisage la vie, son développement et son épanouissement.

Nous avons insisté sur le fait que, la médecine traditionnelle en RDC est engendrée par les démarches des consultations entre profanes et spécialistes, ou par les actions concertées entre profanes pour traiter, soulager, ou toute autre mesure pour servir à bout de l'atteinte physique. La thérapie traditionnelle comprend également bien des caractéristiques du règlement des litiges et des cérémonies que des aspects uniques. Elle entraîne la suspension temporaire des droits du malade de prendre des décisions individuelles.

Chapitre IV
Construction du modèle d'analyse du VIH/Sida dans la société congolaise

Rejoignons LAPLANTINE, pour expliquer la conception de la Congolaise de la maladie : son origine, son auteur, ses effets…, selon les différents modèles tels que présentés dans les lignes qui suivent.

À côté des précompréhensions implicites de la maladie, qui sont vécues plus que pensées et qui ne se présentent pas sous forme de système, il existe dans toute société des modèles interprétatifs construits, théorisés, façonnés « faits à la maison », par les différentes cultures[111]. Au Congo, les individus appréhendent le sida suivant diverses conceptions, qui sont liées à leurs mœurs et coutumes. Parmi ces modèles, nous énumérons les suivants :

1 – Modèle ontologique

Selon ce modèle, l'être de la maladie qui provoque des lésions et qui se traduit par des symptômes a toujours une cause précise. L'homme est surtout préoccupé de localiser l'origine du mal. Ce sont des représentations « localisatrices ». Le malade est rassuré de savoir que la maladie est une réalité qui a finalement peu des choses à voir avec la personne malade. Ainsi, en optant pour une représentation ontologique, il est mis un terme à la quête épuisante du sens. Si « c'est le foie » ou « l'estomac » ou « les nerfs », alors le malade n'est pour rien, ce n'est pas de sa faute, pense-t-il. Il y a un langage utilisé par le malade pour exprimer l'état de la maladie « la maladie comme non-moi », « la maladie comme être anonyme », « la maladie comme chose ». Le malade peut se hurler pour dire : « Ma tête et mes poumons ont comploté contre moi derrière mon dos, mon corps, il m'a fait trop de misères depuis deux ans pour que je puisse dire "moi", quand il s'agit de lui. Ces calculs qu'on va me retirer, ils ne sont pas moi, ils sont plutôt le contraire de

[111] LAPLANTINE F., *Anthropologie de la maladie*, Paris, Payot, 1992, p. 37.

moi, mes ennemis. Mon épaule gauche a été rongée par un zona qui continue d'ailleurs à me cuire ; un lumbago paralysant ma jambe droite. Épaule et jambe se sont, en somme, révoltées contre moi. Quand je dis : mon corps, je ressemble au roi têtu qui dit : mon peuple en parlant de ceux qui précisément l'ont détrôné et qui lui dénient autorité[112] ».

Cette interprétation est corroborée par les Congolais, car selon eux, le sida est un affect, il vient de quelque part. Cet affect dérange leur corps, les empêche de travailler et de vivre normalement. Le sida prend la forme d'un objet qui dérange. Dans les discours populaires, les individus malades du sida donnent l'impression de s'opposer à un adversaire fort et résistant.

Cette conception a été confirmée pendant nos recherches sur le terrain. Lors de nos entretiens avec les patients du sida à l'hôpital kimbanguiste, nous avons rencontré un malade qui, pendant les moments de douleurs dues aux abcès qu'il avait développés, gémissait sur son lit. Affaibli et désespéré, il donnait l'impression de s'adresser à une personne qui la maltraitait. Voici son discours :

« *Depuis que ce sida est rentré dans mon corps, il s'est accroché à moi et ne veut pas me quitter, j'ai tout fait pour que ce sida s'en aille, mais il ne veut pas partir. Quel est celui qui peut le faire partir encore ! Je suis fatigué avec toi sida, j'ai vu le docteur, le pasteur, le féticheur, mais tu refuses de partir. Je suis au bout de mes forces. La nuit, tu me prives de sommeil, je ne dors presque plus. J'ai crié à Dieu, mais pas de réponse, j'ai jeûné, j'ai prié, n'y a pas toujours de réponse, que dois-je faire encore ? Tout le monde m'a rejeté, mes amis ne viennent plus me rendre visite parce que ce sida a trop duré, personne ne prend plus le temps de rester longtemps avec moi. Cette maladie m'a réduit comme un enfant, je ne suis plus en mesure de faire quelque chose, le sida est resté pendant longtemps dans mon corps. Le jour où tu vas me quitter, je dirai merci à Dieu. Tu es mon ennemi juré, sida, tu n'as pas vu quelqu'un d'autre ?* »

Dans ce discours, le patient atteint du sida donne un sens à sa maladie. Il montre qu'il lui confère une image, c'est une chose, c'est un objet extérieur qui affecte sa vie, l'empêche d'être libre, de travailler, de remplir certains rôles au sein de la communauté. Selon lui, le sida est considéré comme un handicap qui ne lui permet pas d'exercer ses tâches dans la société. Le sida vit dans son corps comme un être étranger. En effet, les comportements et les sensibilités médicales que l'on rencontre dans ce discours peuvent être utilisés comme de véritables révélateurs de nos propres comportements et de notre propre sensibilité. Devant l'affection, la personne a tendance à s'incliner et à perdre son équilibre mental. Wulf partage notre opinion lorsqu'il note : « Les images mentales guident la perception et déterminent ce que l'homme voit et sent [...], elles entrent en nous et se fixent dans notre psychisme à notre insu. Les hommes sont à la merci de leurs images

[112] *Ibid.*, p. 38.

intérieures, quels que soient leurs efforts pour les dominer et ces images résultent pour une large part d'images extérieures portées sur l'attention humaine[113] ».

Nous pouvons également ranger le discours de Marie Cardinal sur sa maladie. Elle s'exprime en ces termes pour désigner cette ontologisation : « Comme une chose totalement étrangère provoquant une "agitation à l'intérieur de moi", s'écoulant sans cesse par le vagin sous forme de sang, la chose était venue, revenue et ne me quittait plus. Elle m'absorbait si totalement que j'en étais arrivée à ne plus m'occuper d'elle. Il y eut une période, au début, où j'ai cru vivre avec la chose comme d'autres vivent avec un œil ou une seule jambe, avec une maladie de l'estomac ou des reins. Certaines drogues reléguaient en effet la chose dans un coin d'où elle ne bougeait plus. Alors je pouvais écouter, parler, marcher. Je pouvais aller me promener avec mes enfants, faire des courses, leur préparer des desserts et leur raconter des histoires pour les faire rire. Puis les effets des drogues se sont écourtés. Alors j'en ai pris double dose, triple dose. Et un beau matin, je me suis réveillée prisonnière de la "chose". La salope, elle était là, elle se moquait de moi, elle n'obéissait pas, elle allait attaquer de nouveau ; elle allait m'assaillir avec l'angoisse, les frissons, les grelottements, la peur, la sueur. Seul comptait pour moi, le combat avec la chose installée dans mon esprit, cette sale matrone dont les deux énormes fesses étaient les lobes de mon cerveau. Par moments, elle calait bien son gros cul dans mon crâne et, la tête en bas, elle manipulait les nerfs qui me serraient la gorge et le ventre et ouvraient les vannes de la sueur[114] ».

À travers son récit, la personne désigne sa maladie par une « chose », une « étrangère » qui l'empêche de bien vivre, perturbe sa vie et l'assaille. La maladie ainsi que la douleur deviennent à cet effet une image intérieure qui dérange, et se manifeste à travers les écoulements, les sueurs, etc.

2 – Modèle fonctionnel (ou relationnel)

Selon ce modèle, la maladie n'est plus considérée comme une entité ennemie et étrangère (germe, virus, microbe, effraction démoniaque, pénétration dans le corps d'une substance sorcellaire), mais comme un dérèglement soit par excès, soit par défaut. Aussi, quelle que soit la diversité des systèmes de représentations relevant de ce modèle, à une compréhension lésionnelle se substitue une compréhension fonctionnelle, à une compréhension relationnelle et à la notion d'espace enfin, celle de temporalité. Autrement dit, la pathologie résulte d'un dysfonctionnement, c'est-à-dire d'une variation par « exagération » dans le comportement de l'individu.

---

[113] WULF C., *Anthropologie de l'homme mondialisé, histoire et concepts*, Paris, CNRS Éditions, 2013, p. 250.

[114] CARDINAL M., *Les Mots pour le dire*, Paris, Le Livre de poche, 1981, p. 50.

Au Congo, le sida est considéré sous cet aspect comme la conséquence d'une sexualité irresponsable et débridée. Cette attitude a beaucoup contribué à la stigmatisation des patients, parce qu'ils sont souvent rejetés par les proches, qui les accusent de n'avoir pas mené une vie sexuelle responsable. Les associations et les patients du sida nous ont révélé les souffrances dont ils ont été victimes au début de l'épidémie. Certains malades, semble-t-il, sont décédés suite à ces stigmatisations faites par les membres de la famille et leur entourage.

Le samedi 13 septembre 2014, après la prière des malades du sida aux Cliniques Rapha à Kinshasa, nous avons reçu un séropositif, si bien qu'à la fin de la séance, le pasteur demandait aux malades de nous rejoindre dans son bureau pour continuer avec les entretiens. Notre entretien avec ce patient avait pratiquement duré une demi-heure. Notre interlocuteur avait l'air inquiet, les larmes ne cessaient de couler sur ses deux joues. Cet état nous a interpellés, car nous ne pouvions pas nous entretenir avec une personne affligée. Avant de commencer l'entretien, nous lui avons posé la question suivante : Pourquoi es-tu inquiet ? Qu'est-ce qui t'arrive ? Il nous dira qu'il était troublé par sa maladie. Nous avons discuté pendant quelques moments avec lui, pour calmer son affliction. Après, il a commencé à répondre à nos questions. Nous lui avons posé la question sur l'histoire de sa maladie. Voici son discours à ce propos :

« *Je suis célibataire et père d'un enfant, j'ai 40 ans. Je vis seul chez moi depuis mon divorce avec mon épouse en l'an 2000. Mais comme je suis seul, au lieu de rester dans la solitude, en 2003 j'ai commencé à fréquenter les prostituées sur le boulevard du 30 juin. Si j'ai encore une bonne mémoire, je sortais avec deux femmes par jour, car la somme qu'elle exigeait était trop modique et ne représentait pas grand-chose pour moi. Au début j'utilisais les préservatifs, mais avec le temps, j'étais habitué avec certaines d'entre elles, j'ai commencé à faire confiance à ces prostituées, c'est comme ça que j'ai par moments abandonné les préservatifs. Mais au début je ne sentais rien de mal en moi, vers l'an 2009 j'ai développé une hernie, avant l'intervention chirurgicale, le médecin m'a recommandé les examens de laboratoire. Après avoir retiré les résultats, le médecin m'a informé que j'étais séropositif. Cette nouvelle a bouleversé ma vie, malgré que l'intervention chirurgicale se soit bien passée, je n'étais pas du tout rassuré quant à mon avenir. Après mon hospitalisation, j'ai commencé à fréquenter l'association "Amo Congo", pour recevoir le traitement contre le sida. Mais comme la guérison tardait de venir, un cousin m'a amené ici à la fondation Olangi-Wosho, au ministère du Combat spirituel pour suivre les prières de guérison et de délivrance. Depuis, ça fait trois ans, je suis présent dans toutes les séances de prières et de délivrances, je crois que Dieu va me guérir un jour, surtout s'il peut pardonner mes péchés, parce que je suis convaincu que cette maladie est due à ma mauvaise conduite, c'est-à-dire ma vie sexuelle désordonnée et irresponsable avec les prostituées. Depuis, je ne cesse de donner l'offrande de réparation à l'église, pour trouver la miséricorde de Dieu, et avec ma famille, j'ai toujours demandé pardon à cause de ce comportement irresponsable.* »

Dans ce discours, le sida est considéré comme une rupture d'équilibre entre l'homme et lui-même. Il est à la fois un avertissement qui laisse supposer qu'une infraction (volontaire ou involontaire) a été commise, un rappel à l'ordre qui exige une réparation, une injonction à restaurer les relations de la personne avec elle-même, mises en péril par le fait de la mauvaise conduite. C'est pourquoi ce système de représentation appelle l'offrande de sacrifice que la personne s'offre, pour guérir la maladie et réparer cet équilibre rompu, selon la vision du ministère du Combat spirituel et des églises de réveil au Congo.

Selon la philosophie des églises de réveil du Congo, une personne atteinte du sida à cause de sa sexualité irresponsable, devrait réparer sa relation avec Dieu à travers les offrandes de sacrifice, afin de trouver grâce et miséricorde et avoir la guérison. Un pasteur que nous avons contacté lors de nos enquêtes nous a confirmé cette assertion. Nous avons rencontré ce pasteur à son église dans la commune de Kalamu. Après deux rendez-vous manqués, le pasteur nous a reçu le jeudi 14 août 2014 dans son bureau, situé dans l'enceinte de son église. Il était accompagné par son épouse, « mama pasteur », un pseudonyme utilisé par les adeptes pour honorer les épouses de leurs pasteurs. L'entretien s'est passé dans un climat détendu, « mama pasteur » nous a servi du jus et des cacahuètes. Et nous avons posé la question suivante au pasteur : Comment procédez-vous à la guérison dans votre église ? Le pasteur, qui a la responsabilité d'amener les malades à la délivrance, a décrit le contexte de ces prières en ces termes :

« *Avant de commencer mon ministère pastoral, Dieu m'avait donné une vision et un don de guérison. Dans ce songe, Dieu m'a dit d'aller jusqu'aux extrémités de la terre pour évangéliser et guérir les malades, quelle que soit la nature de la maladie, bien que je n'ai pas encore voyagé. Et j'exerce ce don aujourd'hui, beaucoup de malades sont guéris pendant mes prédications. J'exige des malades qu'ils apportent l'offrande de sacrifice pour solliciter la miséricorde de Dieu, peu importe la somme, mais un symbole suffit pour respecter la volonté de Dieu. Ceux qui font cela, le plus souvent, ils ont la guérison. Quand je commence la prière de délivrance, ceux qui ont respecté, le plus souvent vomissent et tombent à même le sol. À ce moment, quand la personne tombe et reste à même le sol, affaiblie et épuisée après plusieurs heures de transe, j'invoque le nom de Jésus pour la relever, et je récite une prière d'autorité : "Au nom de Jésus, toi démon de maladie, sors du corps de cette personne", et quelques minutes après, la personne doit se tenir debout. Si le démon refuse de sortir, je peux toujours solliciter l'intervention de mon équipe de la délivrance, car la parole de Dieu nous recommande d'unir nos forces. À part cette prière, je demande également aux malades du sida d'observer un jeûne à sec pendant 3 ou*

7 jours. À la fin du jeûne, il peut passer à la délivrance, pendant ces instants, les démons n'ont plus la force de résister, ils seront contraints de partir avec leurs souillures, et la personne est aussitôt guérie du sida ou de n'importe quelle autre maladie. »

Dans ce récit, le pasteur prétend avoir reçu cette vision de Dieu, si bien qu'il n'a jamais atteint les extrémités de la terre. Il scrute la réalité sociale du Congo dans un contexte où la majorité de la population vit dans une extrême pauvreté, et n'a pas accès aux soins de santé de qualité. Pour pallier ces manquements, les malades recourent à des itinéraires thérapeutiques multiples. Comme pour paraphraser Hureiki dans son ouvrage *Les médecines touarègues traditionnelles*, qui note que la pauvreté rencontrée chez les esclaves et les affranchis, en particulier chez les femmes, constitue un facteur qui les entraîne vers la pratique du *tente*, qui coûte peu cher, voire qui est totalement gratuit[115].

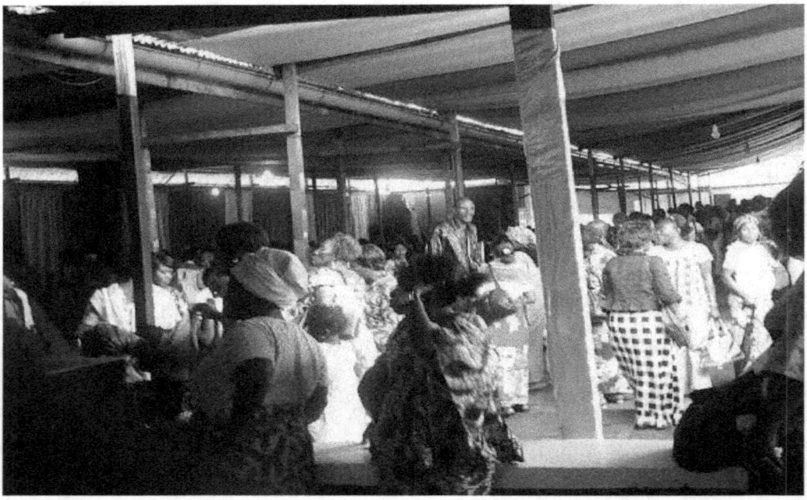

Séance de prière de délivrance des malades (PVV) au ministère du Combat spirituel à Kinshasa

La crise socio-économique que traverse le Congo depuis plus de trois décennies a contribué au microcosme de la prostitution travestie dans les villes comme dans les campagnes. Kinshasa en paie les frais, à cause notamment des vestiges de ses entreprises et de l'attrait qu'elle affiche, contrairement à d'autres villes du Congo. Et comme dans son système social apparaissent des rapports asymétriques de domination et de subordination décryptés plus bas, les églises de réveil profitent de cet univers pour apprivoiser ces subordonnés et leur donnent l'espoir d'un lendemain meilleur.

[115] HUREIKI J., *Les médecines touarègues traditionnelles : Approche ethnographique*, Paris, Karthala, 2000, p. 135.

3 – Modèle exogène

La maladie est un accident dû à l'action d'un élément étranger au malade qui, du dehors, vient s'abattre sur ce dernier. À l'intérieur même de cette position qui confère une priorité (relative ou absolue) à l'extériorité pathogénique. Deux groupes de significations peuvent d'emblée être repérés.

a) La maladie a son origine dans la volonté mauvaise d'une puissance anthropomorphe ou anthropomorphisée : sorcier, génie, esprit, diable, voire Dieu lui-même intervenant sous la forme du « destin » : les processus pathologiques et thérapeutiques sont alors pensés en termes de rapports humains (ou suprahumains) et la médecine est envisagée comme une sociomédecine.

À ce propos, un séropositif avec qui nous avons eu plusieurs entretiens, aux cliniques Rapha, nous a tenu ce discours :

« *J'étais diacre dans mon église pendant cinq ans. Malgré mon statut, je commettais l'impudicité dans la maison de Dieu avec les sœurs et certaines femmes mariées. Ce comportement semblait pour moi normal. Un jour, dans un songe, Dieu m'a dit qu'il allait me punir. J'ai négligé ce songe. Quelques mois plus tard, j'ai refait le même rêve, mais je n'ai pas pu arrêter de sortir avec les sœurs de l'église. Quelque temps après, j'ai commencé à développer des coliques. Au début, j'avais d'abord pensé à l'amibiase vu la qualité de l'eau que nous avons chez nous. Les maux de ventre ont persisté jusqu'à provoquer une diarrhée chronique. Je suis allé au dispensaire pour consulter un médecin. Après les examens du laboratoire, on m'a prescrit les médicaments contre les amibes. Mais la douleur ne disparaissait toujours pas. J'étais contraint d'aller dans un grand hôpital. Et c'est là que le médecin va demander une prise de sang et après avoir examiné mon sang, on m'a dit que j'étais séropositif. À ce moment, je me suis rappelé des songes que j'avais eus quelques mois avant. Depuis ce jour-là, je continue à suivre mon traitement et je vais aussi à l'église pour assister à des prières de délivrance et de guérison miracle, car ma guérison ne viendra que de Dieu parce que je l'ai offensé, je lui ai manqué du respect. Je sais qu'un jour, Dieu va avoir pitié de moi et me guérira.* »

Le discours de notre enquêté s'appuie sur les éléments métaphysiques en rapport avec Dieu. Car selon lui, sa maladie serait une punition de Dieu suite à sa mauvaise conduite vis-à-vis de son église. Ce patient a développé un imaginaire sur la cause de sa pathologie depuis l'annonce de son statut sérologique. D'ores et déjà, il suit le traitement avec cette vision. Ceci démontre la posture d'un malade qui définit sa maladie par rapport au réel symbolique qui est Dieu.

b) La maladie a son origine dans un agent nocif, mais qui est conçu cette fois comme « naturel », et ici plusieurs explications causales, très souvent radicalisées et tenues pour exclusives, peuvent être distinguées.

– Le rapport de l'être humain à l'environnement physique. Ce qui est alors mis en avant, c'est par exemple : l'influence morbidique des planètes, géographique, climatique, météorologique et le milieu au sens large (les conditions écologiques et sociales d'existence). Dans ce contexte, nous avons longuement écouté une patiente du sida qui a tenu le discours suivant :

« *Mon sida je l'ai eu parce que je n'ai pas respecté les consignes que ma défunte maman m'a données avant sa mort. Quand ma mère était sur le point de mourir, un soir à la tombée de la nuit, elle m'a appelée et elle a commencé à me donner les instructions ci-après : "Ma fille, c'est toi l'aînée de la famille, je te laisse l'héritage de nos ancêtres. Tu vas le garder jalousement. C'est un serpent, il va vous servir à pêcher, à chasser les gibiers et il va vous apporter beaucoup d'autres bénédictions, c'est comme cela que moi votre mère je vous ai protégés vous tous, depuis votre naissance. Si tu le gardes jalousement, aucun sorcier ne vous fera du mal, rien ne vous arrivera, vous allez réussir tous dans vos projets : le mariage, les études, les voyages et vous aurez du succès. Tout ce dont vous aurez besoin, le serpent va vous le donner. Ne le dis à personne, même pas à tes frères et sœurs, garde ce secret pour toi seule." Et à la fin, maman m'a dit qu'au début de chaque mois, je devais aller dans la rivière avec ce serpent, qui avait la forme d'un morceau de bois, pour se baigner avec ça pendant deux heures. Deux ans durant, je suis allée au fleuve Congo me baigner avec ça. Mais par la suite, j'ai négligé de le faire. Et au bout de quelque temps, j'ai commencé à souffrir de crises d'épilepsie et à perdre mon sang. Je suis allée consulter un guérisseur, mais malgré les médicaments qu'il m'a donnés, il n'y avait pas de changement. Comme j'étais toujours malade, mon père a fait venir un féticheur à la maison. Ce dernier a commencé à parler aux esprits, et après il a dit à mon père que j'ai le sida qui vient des ancêtres, parce que je me baignais avec ce serpent, l'eau de la rivière était infectée par ses venins et c'est ça qui m'a rendue malade. Mais malgré ce qu'il avait fait pour me soigner, je me sentais toujours malade. Cette fois-ci, je suis allée à l'hôpital et c'est là que le médecin m'a dit que j'avais le sida. Je crois au châtiment des anciens, parce que ma mère m'avait prévenue. Pourtant, je reconnais que chaque fois que je sortais de la rivière, j'avais des prurits sur le corps.* »

Cette causalité surnaturelle, évoquée par cette patiente comme l'origine de sa séropositivité, dénote une manière de penser la maladie dans la société congolaise. Le sida n'est pas provoqué par le VIH, mais plutôt il vient de la rivière, c'est-à-dire de l'infestation de ce cours d'eau par les venins du serpent des ancêtres.

– Le rapport de l'être humain à l'environnement chimique et biochimique. L'un des adversaires préférentiellement désigné aujourd'hui, c'est notamment la nourriture, trop faible ou trop forte en calories, mal équilibrée, non « naturelle », mais de toute façon agissant comme une cause extrinsèque sur l'organisme. Dans ces registres de représentations, on désigne à tort la cause de la maladie. Par exemple, on suppose que le sucre est la cause du diabète, le sel, la cause de l'hypertension artérielle, les graisses, la cause du cholestérol et de l'infarctus, et le tabac, du cancer du poumon.

Lors de nos entretiens, nous avons également discuté avec un médecin traditionnel à Kimbwala, une localité située à une dizaine de kilomètres de Kinshasa. Nous l'avons connu en l'an 2000, pendant que nous étions employé comme volontaire à la Croix-Rouge du Congo. Dans son discours, il a aussi fait allusion aux habitudes alimentaires et aux addictions pour expliquer les causes du sida. À cet effet, nous avons recueilli le discours ci-dessous :

« *À l'époque de nos ancêtres, le sida n'existait pas, car les anciens prenaient soin de leur corps, mais aujourd'hui, nous qui sommes de la nouvelle génération, nous avons oublié tout cela. On mange n'importe quoi, on sort avec n'importe quelle femme, on utilise des produits importés. Donc le sida est provoqué par l'excès des rapports sexuels avec beaucoup de partenaires, car le fait d'avaler la salive des femmes et de toucher leurs sécrétions vaginales, ça entraîne un désordre dans l'organisme de l'homme. Et chez les femmes aussi, le fait de recevoir les spermatozoïdes de plusieurs hommes et leur salive, cela provoque le sida. C'est pourquoi son traitement est difficile.* »

À travers ce discours a priori, le médecin (*nganga*) établit un lien entre certaines addictions et le sida. Par exemple, la sexualité débridée. Cet argumentaire rejoint celui constamment développé par les scientifiques et le corps médical, selon lequel le sida est causé par le VIH, et que la forte probabilité de contamination serait hétérosexuelle, presque 80 % des cas dans le monde. Mais sans pour autant porter un jugement de valeur à son discours, il sied de noter que cette conception rejoint peut-être la thèse maintes fois commentée sur le mode de contamination de l'infection au VIH.

4 – Modèle endogène

La maladie est déplacée cette fois du côté de l'individu et n'est plus considérée comme une entité qui lui est étrangère. Elle vient, ou plutôt elle part de l'intérieur même du sujet. Cette compréhension s'exprime à la fois dans les notions de tempérament, de constitution, de dispositions et prédispositions, de type caractériel ou astral (les signes du zodiaque), de nature, d'organisme, de terrain, d'hérédité, de patrimoine génétique, de « milieu intérieur ». C'est-à-dire les diverses sécrétions glandulaires ainsi que le sang qui est relativement indépendant de l'extérieur ou le groupe sanguin qui lui est totalement étranger, de fragilité, d'aptitude à telle maladie, de potentiel (inné ou acquis), de ressources d'autodéfense.

Il existe toute une série de maladies pour lesquelles une étiologie endogène semble s'imposer comme une évidence. Ce sont notamment les maladies de la nutrition, les troubles du métabolisme, les déséquilibres hormonaux (physiopathologie des glandes à sécrétion interne) : comme le diabète qui n'est pas appréhendé depuis comme une maladie liée aux substances ingérées, mais à la perturbation de la fonction glycogénique. Dans cette catégorie, on peut également ajouter quelques pathologies telles que les troubles de la croissance, les allergies, les troubles fonctionnels (dysfonctionnements neuro-végétatifs, asthme bronchique, hypertension artérielle essentielle, troubles cardiovasculaires).

Au cours de nos enquêtes, nous avons abordé la question relative au modèle endogène avec un pasteur dont le discours corroborait ce modèle. Notre rencontre avec le pasteur remonte en l'an 2012. À l'époque, il nous avait facilité la prise de rendez-vous avec le chef spirituel d'une église de réveil à Kinshasa. Ayant soigneusement gardé ses adresses, lors de nos entretiens avec les hommes de Dieu, au mois d'août 2014, nous avons recouru à ses services comme l'un de nos interlocuteurs. À travers cet entretien, le pasteur a donné une version des faits, que nous résumons en ces termes :

« *Est-ce que trois ou quatre personnes d'une même famille peuvent mourir du sida en l'espace de deux ans ? Je connais une famille qui vient de perdre quatre individus suite au sida. Non, mon cher, il y a un mystère que les gens ne comprennent pas. Nous les serviteurs de Dieu, nous connaissons beaucoup de choses du monde spirituel. Par exemple, pour le cas de cette famille qui a perdu ses membres par le sida, cette maladie constitue un héritage que les ancêtres ont laissé, si cette famille ne vient pas déposer les sacrifices dans la maison de Dieu, le sida peut les exterminer tous. Cette maladie va de génération en génération, si Dieu n'intervient pas, la famille entière, peut être décimée.* »

Cette conception rejoint les discours populaires des Congolais, selon lesquels le sida est une maladie héréditaire, causée par le sang contaminé des parents morts à la suite des morsures du serpent ancien. C'est pourquoi, par le fait de l'hérédité, les descendants auraient aussi développé la même maladie contenue dans les gènes et le sang des parents. Toujours selon leurs discours, cette maladie ne serait guérie qu'en offrant des sacrifices sur les tombes de leurs ancêtres, suivis des prières de délivrance pour prétendre à la guérison.

Dans ce registre interprétatif du sida dans la société congolaise, on peut aussi ranger la conception populaire soutenue par une certaine opinion sur le cycle maladie-malédiction et maladie-punition, qualifiée de « naturalisme médical » selon Laplantine[116]. Cette conception tente de placer la cause du sida dans le quotidien des individus. La personne malade se soustrait de sa maladie et trouve un bouc émissaire pour justifier son incapacité face au désespoir. Le fait de responsabiliser l'autre lui permet d'acquérir le statut de

[116] LAPLANTINE F., *op. cit.*, p. 55.

victime au sein de la communauté. De ce fait, elle bénéficie allègrement le soutien de tous. C'est-à-dire selon le malade : « La maladie ne vient pas de moi, c'est l'autre qui en est l'auteur ». L'autre évoque le méchant, le sorcier, l'envoyé du diable, l'ennemi. Mais nous estimons que, les maladies sont intentionnelles et finalisées, ce sont des créations opportunes de l'homme, car il « fabrique ses maladies », il en est la cause. La maladie, et en particulier la maladie physique, est l'expression psychologique ou mieux encore la symbolisation de ce que nous désirons secrètement. Nous nous infligeons notamment à nous-mêmes un certain nombre de punitions en réaction à la transgression d'un interdit totalement intériorisé. C'est pour cela que ces modèles peuvent être lus dans les revers des autres. Ils s'imbriquent les uns des autres.

À ce propos, nous avons recueilli le discours d'une ancienne prostituée et séropositive de son état. Nous l'avons rencontrée pour la première fois pendant nos entretiens avec les patients du sida au ministère du Combat spirituel. À cette occasion, nous avons sollicité une rencontre avec elle pour écouter son témoignage sur la prostitution et sa séropositivité. Après avoir passé une heure d'entretien avec cette quinquagénaire, nous avons retenu le discours suivant :

« *Je pense que mon VIH vient des paroles méchantes qui ont été régulièrement prononcées par mes collègues prostituées. Parce que vers les années 90, quand l'ensemble Wenge-Musica a commencé son show, nous habitions à Bandalungwa, une des communes mouvementées de Kinshasa. Les musiciens de cet ensemble musical nous ont proposé d'être formées comme danseuses. Comme la proposition nous a plu, nous avons aussi commencé à nous entraîner. Au fil de temps, nous étions connues dans la ville. Cette image nous a aussi poussées à faire la prostitution. Personnellement, j'étais la plus belle de notre groupe, et les hommes ne cessaient de me faire la cour après chaque concert. Mes copines ont commencé à me jalouser à cause de ces multiples sollicitations. Elles ne cessaient de prononcer des paroles à mon égard en lingala :* "To kotala, soki ozui sida te, loba toza bato te", *c'est-à-dire "On te met en garde, tu finiras par être atteinte du sida, nous le jurons !" Au début, je ne comprenais pas que c'était une parole de malédiction, et quand j'ai commencé à développer le sida, c'est alors que je me suis souvenue de leurs paroles, que Dieu leur pardonne.* »

À travers son discours, la patiente nie sa responsabilité vis-à-vis de sa maladie. Elle semble avoir une autre image de sa maladie. Elle oublie pertinemment la prostitution dans laquelle elle s'est engagée pendant un long moment. Mais les quelques propos tenus par ses coéquipières deviennent la cause de sa séropositivité. Cette figure renvoie à l'altérité, l'individu se représente à travers l'autre. Sa maladie est provoquée par l'autre et non par lui-même. Cette incrimination trouve, à notre avis, sa plus forte expression non pas dans un contexte médical moderne (qui demeure pour l'essentiel résolument réaliste) mais dans le contexte médical traditionnel, que nous allons expliciter de long en large dans les pages qui suivent.

Le malade est, dans ce cas de figure, engagé dans une protestation, c'est-à-dire dans la révolte face à sa maladie. Il développe à cet effet des arguments anti-médicaux. La représentation qui commande cette attitude faite de ressentiment et de frustration est fondée sur l'identification de la maladie, conviction intime qui le soumet devant la peur de la fin de sa vie.

Cette chasse aux sorcières est souvent médiatisée dans les médias communautaires à Kinshasa, à travers des mises en scène dramatiques des prières de délivrance, qui servent d'exemple, afin d'inciter la population à rejeter définitivement ses croyances traditionnelles et coutumes ancestrales.

Généralement, les prétendus « sorciers » se recrutent parmi les individus vulnérables et faibles, en l'occurrence : les enfants orphelins, ceux issus des milieux défavorisés, les veuves, les personnes âgées, les femmes dépourvues des ressources. Devant ce décor social, les spéculations, les rumeurs, la violence et le bricolage deviennent le leitmotiv de la population et l'emportent sur son imaginaire social. Pour un cas de maladie ou de décès, on recherche la cause dans l'environnement immédiat du malade. Le plus souvent, on se rend compte après que ce dernier ne s'est jamais rendu à l'hôpital faute de moyens financiers. Soulignons que ces discours populaires ont toujours existé, ils accompagnent l'humanité depuis ses origines.

5 – Le sida et ses métaphores

Selon Susan Sontag : « Deux maladies ont également subi avant le sida, et d'une façon tout aussi spectaculaire, l'encombrant appareil de la métaphore : la tuberculose et le cancer. Les fantasmes qu'inspira la tuberculose au siècle dernier et que fait naître aujourd'hui le cancer sont autant de réactions à une maladie jugée intraitable et capricieuse, c'est-à-dire incomprise à une époque où la médecine pose pour postulat de base que toutes les affections sont guérissables. Un mal aussi irréductible est, par définition, mystérieux. Aussi longtemps, en effet, que l'on ne comprit pas la cause de la tuberculose et que tout traitement demeura vain, cette maladie fut perçue comme une meurtrière aussi insidieuse qu'implacable. Aujourd'hui, le cancer est à son tour le mal qui s'installe sans frapper ; c'est lui qui tient le rôle de la maladie éprouvée en tant qu'invasion sournoise et impitoyable, rôle qu'il conservera jusqu'au jour où son étiologie deviendra aussi claire que celle de la tuberculose et qu'on le soignera avec autant de succès[117] ». Malgré que les avancées de la médecine aient découvert les gènes cancéreux dans le sang des descendants de certains malades du cancer, cette maladie continue à faire des ravages au sein de la population.

---

[117] SONTAG S., *La maladie comme métaphore : le sida et ses métaphores*, États-Unis, Christian Bourgois, 2009, p. 13-14.

Avec le sida, la honte est liée à une imputation de culpabilité et le scandale n'a plus rien d'obscur. Peu de malades se demandent : Pourquoi moi ? En dehors du Congo, la plupart des gens atteints du sida savent comment ils ont été infectés, alors que d'autres malades continuent à penser à la sorcellerie. Ce n'est pas un mal mystérieux qui paraît frapper au hasard. En fait, être atteint du sida revient dans la majorité des cas et jusqu'à aujourd'hui à avouer son appartenance à un certain « groupe à risque », à une communauté de parias. La sexualité débridée, le racolage, le proxénétisme sont autant de causes du sida qu'il faut citer dans la société moderne, la sorcellerie, propre aux populations paysannes et celles non instruites, devient leur refuge.

Selon les discours de la population de Kinshasa, le sida est synonyme de mort, de désespoir et de suicide. La personne séropositive est condamnée à mourir, elle n'a plus droit à la vie comme les autres humains. C'est pourquoi elle est souvent victime de stigmatisations et de discriminations.

À ce propos, nous avons discuté avec un séropositif sur les implications sociales du sida dans son environnement immédiat. Notre interlocuteur était suivi régulièrement par Femmes-Plus. Nous l'avons rencontré au cours d'une réunion sur l'usage quotidien des antirétroviraux, organisée par le PNMLS, au mois de septembre 2013. Nous avons été informé de la tenue de cette réunion par la présidente de l'association Femmes-Plus, qui nous a personnellement invité par téléphone. Notre entretien s'est passé dans la salle de réunion de Femmes-Plus. La rencontre a commencé à 12 heures pour se terminer à 13 heures 30. Après cet entretien, nous avons recueilli le discours suivant :

« *Cette maladie réduit les gens. Depuis que je souffre du sida, dans le quartier les voisins m'appellent "*akufa lobi*", c'est-à-dire un "mort-vivant". J'ai tout fait pour changer d'adresse, mais je n'ai pas les moyens financiers. Pour ces voisins, le sida signifie la mort. Même si tu suis ton traitement, mais le fait d'écouter ces choses, ça décourage beaucoup. Un jour, un monsieur est venu demander la main de l'une de mes filles, au sortir de la parcelle, les voisins du quartier l'ont suivi pour dire que dans cette famille, il n'y a que le sida, il n'y a rien de bon. C'est difficile de vivre avec cette maladie. Je vis à l'écart de la société, personne ne vient me visiter ici. Les gens me désignent de leur façon : "*akufa lobi*", "candidat à la mort", "courte vie", "*aboya mokili*", c'est-à-dire "il a refusé de vivre".* »

Cette maladie fait apparaître une identité qui est parfois restée cachée des voisins, des collègues de travail, de la famille, des amis. Le sida confirme également l'identité d'une personne et la pousse à la victimisation. Par exemple, au début de l'épidémie, le groupe à risque le plus durement touché, c'étaient les homosexuels. Cette catégorie de personnes était presque rejetée par tous. À l'époque, le sida avait lié la communauté, à travers l'expérience qui exposait le malade à toutes sortes de harcèlements et de persécutions.

Car dans son aspect métaphorique, le sida est synonyme de la mort, de la perversion, de l'irresponsabilité sexuelle, etc.

Susan Sontag souligne que contracter cette maladie à la suite de rapports sexuels relève davantage d'un choix personnel, moyennant quoi la culpabilité est d'autant plus grande. Les drogués qui sont atteints du sida parce qu'ils ont partagé des seringues contaminées commettraient (ou achèveraient) une sorte de suicide inconscient. Les responsables séculiers de ces types d'invectives sont plus intéressants, car leurs buts sont plus complexes. Les idéologies politiques autoritaires ont tout intérêt à promouvoir la peur et une atmosphère de prise de pouvoir imminente par des éléments étrangers – de ce point de vue, des maladies réelles constituent un matériau utile. Et d'ordinaire, les maladies épidémiques s'accompagnent d'un appel pour interdire l'entrée des étrangers et des immigrants sur le territoire. La propagande xénophobe a toujours décrit les immigrants comme porteurs du sida (à la fin du XIXe siècle : le choléra, la fièvre jaune, la typhoïde, la tuberculose étaient considérés en Europe, comme les maladies des immigrés[118]).

Dans ses métaphores, le sida incarne par excellence « l'envahisseur et une menace mythologique » venus du tiers-monde. Aux États-Unis par exemple, le sida a jusqu'ici suscité des réactions moins violemment racistes qu'en Russie, où l'on insiste sur l'origine africaine de la maladie. En Amérique, il réactive des sentiments liés à la menace du bloc communiste en même temps qu'il fournit une image d'invasion par le tiers-monde. Le sida constitue l'une des préoccupations favorites de ceux qui transforment leur programme politique en problèmes de psychologie de groupe : en questions de fierté et de confiance nationales. Bien que ces spécialistes de la mauvaise foi répètent volontiers que le sida est la punition d'une sexualité déviante, ce qui les motive n'est pas simplement, ni essentiellement, la phobie de l'homosexualité. Beaucoup plus cruciale est l'aide que leur apporte le sida pour se livrer à l'une des principales activités des « néo-conservateurs ».

À travers ces métaphores du sida, on comprend bien clairement les exclusions qui existent dans la prise en charge des malades du sida, tel que nous l'avons mentionné dans notre introduction. Ceci confirme l'hypothèse selon laquelle : « les antirétroviraux contre le sida se trouvent au Nord et les séropositifs eux, sont au Sud. » Le sida est très vite devenu un événement global – dont on parle non seulement à New York, Paris, Rio ou Kinshasa, mais aussi à Helsinki, Buenos Aires, Pékin et Singapour – alors qu'il était loin de constituer la principale cause de décès en Afrique, et encore moins dans le monde.

Nous devons replacer l'implosion du sida dans le contexte de la postmodernité, par le fait que si les problèmes de la pollution industrielle et le nouveau système des marchés financiers globaux témoignent de

---

[118] SONTAG S., *op. cit.*, p. 148.

l'inefficacité de l'homme à trouver la solution, la crise du sida témoigne d'un monde où rien d'important ne se passe à l'échelon régional, local, limité ; où tout ce qui peut circuler circule ; où tout problème est ou deviendra inéluctablement mondial.

Aujourd'hui, les individus circulent plus nombreux que jamais, et les maladies circulent aussi. Des voyages intercontinentaux en avion pour les affaires ou pour l'agrément de la classe privilégiée, jusqu'aux migrants sans précédent des classes défavorisées qui abandonnent leurs villages pour rejoindre les villes, ou bien, légalement ou clandestinement, quittent un pays pour un autre.

Toute cette mobilité physique et cette interconnexion, qui ont pour conséquence la dissolution des anciens tabous sociaux et sexuels, sont aussi vitales pour le fonctionnement idéal de l'économie capitaliste avancée ou mondiale, les facilités de transport et de transmission des marchandises, des images et des instruments financiers, que pour la transmission du sida à l'échelle planétaire.

Cette interconnexion spatiale sans cesse accrue, et qui n'est pas simplement individuelle mais sociale et structurelle, est porteuse d'une menace pour la santé, que l'on décrit parfois comme une menace pour l'espèce humaine elle-même. La peur du sida va de pair avec d'autres désastres imminents qui sont les sous-produits de la société avancée, surtout ceux qui illustrent la dégradation de l'environnement à l'échelle planétaire. Le sida semble être l'un des signes avant-coureurs dystopiques du village global, de cet avenir qui est déjà là et toujours devant nous, et que personne ne sait comment refuser.

Dans le présent chapitre, nous avons abordé successivement les modèles explicatifs du sida, les conceptions que la société et l'homme congolais ont du sida. Cette conception est liée au « naturalisme médical », en ce sens que le Congolais pense que le sida est une maladie provoquée par l'autre ou c'est une sanction de Dieu envers les hommes pervertis. Cette analyse paraît nécessaire dans la mesure où elle donne le sens sociologique qu'une société donne à un phénomène social aussi dangereux que le sida. L'appréhension que le Congolais a du sida peut soit contribuer à renforcer les méthodes de lutte contre cette pandémie, soit l'endiguer.

L'éclairage donné dans ce chapitre, nous a permis d'apprécier à quel point la maladie, loin d'être une expérience brute ou une expérience appréhendée par le sociologue en termes sociologiques, est éminemment ambivalente et relative à des systèmes d'évaluation qui informent à la fois la pratique du thérapeute et l'expérience du malade. Dans ces modèles interprétatifs, très nettement privilégiés par la société congolaise, la maladie est appréciée comme l'effet d'une vengeance gratuite. Elle est l'« accident » provoqué par quelqu'un de l'extérieur. C'est une injustice et le malade est une victime qui subit, il proclame son innocence et son indignation.

Deuxième partie :

Présentation du milieu d'étude et des résultats de l'enquête

Dans cette partie, nous entendons replacer la ville de Kinshasa dans sa double temporalité, coloniale et postcoloniale, et examiner la dynamique actuelle de la prise en charge des malades du sida par les associations et les itinéraires thérapeutiques empruntés par les malades du sida en quête de guérison. À travers ces itinéraires thérapeutiques, nous verrons également les pratiques et rituels liés aux modes de traitement et aux systèmes médicaux utilisés par la population de Kinshasa.

Chapitre I
Kinshasa, milieu d'enquête

Dans le présent chapitre, nous présentons la ville de Kinshasa qui est le milieu de notre étude : sa création, sa situation actuelle, son milieu physique et hydrographique, son organisation administrative, ses données démographiques, ses caractères économiques et socioculturels, ainsi que son hygiène et sa santé.

1 – La ville de Kinshasa

1.1 – Création et situation actuelle de la ville

Kinshasa fut fondée en 1881 par Henry Morton Stanley. Au départ, il ne s'agira que d'un petit poste commercial établi sur l'actuel site de Mont-ngaliema. Mais très vite, le petit poste va se tailler de l'importance aussi bien sur le plan économique que politique. Appelé Léopoldville (jusqu'en 1966, en souvenir du roi Léopold II de Belgique), chef-lieu du district du Stanley Pool créé le 1er août 1888. En 1923, Kinshasa devient la capitale du Congo belge. Aujourd'hui, après plus d'un siècle passé (126 ans), le poste de Stanley Pool, petite bourgade coloniale, a donné naissance à une ville qui s'impose en termes de sa population comme la deuxième ville d'Afrique noire, après Lagos[119].

Jadis appelée « Kin-la-belle » à cause de ses grandes et belles avenues, Kinshasa offre aujourd'hui deux images opposées, comme le note Théodore Tréfon. La première image qu'offre Kinshasa est celle d'un monde désordonné livré à lui-même. En effet, à Kinshasa, confusion, crise et chaos règnent, et il en émerge une forme bizarre de cannibalisme social où la société devient sa propre proie. L'âpreté de la vie que mènent ses habitants, les sacrifices qu'ils consentent au quotidien et les souffrances qu'ils

[119] MBALANDA L. W., *Urbanisation et malaria à Kinshasa : Essai d'une sociologie de santé publique en RDC*, Mémoire de D.E.S. (inédit), FSSAP, Université de Kinshasa, 2008, p. 95.

endurent, renforcent le sentiment d'une société livrée à l'anarchie et victime d'elle-même selon les termes de Tréfon, cité par Mbalanda. « La capitale de la RDC, écrit-il, ne dispose pratiquement pas d'économie formelle : fantomatique, l'administration est incapable de fournir les services sociaux élémentaires, ou même d'assurer la maintenance des infrastructures de base. Le Kinois (habitant de Kinshasa) est en effet pauvre et malade[120] ».

La seconde image est celle d'une ville où les habitants ont su inventer de nouvelles formes d'organisation sociale, afin de pallier la situation sinistrée que leur a léguée l'État-nation postcolonial. Pierre Jacquemont note à ce propos que beaucoup d'analystes sur la condition urbaine en Afrique soulignent la faillite de l'État aménageur d'espaces et pourvoyeur de services publics. À Kinshasa règne le non-planifié, le temporaire qui dure, le recyclé et la débrouille[121]. Déjà en 1985, l'écrivain Sony Labou évoquait cette pulsation urbaine : « Cette ville respire comme un cœur de bœuf. Elle commence à venir au monde. En retard mais au galop, elle vient. Kin kiese[122] ! »

En effet, malgré tous les problèmes que Kinshasa connaît et les drames qu'elle traverse, cette ville constitue également un espace social fascinant, à la fois vivace, inventif, et fantasmagorique. Dans leur misère, les Kinois « produisent » sans cesse leur ville. Et ils imposent de repenser la grille de lecture traditionnelle de la dynamique urbaine, en mettant en avant l'ingéniosité des ressources vitales du « comment vivre ensemble » confronté à toutes les situations hostiles. C'est une ville d'ambiance avec ses boîtes de nuit, sa musique, sa sape et ses femmes libres. Au-delà de la vision apocalyptique de Kinshasa, il y a la capacité de réinventer un nouvel ordre social par les Kinois qu'il faut découvrir.

1.2 – Milieu physique et hydrographique

La ville de Kinshasa s'étend le long de la rive méridionale du « Pool Malebo » et constitue un immense croissant couvrant une surface plane peu élevée. Elle est située entre 4° et 5° de latitude Sud et entre 15° et 16° de longitude Est. Kinshasa est limitée au nord et à l'est par la province du Bandundu, au sud par la province du Bas-Congo et à l'ouest par la République du Congo.

La ville s'étend sur une surface de 9 960 km^2 soit (0,4 % de l'étendue du pays) composée d'un grand plateau (plateau du Kwango), d'une chaîne de collines (monts Ngaliema, Amba, Ngafula), d'une plaine et de marécages au bord du Pool Malebo. La plaine est la partie la plus peuplée et s'étend en forme de croissant de la baie de Ngaliema à l'est jusqu'au plateau du

---

[120] TREFON Th., *Ordre et désordre à Kinshasa. Réponses populaires à la faillite de l'État*, Paris, L'Harmattan, p. 14.

[121] JACQUEMONT P., *Kinshasa, la mégalopole sans cesse réinventée*, Paris, IRIS, 2011.

[122] TANSI S. L., *Les sept solitudes de Lorsa Lopez*, Seuil, 1985.

Kwango à l'ouest du Pool Malebo. Kinshasa est caractérisée par un climat tropical chaud et humide. Le régime pluviométrique comporte une saison des pluies de sept mois, allant de mi-septembre à mi-mai, une saison sèche s'étendant de mi-mai à mi-septembre et une inflexion de la pluviosité entre décembre et février. Les températures de la ville oscillent entre 21 °C et 30 °C. Il pleut au total plus de 100 jours par an avec une moyenne pluviométrique de 1 345 mm par an. Les sols de Kinshasa sont décrits comme étant des sols à texture essentiellement sablonneuse et assortie de quelques éléments grossiers. La végétation est essentiellement faite de savane, parsemée d'arbustes. Quant à l'hydrographie, la ville est baignée par plusieurs cours d'eau dont la Ndjili avec un bassin de 2 000 km^2, la N'sele (bassin de 6 000 km^2), la Maindombe et le fleuve Congo qui bordent la ville elle-même.

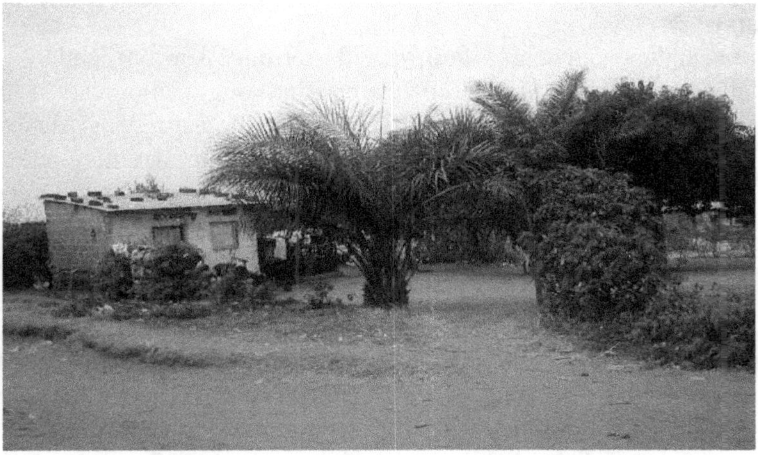

Morphologie de l'habitat dans un quartier populaire de Kinshasa

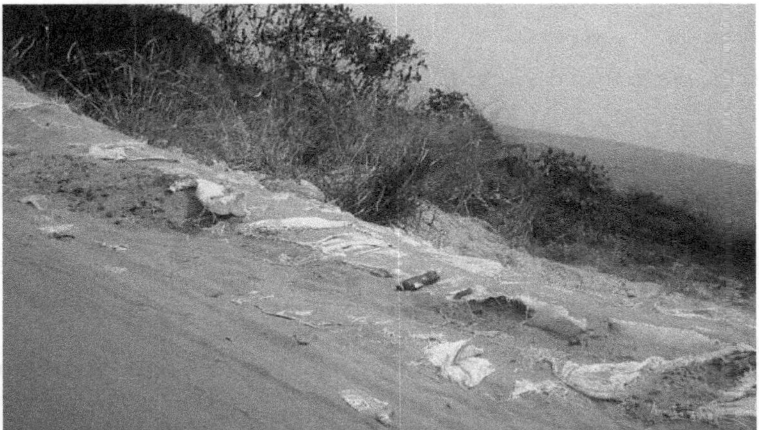

État de la route dans le faubourg de Kinshasa

1.3 – Organisation politique et administrative

Fondée comme port en 1881, la ville de Kinshasa est dès 1888 chef-lieu du district de Stanley Pool. Son rôle majeur dans l'organisation politique de la RDC se révèle en 1923 lorsqu'elle deviendra la capitale du Congo belge.

À l'époque coloniale, l'administration de la ville est soutenue par une politique ségrégationniste et concerne deux populations différentes. Il y a d'abord une administration pour la population blanche qui occupait à l'époque le noyau de la ville (l'actuelle commune de la Gombe), puis une administration des populations indigènes, cantonnées dans des cités dites indigènes. Les deux cités sont séparées par une ceinture verte ou par un camp militaire bien surveillé par la police, parant au risque de voir les populations indigènes fréquenter la cité des blancs. Les quelques indigènes qui en ont l'accès, ce sont des travailleurs des blancs (cuisiniers, jardiniers, éboueurs).

Après l'indépendance en 1960, la ville retrouve son unification, tout au moins du point de vue administratif. La politique ségrégationniste sur la base raciale a été abolie. Entre la cité indigène et la ville européenne de l'époque coloniale, il n'existe plus de frontière. Toute l'administration urbaine se trouve sous le pouvoir d'une seule autorité incarnée par le gouverneur de la ville.

Aujourd'hui, la ville de Kinshasa compte 24 communes qui peuvent être catégorisées de la manière suivante :

– Les communes excentriques, semi-rurales et rurales, à savoir : Kimbanseke, Masina, N'sele, Maluku, Mont-Ngafula et Ngaliema (en partie).

– Les communes d'extension sud : Bumbu, Selembao, Makala, Ngaba, Kisenso et Limete (en partie).

– Les anciennes, les nouvelles et les cités planifiées : Barumbu, Kinshasa, Lingwala, Kasa-Vubu, Kintambo, Bandalungwa, Kalamu, Lemba, Matete, Ndjili (en partie), et Ngiri-ngiri.

1.4 – Caractéristiques économiques

La ville de Kinshasa apparaît comme une ville où l'industrie des services est la plus développée. Ainsi, le commerce, le transport et les services en général représentaient, en 1999, 72,5 % du PIB de l'économie de la ville tandis que l'industrie et la construction constituaient 26 % du PIB et l'agriculture seulement 1,5 %. Grâce à sa position de rupture de charge entre le chemin de fer Matadi-Kinshasa et le bief navigable du fleuve Congo, Kinshasa est une plaque tournante du transport des marchandises entre l'extérieur et les provinces du Bandundu, de l'Équateur, du Bas-Congo, de la province Orientale et des deux Kasaï[123].

---

[123] MBALANDA L., *op. cit.*, p. 101.

La vie y est difficile à cause surtout de la récession économique qui frappe la majorité des pays africains. Dans le cas de Kinshasa, il faut dire que les crises successives qui ont secoué le pays et l'inflation de la monnaie nationale ont fortement contribué à déstabiliser ses habitants. À Kinshasa, l'emploi moderne s'est fortement effondré. La ville enregistre parallèlement un taux fiable de création d'emplois et un taux élevé de chômage, surtout après les pillages de 1991 et 1993. Aujourd'hui, à peine 2 % seulement de la population active aurait un emploi dans le secteur formel de l'économie[124].

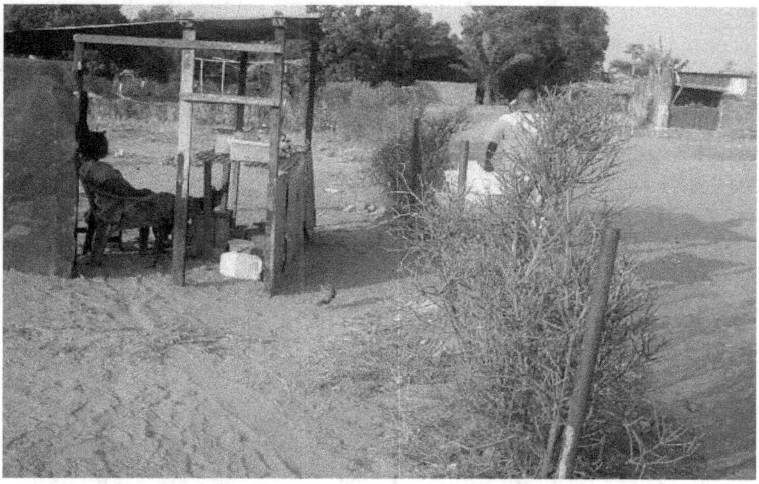

Une vendeuse dans un quartier populaire de Kinshasa

De façon générale, la situation économique de la plupart des habitants de Kinshasa est proche de la survie. C'est le secteur informel qui est le principal pourvoyeur d'emplois à Kinshasa, il fournit 65,6 % des emplois contre 11,9 % de l'administration publique, et 89,5 % du revenu des ménages sont tirés du secteur informel. Les gens démunis vivent sous la pression d'un quotidien précaire et brutal. Comment tenir ? En apprenant à contourner la stricte légalité. La ville est le royaume de l'informel qui fonctionne comme une alerte aux risques d'anéantissement, un cache-misère efficace qui investit les territoires désertés par la loi et l'ordre. On y rencontre tout l'éventail des métiers. Il suffit d'une chaise, d'une boîte en carton et d'un parasol, et d'afficher « Airtel, Vodacom, Tigo. Appels et cartes », pour tenir sa boutique de téléphonie. Le pousse-pousse existe en différentes versions. Tiré par l'énergie de bras musclés, poussé à vélo par celle de mollets vigoureux. Motorisé, on parle alors d'auto-pousse. Le charretier transporte tout : fumier, produits maraîchers, meubles, mitraille, sable, caillasse, etc.

Dans certains quartiers, le chariot fait office de corbillard ou de bac pour permettre aux piétons de traverser les lacs artificiels formés pendant la nuit par la pluie. Les chariots envahissent la chaussée et dans les pentes, sans

[124] BUNEP, *État des lieux sur la situation d'emploi en RDC*, document inédit, février 2007.

frein, sous le poids, ils menacent les véhicules ordinaires. Il n'est pas rare d'assister à des scènes burlesques où les uns et les autres s'invectivent, avant d'en venir aux mains, chacun réclamant la priorité. Les chauffeurs de taxi-bus les appellent les « *kasongos* », du nom d'un célèbre pousse-pousseur qui avait remporté toutes les courses organisées dans les artères de la capitale par une brasserie de la place.

D'autres petits métiers sont apparus au fur et à mesure de l'aggravation de la crise économique : le « *kwateur* » est l'« aiguilleur du marché ». À peine un acheteur potentiel a-t-il pénétré dans l'enceinte du marché central qu'un jeune l'aborde. Il connaît tous les magasins. Dès que le chaland l'a renseigné sur ce dont il a besoin, le « kwateur » l'amène tout droit au bon endroit. Une fois le produit acheté, il récupère une commission tant de l'acheteur que du vendeur. En une seule journée, un bon « kwateur » peut se faire entre 7 et 15 dollars pour les services rendus.

Le « *shayeur* », en référence à « *shaye* » qui veut dire « vendre » en argot kinois, est un vendeur ambulant que l'on trouve dans les ruelles, autour du marché, aux lieux de deuil et ailleurs dans la ville. Certains ont un présentoir avec leurs produits à portée de main et vendent à la criée, alors que d'autres migrent avec leurs marchandises le long des rues, aux points stratégiques, notamment au feu rouge.

Ainsi, la gamme s'élargit avec les cambistes de devises, les « *kadafis* » (vendeurs de carburant en fraude). On trouve à Kinshasa toute la palette des victimes de la « conjoncturation ». C'est ce que les sociologues qualifient d'« imagination au secours de la conjoncture », c'est-à-dire pendant les moments de crise, l'imaginaire crée un arsenal de stratégies pour la survie d'une communauté. C'est notamment le cas de cette économie souterraine installée à Kinshasa, qui enrobe tous les domaines de la vie.

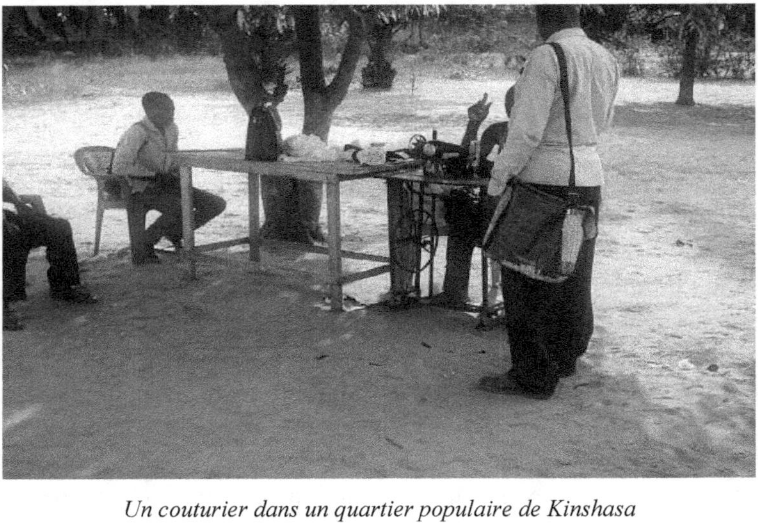

Un couturier dans un quartier populaire de Kinshasa

À Kinshasa, le sous-emploi est répandu. Il touche environ 53,1 % des actifs occupés. Le revenu d'activité moyen par actif est de 45 $ par mois. L'incidence de la pauvreté y est de 41,6 %, les dépenses globales par individu et par an sont évaluées à 315 $, et la structure des dépenses des ménages révèle une prédominance des dépenses alimentaires (48,8 %). La pauvreté des ménages de Kinshasa est structurelle, due essentiellement à la faiblesse du revenu d'activité[125]. Un-Habitat (organisme de recherche) estime que 95 % des Kinois, laissés pour compte, doivent assurer eux-mêmes les services minimums pour rendre viable leur quartier, pâtés de taudis admirables sous les palmiers rabougris[126].

Dans cette urbanité lézardée, le peuple louvoie, courbe l'échine, taille le caillou, amortit les chocs, habitué des coups et des à-coups. Les femmes veillent au grain car elles sont responsables des ménages et la matrice nourricière de la ville en crise. Elles bousculent les hiérarchies machinistes, sortant de l'arrière-cour où elles étaient consignées pour affronter le rude quotidien. Des femmes font le « *malewa* » (repas rémunéré) : elles tiennent une gargote de fortune pour servir un « damage » (repas, plat) aux abords des écoles ou des universités, à la sortie des entreprises, des banques et des hôpitaux pour calmer la faim des plus démunis. Mais cette situation est observée également dans certaines villes de l'Afrique noire.

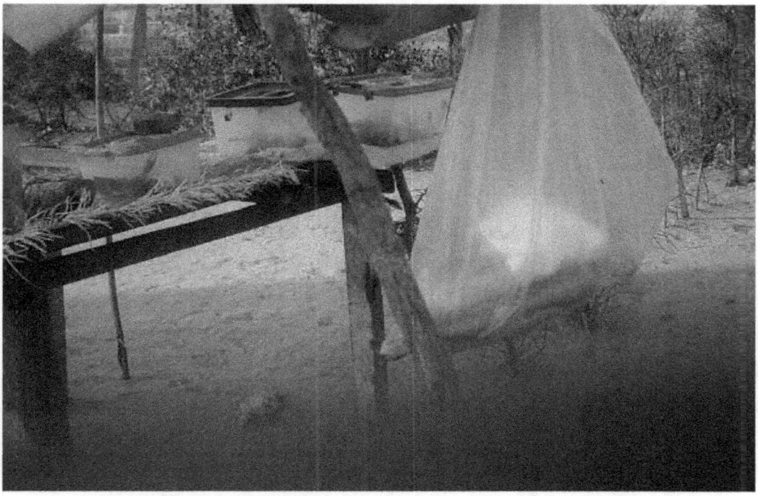

La lutte contre la survie à travers le petit commerce à Kinshasa

Selon les récits de terrain, c'est quelquefois à ces occasions que certaines femmes se livrent à des rapports sexuels occasionnels avec des partenaires migrants, sans aucune protection. C'est aussi une des voies par laquelle le sida se propage à Kinshasa.

---

125 PNUD/RDC, *Rapport de l'unité de lutte contre la pauvreté*, province de Kinshasa, 2009, p. 9.

126 PNUD/Un-Habitat, *Les Enquêtes nationales sur l'habitat et le profil socio-économique des ménages en milieu urbain*, Kinshasa, 1999, p. 10.

En effet, la perte du pouvoir d'achat ronge le budget des ménages, celui du professeur comme celui du député. Les prix changent, mais aussi le kilo au gré des circonstances. Le kilo, cette unité de masse reconnue universellement, pèse à Kinshasa parfois moins de 1 000 grammes. Celui d'hier n'est plus ce qu'il était. Le chinchard (poisson congelé et importé à Kinshasa) de l'année 2013 n'était que de 700 grammes. De même pour le pain qui avait perdu son poids en gardant son prix. Les balances utilisées sont truquées : une supercherie qui permet d'éviter la hausse des prix. Le Kinois paie le même prix mais pour une quantité moindre.

L'habitat est le plus souvent de type maison individuelle sans étage, en dur et constitué de deux pièces sur une parcelle de quelques dizaines de mètres, le plus souvent cultivée, ce qui donne à la ville l'aspect d'un jardin. L'électricité et l'eau sont distribuées de façon inégale dans la ville. Beaucoup de quartiers de la ville sont totalement privés d'eau potable. De nombreux Kinois font encore des kilomètres avec leurs bidons jaunes à la recherche du précieux liquide. La situation résulte de l'absence de politique d'urbanisation, autant que des défaillances techniques.

Ainsi, la géographie de la capitale est déconcertante. Toute la vie semble être frappée d'une désagrégation continuelle et l'infrastructure urbaine n'est souvent plus qu'un fantôme. Kinshasa se reconstruit et se détruit en même temps.

1.5 – Hygiène, environnement et santé

En ce qui concerne l'hygiène, l'environnement et la santé, Kinshasa passe pour une ville insalubre et malpropre. En effet, la production journalière des immondices et ordures ménagères est évaluée à 6 000 tonnes, et la ville ne dispose pas d'usine de traitement des déchets solides. Les ménages, sociétés, hôpitaux et entreprises trouvent à leur façon des mécanismes et des lieux d'évacuation ou des décharges. Ce qui est à la base des montagnes d'immondices qui jonchent les avenues, les artères, les lieux publics et même les plus beaux carrefours d'antan, cela même en plein centre-ville, dans la plus grande indifférence de l'autorité publique.

Les ouvrages de collecte et de drainage des eaux usées et pluviales sont soit bouchés, soit en dégradation, soit insuffisants. Ce qui est à la base des inondations, des érosions et de l'ensablement après les grandes pluies diluviennes. À chaque retour de la saison des pluies, rouler dans des nids-de-poule qui se sont transformés au fil des affaissements et des ravinements en crevasses, voire en lacs artificiels, est un casse-tête pour les rares Kinois qui disposent d'un véhicule à moteur.

Chaque fois qu'une pluie torrentielle s'abat sur la capitale, plusieurs artères se transforment en torrents. Les avenues des Huileries, Kasa-Vubu, Victoire, Justice, Poids Lourds, By Pas… comme les boulevards Sendwe et Lumumba, deviennent des sites dangereux. Dans ces conditions, ces quartiers ou communes sont devenus des milieux favorables à la prolifération des vecteurs de maladies, dont les moustiques.

Il y a lieu aussi de noter que la pollution de l'environnement urbain à Kinshasa est en grande partie favorisée par une très mauvaise gestion foncière qui est à l'origine de la création de quartiers spontanés et surtout de l'urbanisation sauvage[127]. À Kinshasa, la situation de l'urbanisme laisse souvent à désirer. L'indépendance acquise en 1960, marque la fin d'une politique d'aménagement du territoire. Depuis, l'autorité administrative congolaise s'est pratiquement effondrée ; nous assistons sans cesse à la naissance de quartiers spontanés dans les extensions de la ville. Des communes entières sont nées à Kinshasa dans des situations quasi anarchiques (Makala, Ngaba, Masina, Kimbanseke, Bumbu, Kisenso). Tout cela a eu un impact sur la santé de la population, à cause de l'absence de planification. Le système de santé devient inadapté, les dispositifs d'hygiène et d'assainissement publics se sont complètement effondrés.

La faible couverture sanitaire par les établissements publics a laissé se proliférer une multitude d'officines médicales privées qui proposent des soins à bas prix. Ces structures médicales sont le plus souvent installées dans d'anciennes maisons d'habitations (sans confort et très délabrées), qui ont 3 à 4 pièces. La première sert de salle de réception, la deuxième de laboratoire et de bureau, la troisième de salle d'opération et la dernière de chambre de repos pour les malades. Le tout dans 100 m^2. Tout s'y pratique : accouchement, chirurgie, dentisterie, gynécologie, pédiatrie, médecine interne et externe, avortement criminel, mais point de radiographie, de stérilisateur, de centrifugeuse, d'échographie, de scanner.

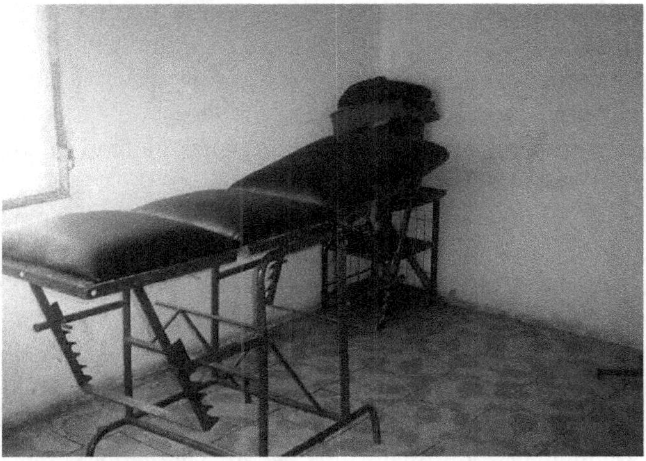

Vue d'une salle d'opération dans un dispensaire à Kinshasa

[127] ACCOR et PRODECO Kingabwa (cité par Mbalanda), « L'environnement à Kingabwa : problèmes et perspectives », *Actes du premier Atelier de réflexion sur l'environnement*, tenu du 13 au 14 juillet 2000, Kinshasa, mars 2001.

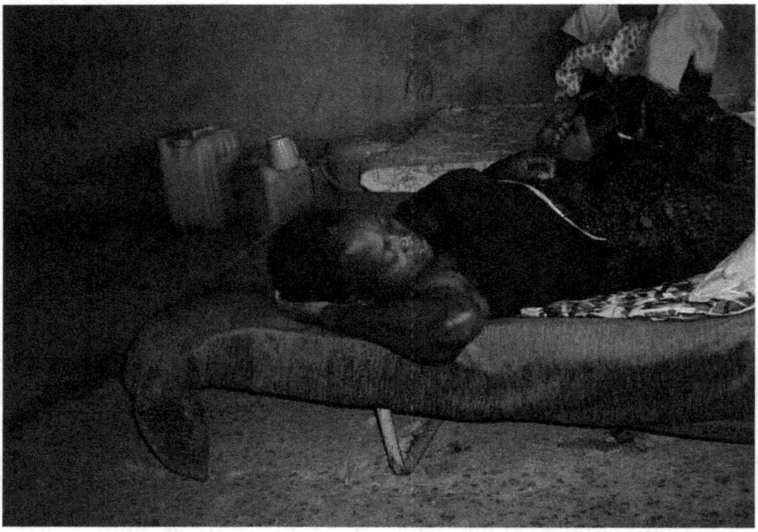

Une femme installée dans une maternité après l'accouchement

C'est ainsi, par exemple, dans la commune de Ngaba, l'une des 24 communes de la capitale. On y compte 47 centres de santé de ce type contre un seul public. On les appelle « *ligablo* médical » (petite boutique médicale). Leurs promoteurs se recrutent parmi les médecins des hôpitaux publics qui, mal payés, offrent leurs services dans plusieurs cliniques. Certains finissent par en devenir les propriétaires. Et à cette occasion, le matériel médical des hôpitaux publics est souvent transféré frauduleusement vers ces boutiques médicales, par ces médecins et infirmiers. Ces derniers proposent aussi à certains malades internés dans les établissements publics de les rejoindre dans ces fameux centres de santé, pour suivre un traitement à bas prix.

Les produits pharmaceutiques sont vendus à la sauvette par les vendeurs ambulants aux abords des marchés, des grandes artères, dans les grands espaces et dans de petites officines de 50 m^2, sans plafond, ni ventilation, et les vendeurs ne sont nullement des pharmaciens.

À Kinshasa, on note également l'omniprésence de la mort, un autre phénomène qui inquiète plus. Les corbillards sillonnent la ville chaque jour avec les corps à bord. S'il vous arrive de vous retrouver sur l'avenue des Huileries, aux environs du petit marché d'Itaga, vers 16 heures, vous serez scandalisé par le défilé des corbillards. Cette scène donne l'impression d'une ville des morts. Un mouvement incessant des corbillards qui viennent de l'hôpital général fait penser à un génocide dans la ville. Chaque samedi, tous les terrains municipaux sont quadrillés par les catafalques. Ici, les familles viennent pleurer leurs proches décédés. On peut compter jusqu'à 10 catafalques, et cela dans toutes les 24 communes de la capitale. C'est dire qu'une culture de la mort s'est installée à Kinshasa suite à l'absence d'un système de santé performant et surtout à la crise qui a miné le pays depuis belle lurette.

Se faisant, lors de ces obsèques, le cercueil reste la plupart du temps ouvert et les proches du défunt manipulent le corps à leur gré, sans penser au risque de contamination. Le transport du cercueil vers le cimetière est assuré le plus souvent par des taxis-bus appelés communément « combi ». Mais les familles assez nanties utilisent les voitures-corbillards, qui se comptent d'ailleurs sur les doigts de la main. La ville n'a aucun dispositif de transport des corps vers le cimetière, et dans la plupart de ces cimetières, ce sont les jeunes garçons qui creusent les caveaux et les revendent aux familles. Un désordre indescriptible est courant dans tous les cimetières de la ville. Mais hélas, la mort devient le quotidien à Kinshasa. Les Kinois se sont familiarisés avec ce phénomène « *liwa* » (la mort). Beaucoup de chansons y ont été dédiées. Les lieux des obsèques deviennent à cette occasion des lieux de fête. Tout le monde est bien habillé, les femmes exhibent leurs charmes, la musique est au rendez-vous, la bière coule à flots, la nourriture est servie gratuitement, les vendeurs ambulants de cacahuètes font le tour des tables pour écouler leurs produits, et les rencontres amoureuses prennent à l'occasion le devant de la scène.

1.6 – Caractéristiques socioculturelles

Plus de la moitié des Kinois s'estiment mal informés, les femmes encore plus que les hommes. Les seuls qui ont encore l'impression d'être au courant sont des hommes de plus de 50 ans, titulaires d'un diplôme universitaire, les derniers à avoir pu bénéficier d'un enseignement convenable[128]. Pourtant les médias ne manquent pas à Kinshasa. La radio reste de loin le média le plus populaire, la télévision se regarde surtout dans les quartiers, Internet est partout d'une lenteur terrifiante. Personne n'a de connexion chez soi. Quand on veut surfer sur la toile ou rédiger son CV, on le fait dans les cafés qui proposent un accès à Internet et que l'on appelle « les cybers » – du moins s'il y a du courant. Pendant la période « 1+4 » (un gouvernement formé d'un président avec quatre vice-présidents), le média a connu une expansion notable. Dans la seule ville de Kinshasa, en février 2003, on dénombrait environ vingt-cinq chaînes. En juillet 2006, le mois du premier scrutin de l'élection présidentielle, le nombre des chaînes était monté à trente-sept. Zapper entre les différentes chaînes est une activité instructive à Kinshasa, même si elle n'est pas indispensable, vu le contenu. Tropicana, Mirador et Raga sont des chaînes commerciales qui diffusent essentiellement des clips musicaux et alternent avec la publicité, dans la mesure où il existe une différence. Digital Congo et Canal Kin sont des chaînes appartenant à des partis politiques influents : Parti du peuple pour la reconstruction et le

---

[128] VAN REYBROUCK D., *Congo, une histoire*, Arles, Actes Sud, 2012, p. 523-524.

développement (PPRD), Mouvement de libération du Congo (MLC), mais Antenne A et la Radio et télévision nationale (RTNC) essaient avec les moyens disponibles de rester informatives. Ratelki appartient aux kimbanguistes, Amen TV, Canal CVV et Radio TV Puissance représentent des mouvements chrétiens plus récents. Plus de la moitié des chaînes de télévision sont entre les mains des Églises pentecôtistes[129].

Sur toutes ces chaînes chrétiennes, les sermons alternent avec les feuilletons télévisés. Ces séries soulèvent des questions d'ordre moral sur la vie et la survie dans la ville de Kinshasa d'aujourd'hui (pauvreté, adultère, sorcellerie, fécondité, réussite, difficulté de voyager en Europe) et font valoir que seul le christianisme charismatique permet une rédemption dans le pandémonium actuel.

Kinshasa est aussi le lieu par excellence du réveil spirituel de type charismatique. Pendant la transition de 2002-2006, les églises de réveil connurent une formidable expansion, surtout dans les villes. À Kinshasa, on a dénombré 3 000 Églises charismatiques. Tous les week-ends, un nouveau prophète faisait son apparition. Ces églises essayaient de se surpasser dans le choix de noms guerriers comme l'Armée de l'Éternel, l'Armée de la Victoire, le Combat spirituel, la Chapelle des Vainqueurs. Cela faisait penser aux titres belliqueux des disques de pop et à la lutte pour la suprématie sur le marché ou dans la sphère politique. Van Reybrouck note que les églises de réveil propageaient une vision du monde simple, binaire, qui aidait les gens à cerner les mauvais esprits dans un monde de l'ombre, les succès venaient de la grâce de Dieu et de ce fait, les gens étaient nombreux à faire leur shopping entre différentes églises[130].

Pour une certaine opinion de Kinshasa, les églises de réveil sont à la base des nuisances sonores à côté des bars et terrasses, qui sont coupables aussi de tapage. Ce vacarme suscite la colère des malades qui n'ont pas de repos et des parents dont les enfants ont des difficultés à réviser leurs matières. L'esprit de la Sape a trouvé un second souffle dans le pullulement des églises de réveil qui ont déferlé au cours des deux dernières décennies. Les pasteurs-prophètes sont aujourd'hui devenus les nouvelles icônes de la réussite matérielle. Les plus importants des prédicateurs de ces mouvements fondamentalistes n'hésitent pas à se pavaner devant leurs ouailles en tenues Armani et Pierre-Yves sous le slogan « Il faut être propre devant Dieu ».

Quant à la conversion de tant de Congolais à une piété galvanisée par le renouveau prophétique, elle s'explique par la pauvreté ambiante d'une population qui mène une lutte de tous les instants pour survivre, et la profonde crédulité qui lui est associée. D'autres Kinois les surnomment des églises du sommeil. Car selon eux, elles ne font qu'endormir le peuple face à l'inertie du gouvernement qui affame ce dernier. Selon les Kinois, au lieu de

---

[129] *Ibid.*, p. 524.
[130] VAN REYBROUCK D., *op. cit.*, p. 526.

pousser le peuple à la révolte contre une oligarchie compradore, les pasteurs-prophètes promettent un bonheur facile sous forme de « miracles », et ils n'incitent pas du tout leurs adeptes à travailler. « *Nzambe akosala* », disent ces chrétiens (Dieu pourvoira).

Selon l'Église catholique qui, elle, est très réactionnaire et engagée dans la libération du peuple au travers de sa doctrine sociale, ces églises de réveil sont un cadeau pour le régime. Elles facilitent la vie aux politiciens. C'est pour cela que le régime les soutient généreusement.

Frayer ainsi avec le pouvoir, on ne pouvait en tout cas pas le dire du bishop Fernando Kutino. Il a été aux prises avec, successivement, Mobutu, Kabila Père et Kabila Fils. Kutino se lançait dans l'action « sauvons le Congo ». Sur sa chaîne de télévision, il faisait venir des invités qui lançaient des virulentes diatribes contre le régime 1+4. Il s'agissait d'ailleurs d'une des rares voix critiques du côté des Églises pentecôtistes. Les Antivaleurs y étaient dénoncées. Finalement, Kutino fut condamné à vingt ans de travaux forcés, dont dix ans avec sursis. Il aurait été jugé coupable de détention illégale d'armes de guerre, de complot et de tentative d'assassinat, mais il s'agirait manifestement d'un règlement des comptes. Après avoir purgé sept ans à la prison centrale de Makala, il fut libéré en octobre 2014 avec un handicap dû à un accident vasculaire cérébral (AVC). Sa situation nécessitait une évacuation à l'étranger, mais le gouvernement ne la lui a pas accordée.

Jacquemont note : « Rien qu'à Kinshasa, ces Églises font le plein chaque semaine, parfois chaque jour, offrant par le truchement d'un harangueur vociférant dans une sono grésillante, une prophylaxie existentielle pour les dominés, leurs proies les plus faciles. Cataplasmes des douleurs, refuges de l'infortune, les églises de réveil sont des services thérapeutiques paroissiaux offrant de petits miracles quotidiens. Elles donnent l'illusion d'une rédemption facilement négociée et d'une prospérité clés en main. Dans des hangars mal ventilés, la bedaine bien remplie, mélanges de pentecôtistes américains et de gourous sortis de la brousse, ils donnent aux plus crédules, mains levées, yeux fermés, l'illusion qu'ils sont écoutés, que le Saint-Esprit descend droit sur leur tête et que, de la sorte, ils sortiront du temple non seulement absous, mais blindés contre les affres de cette vie urbaine cruelle, anonyme et incertaine. La « délivrance » est au centre des rites pentecôtistes qui, judicieusement, associent rituels africains et comportement tels que la transe et la possession. Le discours très simpliste repose sur une vision binaire du monde entre les forces du Mal et la puissance divine, sur la lutte contre les mauvais génies qui hantent la population en lui infligeant des maux psychologiques et physiques. Elle propose une déclaration de guerre sans merci contre Satan[131] ».

La problématique des églises de réveil fait penser au fameux texte de Karl Marx : « La détresse religieuse est, pour une part, l'expression de la

[131] JACQUEMONT P., *op. cit.*, p. 11.

détresse réelle et, pour une autre, la protestation contre la détresse réelle. La religion est le soupir de la créature accablée, le sentiment d'un monde sans cœur, comme elle est l'esprit des temps privés d'esprit[132] ».

La vie entière de ces fidèles tourne autour de leur Église. Ils forment ainsi une nouvelle communauté : la famille pentecôtiste avec ses « frères » et ses « sœurs ». Ils participent plusieurs fois par semaine à ces cultes qui peuvent durer des heures, dans une effervescence de chants, de prières, de danses, de transes, de révélations, de rites de guérison par imposition des mains, de miracles, et d'offrandes abondantes. Les adeptes crédules partiront plus pauvres encore qu'ils n'étaient venus. Car pour les discours sur les lendemains chantants, pour les séances de désenvoûtement, pour les guérisons miraculeuses, pour la fin du « blocage » (l'obtention d'un visa pour l'étranger), il faut payer des deniers du culte et des offrandes mais aussi d'autres frais destinés à financer les activités internes de l'Église.

Certains de ces pasteurs-prophètes, parmi les plus zélés, sont les nouvelles figures de la réussite sociale et du pouvoir. Ils évoquent la richesse, le prestige social, les liens avec les réseaux internationaux, les relations avec le pouvoir politique. Leur prospérité ostensible – beaux vêtements, voitures de luxe, villas, bijoux – n'échappe à personne. Certains s'affichent tout souriants en costume-cravate, montres dorées, chaussures luxueuses, sur de grands panneaux publicitaires. Et l'on peut lire en gros titres à côté de leurs photos : « Sept jours de signes et de prodiges au stade des Martyrs », « Grande croisade d'évangélisation et de guérison miracle », « Le prophète de Dieu pour toutes les Nations », « Amenez les sidéens, les diabétiques, les cancéreux, les paralytiques et autres malades », « Trois jours d'explosion divine contre Satan », « Sept jours de combat contre les statuettes des ancêtres », « Venez voir le oint de Dieu », « Si ton Dieu est mort, vient essayer le mien », « Venez voir cet homme qui délivre, Jésus-Christ[133] ».

Nous nous sommes attardés sur les églises de réveil, pour la simple raison que ce phénomène défraie la chronique à Kinshasa. Ces églises constituent en soi une nouvelle forme mutualiste dans une société où l'État est quasiment absent. Elles incarnent de ce fait la matrice du lien social, comme le souligne Martine Xiberras[134]. Le réveil spirituel tel que vécu au Congo n'est pas un phénomène nouveau, il a déjà existé dans le monde. Les États-Unis en sont le pivot, car vers les années 90, les pasteurs américains : Reinhard Bonnke, Jimmy Swaggart, Andrew Snyder, ont fait le tour du continent africain après avoir évangélisé des foules chez eux. Le comble de

---

[132] MARX K., *Critique de la philosophie du droit de Hegel*, Paris, Éditions Allia, 1998 (1843 1re édition).

[133] JACQUEMONT P., *op. cit.*, p. 12.

[134] XIBERRAS M., *Les Théories de l'exclusion : Pour une construction de l'imaginaire de la déviance*, Paris ; Méridiens Klincksieck, 1994, p. 7.

Kinshasa, c'est le fait que la crise socio-économique touche atrocement la population, et que rien n'est pris au sérieux. Au lieu de s'engager dans la lutte de libération, les pasteurs-prophètes donnent l'impression de vivre dans un monde où l'homme doit tout attendre de Dieu.

Kinshasa, c'est aussi la ville de la musique. Elle jaillit de partout. Des gamins jouent sur des instruments de fortune : batteries en carton, guitares fabriquées à partir de planches de récupération. Il faut citer aussi le concert de percussion de milliers de vendeurs ambulants qui sillonnent la ville en tapant sur les boîtes en fer-blanc. Et également, les vieux assis sur des chaises blanches qui chantonnent ce petit air des années 50. La nuit c'est « l'ambiance », ce goût aigrelet de la bière, ce voile imperceptible dans les regards, le voyage au bout de la nuit, le bonheur de l'attente interminable de l'aube, la fête à tout prix pour exorciser la souffrance du jour sans rien. La fête a ses lieux, sa géographie, variable avec le temps, mais toujours centrée sur Matonge, le quartier proche du stade des Martyrs. Dans le dénuement le plus total, les musiciens tentent toutes les expériences musicales : rap en lingala, soul urbaine, rumba-blues, reggae-swahili. Dans ce décor, les femmes deviennent la proie, car elles se promènent presque nues devant les spectateurs. Leurs pagnes se détachent quand elles marchent et la manière avec laquelle elles promènent leur corps à travers les allées du bar représente leur capital de prestige, l'image qui leur permet d'attirer un client.

Ces jeunes femmes envahissent les places publiques, les trottoirs et les marchés, maquillées comme des voitures de mariage. Pour s'adonner aux délices mercantiles du sexe, il fallait autrefois une autorisation de la municipalité. Mais à présent, le métier est à la portée de toutes les filles. La série 7 (les filles qui sont nées dans les années 1970) a laissé la place à la série 8 et bientôt 9. Dans ce registre, la ville de Kinshasa bat le record de la capitale la moins chère. Dans les communes pauvres telles que Ngaba, Makala et Kalamu, la passe se négocie à 1 euro, contrairement à Pakadjuma (le lieu par excellence de la prostitution bon marché), où la passe se négocie à 50 centimes. Et dans les abords de petits marchés de nuit, la passe est négociée en échange d'un plat de nourriture (le riz aux haricots, ou aux chinchards), sans aucune protection. Nombreux nous ont révélé qu'en l'absence de préservatif, les partenaires occasionnels utilisent des poches plastiques trop légères et souples. Communément appelées « sachet zéro 8 ».

Selon les discours populaires des Kinois, quand les choses vont mal dans le budget de la famille, quand un échec professionnel ou sentimental survient, quand la maladie surgit, les parents vont chez un féticheur ou un pasteur-prophète qui leur trouvera un bouc émissaire parmi leur progéniture, l'enfant sorcier. Le principal pouvoir accordé à l'enfant sorcier est d'agir à partir du monde invisible – celui de « Mamiwata », la déesse au corps de sirène, aux cheveux longs et ondulés, aux six bras et au serpent en collier autour du cou, des zombies, des « métamorpheurs », des hommes-caïmans, des hommes-léopards – d'une manière néfaste sur le monde visible. Selon ces discours, son action consiste à envoyer une maladie à un membre de la famille qu'il doit « sacrifier » auprès de ses complices sorciers. Il provoquerait alors la diarrhée, la malaria, la tuberculose, le sida... jusqu'à ce que la mort s'ensuive.

L'enfant sorcier pourrait aussi être plus simplement à l'origine du chômage, d'un accident de circulation ou d'échecs scolaires, de difficulté d'obtention d'un visa pour l'étranger. Les malheurs sont donc attribués au mauvais œil et au mauvais sort dont l'enfant, « mangeur d'âmes », est le porteur. Pour trouver l'antidote (le « blindage »), il est alors banni, chassé de la famille. Celle-ci trouve dans tous ses maux une justification simple à ce rejet.

Le phénomène des « enfants sorciers » n'existe dans les villes congolaises que depuis une vingtaine d'années, mais il prend de graves proportions. Il touche des enfants en bas âge, au seuil de l'adolescence, de plus en plus nombreux à souffrir de maltraitance, d'exclusion et de stigmatisation. Ce phénomène est attaché à l'essor des pratiques de sorcellerie, c'est-à-dire à un ensemble de croyances structurées et partagées par la population sur l'origine du malheur, de la maladie ou de la mort. Cet imaginaire transcende presque toutes les couches sociales, du semi-lettré jusqu'au lettré, en passant par le politique. Les églises de réveil en font un fonds de commerce, une façon de s'attirer les adeptes dans une situation de crise socio-économique multidimensionnelle, que connaît le Congo.

Inspirée au départ par les croyances superstitieuses de la ruralité ancienne, la sorcellerie a trouvé un terreau d'épanouissement favorable dans la paupérisation urbaine et les crises dans les familles recomposées. Elle a en même temps découvert un puissant relais dans l'expansion des églises de réveil, surtout de mouvances pentecôtiste et prophétique. Les églises jouent un rôle important dans la diffusion et la légitimation des peurs liées à la sorcellerie.

Ainsi, des séances de « cure d'âmes » dans certaines églises pentecôtistes peuvent durer plusieurs jours ou mois, voire des années. Elles commencent par l'imposition des mains et prières ; elles se transforment souvent en séances d'exorcisme qui peuvent être très violentes. L'isolement est accompagné de privations d'eau et de nourriture, allant parfois jusqu'à la mort. Quand les parents rançonnés finissent par douter de la « délivrance » de l'enfant, au prochain malheur il sera définitivement rejeté. Nombreux sont les orphelins, les enfants victimes de divorce des parents ou ceux hébergés par un proche parent (une tante ou un oncle).

Certaines Églises sont prises dans le piège de l'accusation de sorcellerie alors qu'elles prétendent lutter contre les sorciers. Entre le sorcier et le contre-sorcier, les pasteurs comme les féticheurs jouent sur l'inversion des positions. Ils en vivent. Comme les gains rapportés par les séances de délivrance sont importants, certains se sont spécialisés dans la détection des enfants sorciers. Ils y gagnent de l'argent, une reconnaissance sociale et de nouveaux clients[135].

Les « *shégués* » (enfants de rue) sont 18 000 ou plus dans les rues de Kinshasa. Ils étaient 13 800 en 2006. Certains sont revenus dans leur famille, aidés par les associations, mais chaque mois 500 nouveaux enfants viennent grossir les rangs des moineaux de la rue. Plus de la moitié sont des « enfants sorciers ». Le phénomène nouveau est l'apparition de « familles de la rue ». Des couples « *shégués* » se sont formés et les « bébés de rue » sont ainsi apparus. Ils auraient, selon l'enquête de Réseau des éducateurs des jeunes et enfants de la rue (REEJER), douze fois moins de chance de survie que les autres enfants congolais.

Cireurs de chaussures, plongeurs dans les gargotes, vendeurs de sachets d'eau claire, gardiens de voitures ou voleurs à la tire, ils dorment sur des cartons. Certains sont instrumentalisés pour gonfler les réunions politiques, coller les affiches, suivre les voitures des partis politiques, des diplomates, des touristes et des musiciens. Dans un rassemblement, ils trouvent un tee-shirt, à boire et à manger. Ils peuvent aussi être la proie facile de manipulations politiciennes.

Selon leurs discours, d'autres en revanche s'échappent, semble-t-il, dans le rêve. À l'aide d'un avion fabriqué avec une peau d'avocat, une écorce de manguier et une coque d'arachide, ils voyagent dans des lieux « meilleurs ». Partir est un désir récurrent qui se lit dans leurs récits. Anvers, le port diamantifère bien connu au Congo, est la destination préférée, celle qui donnerait la liberté et la richesse.

L'espérance moyenne de vie des enfants des rues ne dépasse pas 25 ans, à cause des maladies, des accidents, de la drogue ou de la prostitution. Et certains sont de vrais délinquants comme ces « fantassins de la violence », les « *kuluna* ». Pour les filles « *kuluna* », c'est l'enfer. Certaines servent d'appât et se prostituent à partir de 12 ans, après avoir subi le baptême (un viol collectif dont on imagine avec effroi les raffinements, avec prise forcée de drogue et passage à tabac par les aînés). Une espèce de rite d'initiation barbare.

Kinshasa vit ce phénomène nouveau jamais connu des Kinois auparavant. D'après les enquêtes de la police, ils sont 6 000 à Kinshasa, réunis dans 300 écuries. Mais en décembre 2013, la police, sur l'ordre de la présidence de la République, avait organisé leur rafle (dénommée « opération Likofi I et II », c'est-à-dire « opération coup de point »), et nombreux ont été assassinés publiquement. Actuellement, la situation semble se calmer. Human Rights Watch et la division des droits de l'Homme de la Monusco se sont saisis de cette affaire et ont unanimement condamné le gouvernement congolais pour avoir violé les droits de l'Homme à l'occasion de cette rafle. Le

---

[135] JACQUEMONT P., *op. cit.*, p. 13.

gouvernement a alors refoulé le représentant du bureau de droits de l'Homme de la Monusco, Monsieur Scott Campbell.

Dans ce chapitre, nous avons présenté notre milieu d'enquête, qui est la ville de Kinshasa. Les différents aspects abordés ont permis d'avoir une vue précise sur la ville. Kinshasa est aujourd'hui, à notre humble avis, un espace hautement affecté par le désordre et la dégradation du système sanitaire. Pour ne citer que certains aspects évoqués lors de la présentation : les maladies, la mort érigée en culture, l'absence de l'autorité publique, l'insalubrité publique, le sous-emploi des jeunes, la présence de plus en plus remarquée des églises de réveil considérées comme « hôpital de Dieu », la musique avec ses pendants : la bière et le sexe, la croissance exponentielle des jeunes filles et garçons ayant atteint l'âge nuptial, la pauvreté et la paupérisation des familles, le phénomène d'enfants des rues. La somme de ces facteurs donne l'image d'une ville agonisante, et en derrière instance, l'implosion du sida serait, semble-t-il, le coup d'achèvement.

Kinshasa, c'est aussi le lieu par excellence de la promiscuité du logement. La cour familiale ou collective dont les maisons sont construites autour d'un périmètre central généralement planté d'un arbre fruitier (manguier, cocotier, goyavier, etc.) abritent un nombre élevé d'habitants. Les contraintes économiques, se traduisent dans l'exiguïté de l'espace, n'autorisent pas la création d'un jardin. 30 à 20 personnes peuvent occuper cet espace de 20 m^2, sans latrines appropriées.

Chapitre II
Transformation urbaine et systèmes de santé à Kinshasa

Dans le présent chapitre, nous examinons l'évolution de la population dans la ville de Kinshasa, ses systèmes de santé et l'état de santé de sa population. Ce qui nous permet d'avoir une vue globale sur les origines des problèmes de santé dans la ville de Kinshasa, particulièrement sur l'implosion du sida.

1 – Accroissement démographique

À l'indépendance en 1960, Léopoldville comptait 400 000 habitants, ce qui faisait déjà de cette ville la plus grande agglomération d'Afrique centrale. Dix ans plus tard, après que la ville eut reçu le nom de Kinshasa en 1966, sa population avait déjà franchi le cap du million, puis celui de 4 millions en 1990. Les estimations de 2009 se situent autour de 10 millions d'habitants. Selon les prévisions d'Un-Habitat, pendant la décennie 2010, la capitale congolaise, miroir des urbanisations cul-de-sac, accueillera 4 millions d'habitants supplémentaires[136].

[136] JACQUEMONT P., *op. cit.*, p. 1.

Tableau n° 1 : Évolution de la population de Léopoldville – Kinshasa

1920*	1 600
1939	42 000
1947	126 000
1959	402 500
1970	1 323 000
1984	2 664 300
1994	4 655 000
2009	10 076 000

*Commune de Léopoldville seulement
(Source L. de Saint-Moulin, 2010, et diverses estimations)

Marc Pain (cité par Mbalanda) signalait au début des années 80 que le développement rapide de la ville de Kinshasa ne se faisait pas sans engendrer de crises dans tous les domaines : poids démesuré de la capitale dans le pays, rupture des équilibres naturels dans l'environnement de la ville récente, problèmes de santé, de scolarisation et d'emploi, crise morale[137]. Toutes ces crises se sont plus accrues qu'elles ne se trouvent résorbées.

Kinshasa souffre aujourd'hui de ce que l'on nomme « macrocéphalie urbaine ». En effet, lieu de refuge et d'espoir pour des paysans désœuvrés, des exclus et de tous les marginaux de la société congolaise qui ne croient plus en leur avenir dans les campagnes délaissées et livrées à la misère ; mais également espace de toutes les solutions pour assurer la promotion politique, économique, sociale et culturelle aux élites. Kinshasa attire les Congolais de toutes les catégories sociales et de tous les coins du pays. La récession économique, l'écroulement de l'administration publique, mais surtout les troubles sociopolitiques avec pillages et guerres qui les ont accompagnées, ont réduit beaucoup de villes congolaises en centres de transit pour Kinshasa. Celle-ci regorge à elle seule aujourd'hui au moins « le tiers de la population urbaine de toute la RDC[138] ».

Mal préparée pour recevoir des milliers de nouveaux citadins qui s'improvisent dans son espace en des temps très record, Kinshasa paie les frais de sa démographie galopante sous forme d'instabilité sociale dans les différents secteurs de la vie collective.

---

[137] PAIN M., *Kinshasa, la ville et la cité*, Paris, Éditions de l'ORSTOM, 1984, p. 233-235.

[138] LUTUTALA M., *Réorganisation des migrants vers les villes secondaires au Zaïre : évidences et contraintes des cas d'Inkisi et de Kikwit*, Synthèses de recherche, http//www.bioline.org.br/request?ep96006.

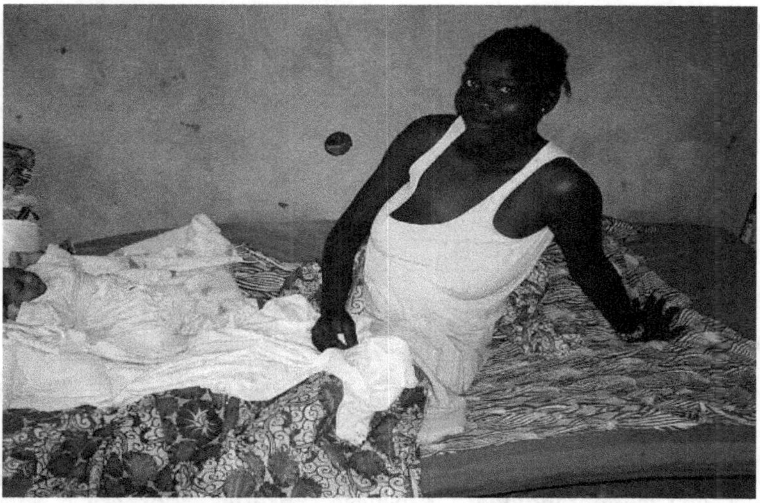

Une femme et son bébé dans une maternité à Kinshasa

En effet, sa forte croissance démographique engendre des problèmes d'occupation de l'espace, compte tenu de l'insuffisance des infrastructures et des équipements collectifs. La population kinoise croît actuellement à un rythme d'environ 4,7 % par an, indique le service national des statistiques agricoles. Cette croissance comprend l'accroissement naturel estimé à 3,9 % par an et un pourcentage correspondant à l'immigration en provenance de l'arrière-pays. Le taux brut de natalité est légèrement supérieur à celui de l'ensemble du pays, soit 51,5 % contre 48,1 %. Le taux brut de mortalité est plus élevé pour l'ensemble du pays (16,8 %) alors qu'il atteint seulement 12,6 % pour la ville de Kinshasa. L'espérance de vie à la naissance est de 53 ans. Elle est de 55 ans pour les femmes et 51 ans pour les hommes[139].

Aujourd'hui, les autorités urbaines à Kinshasa n'ont aucune maîtrise de la population qu'elles administrent. Les flux des populations non contrôlés, qui échappent à leur vigilance, resteront encore un sérieux problème pour le développement social de l'ensemble de la ville, si rien n'est fait dans le sens d'assurer une bonne maîtrise et gestion de la population kinoise.

La poussée démographique à Kinshasa est en réalité un ancien phénomène social. On l'observe depuis 1923, lorsque Kinshasa est devenue capitale du Congo belge. Mais si ce phénomène existe avant comme après l'indépendance du pays, il a été mieux contrôlé à l'époque coloniale pour la stabilité de la ville, qu'il ne l'est aujourd'hui. Ceci occasionne de graves conséquences sur le plan d'hygiène publique notamment[140].

Le tableau n° 2 ci-dessous nous donne l'évolution de la population et du taux de croissance de Kinshasa entre 1910 et l'an 2000.

---

[139] KAMATHE K., « Accès à l'eau potable dans les quartiers pauvres de la ville de Kinshasa. Cas de Kisenso », *Centre de recherche pour le Développement international*, novembre 2005.
[140] MBALANDA L., *op. cit.*, p. 113.

Tableau n° 2 : Population et taux de croissance démographique à Kinshasa (1910-2000)

Année	Population	Taux annuel moyen de croissance	Année	Population	Taux annuel moyen de croissance
1910	10 000	2,30 %	1959	444 422	2,50 %
1924	23 730	8,10 %	1967	901 520	10,60 %
1929	46 088	14,00 %	1976	1 748 000	8,00 %
1934	27 510	- 10,00 %	1980	2 400 000	8,00 %
1940	49 972	10,00 %	1984	2 664 200	2,60 %
1950	201 905	15,00 %	1991	3 119 869	2,00 %
1955	365 905	13,00 %	2000	6 062 000	3,60 %

Source : F. Lelo Nzuzi et Tshimanga Mbuyi (Pauvreté urbaine à Kinshasa)

Le tableau n° 2 nous renseigne sur l'évolution de la population et les taux de croissance démographique à Kinshasa. En effet, Kinshasa n'est encore qu'une bourgade de 10 000 habitants en 1910. Sa population double après cinq ans et quintuple presque en dix ans. L'espace de temps entre 1923 et 1929 correspond à la période de croissance économique pour la ville, marquée par l'augmentation des investissements lorsque Kinshasa devient la capitale coloniale en 1923. L'industrie naissante à l'époque attire une main-d'œuvre abondante dans la ville. Le taux de croissance de la population passe de 2,3 % en 1910 à 8,1 % en 1924 et à 14 % en 1929.

La population de Kinshasa diminue sensiblement entre 1923 et 1934. C'est la période de la récession mondiale. La plupart des hommes retournent dans leurs villages d'origine par manque d'emploi. La population chute à 39 530 habitants en 1930 contre 46 088 habitants en 1929. Le taux de croissance est de - 10 % en 1934. À partir de 1935, la population recommence à croître, avec une accélération entre 1940 et 1945. La politique de l'« effort de guerre » pendant la Seconde Guerre mondiale a beaucoup influencé cet accroissement de la population. La croissance de la population restera ainsi plus ou moins stable jusqu'en 1955. Le taux annuel de croissance est de 10 % en 1940, 15 % en 1950 et de 13 % en 1955.

De 1955 à 1960, la croissance démographique rapide de 1940 à 1950 se ralentit. Nous pensons que les agitations qui ont précédé l'indépendance du pays, acquise en 1960, peuvent apporter une explication à ce ralentissement. En 1959, le taux annuel moyen de croissance est de 2,5 %.

La poussée démographique à Kinshasa a ses spécificités selon les époques. En période coloniale, comme nous aurons à le découvrir, la ville est plus nourrie par l'immigration des populations rurales en quête d'emploi. Il s'agit généralement des individus adultes. À l'inverse, pendant la période postcoloniale, l'immigration pour la ville n'est pas la seule affaire des personnes en quête d'emploi. C'est l'immigration « tout le monde ». Mais la démographie urbaine est aussi en grande partie le fait des naissances dans la ville. Elle est caractérisée par une grande partie de la population jeune. Selon les projections de l'Institut national des statistiques (1993), il y avait en 2000 près de 6 062 000 d'habitants à Kinshasa, dont 3 637 000 de moins de 19 ans, soit 60 % de la population[141].

1.1 – Population de Kinshasa pendant la période coloniale

À l'époque coloniale, on distingue deux périodes de forte croissance : 1923-1929 et 1935-1955, limitées par les ruptures des années 30 et des années 55-60 qui précédèrent l'accession du pays à l'indépendance.

La période 1923-1929 correspond à une phase de haute conjoncture économique, d'équipement et d'investissement. La population de Kinshasa passe de 23 730 habitants en 1924 à 46 088 habitants en 1929. On manquait, comme l'indique Mbalanda, d'ouvriers à la création de Léopoldville. Les campagnes de recrutement furent massives de 1900 à 1930, parfois abusives, dépassant, en dépit des autorités, les quotas fixés par région. La population augmente et double en cinq ans avec en moyenne une augmentation annuelle de 4 700 personnes. L'industrie naissante attire une main-d'œuvre abondante[142].

À partir de 1935, cette population recommence à croître. Le taux de croissance annuel qui est de 1,1 % par an s'accélère de 1940 à 1945 pour atteindre 1,5 % par an. La politique de « l'effort de guerre » marque la première moitié de cette période. Les alliés sont ravitaillés à leur demande en matières premières d'intérêt stratégiques (caoutchouc, étain). Il faut encore noter qu'à Kinshasa la croissance de la population masculine correspond également à la deuxième vague d'investissements que connut alors la colonie belge.

L'Europe préfère placer ses capitaux en Afrique à la suite des difficultés internationales de l'après-guerre qu'elle connaît avec ses frontières et devant les troubles peu rassurants de l'Extrême-Orient. On remarquera combien le devenir de Léopoldville était lié à des conjonctures économiques qui lui étaient étrangères et combien le mouvement de la population masculine recouvre parfaitement celui des investissements.

Mbalanda indique que le nombre des travailleurs annuellement arrivés dans la capitale dépasse en moyenne 8 000 unités de 1948 à 1952. Il est supérieur à 16 000 unités au maximum en 1949. La population de Kinshasa qui était de 27 510 habitants en 1934 atteindra 365 905 habitants en 1950.

La veille de l'indépendance, de 1955 à 1960, la croissance démographique rapide enregistrée de 1940 à 1950 se ralentit. La population masculine marque un recul. Cependant, malgré le refoulement des chômeurs et des sans-emploi hors de la ville, la population totale augmente du fait de l'arrivée des épouses venues du milieu rural ainsi que des naissances[143].

---

[141] LELO NZUZI F. et TSHIMANGA MBUYI C., *op. cit.*, p. 37.
[142] MBALANDA L., *op. cit.*, p. 116.
[143] LELO NZUZI F. et TSHIMANGA MBUYI C., *op. cit.*, p. 35.

En 1959, c'est-à-dire une année avant l'accession du Congo à sa souveraineté, Kinshasa avait une population de 442 422 habitants.

Signalons que l'accroissement de la population de Kinshasa avant l'indépendance du pays est généralement fonction des raisons économiques. Pour son peuplement, la ville était principalement nourrie des travailleurs des industries et services qui venaient de s'y installer pour un motif bien précis : l'exercice d'une activité rémunérée. Il y a en outre le progrès médical. L'industrialisation qui a vu le jour à Léopoldville a occasionné l'implantation des hôpitaux, les services de santé sont assurés par l'État en faveur des travailleurs. De ce fait, le taux de mortalité a complètement diminué, les maladies sont contrôlées par les services sanitaires et le contrôle médical est instauré dans les entreprises ainsi pour les familles des travailleurs.

1.2 – Population de Kinshasa après l'indépendance

Si à la veille de l'indépendance, c'est-à-dire entre 1955 et 1960, Kinshasa connaît un ralentissement dans le rythme d'évolution de sa population, avec l'indépendance, la croissance reprend à un rythme sans précédent. La ville est confrontée à un afflux massif de gens originaires des campagnes et des villes secondaires, attirés par la nouvelle fonction et le rayonnement politique de la première ville du pays. Ce mouvement est renforcé par l'abandon des formalités ennuyeuses et tatillonnes qu'imposait l'administration coloniale au départ et à l'arrivée des immigrants. La population de la ville explose entre 1960 et 1970. Selon Francis Lelo Nzuzi et Claudine Tshimanga Mbuyi, Kinshasa est aux prises avec l'exode rural dû au laxisme de certaines administrations et à la rébellion[144].

Notre passage à l'hôtel de ville de Kinshasa, vers la fin du mois de juillet 2014, nous a permis de rencontrer le chef de division de l'état civil et des populations. Ce sexagénaire nous a éclairé sur les raisons de ces mouvements des populations des régions vers Kinshasa. Nous avons pris contact avec lui le même jour à la mairie. Étant donné que la question à traiter était importante, il n'a pas hésité d'accepter l'entretien. Il nous a reçu dans son bureau peint en jaune et cette couche de couleur semble n'avoir pas été renouvelée depuis une décennie. Deux chaises en bois pour un bureau si stratégique. Il nous a demandé de prendre place sur l'une d'elles. Après une demi-heure d'entretien, nous avons recueilli le discours ci-dessous :

« *Les populations qui viennent de l'extérieur de Kinshasa constituent une menace pour la ville. Depuis que ce mouvement a commencé, nous n'arrivons plus à tenir les registres des décès, des naissances et d'autres registres importants. Avant, les communes nous envoyaient les chiffres sur les taux de mortalité, de natalité, mais aujourd'hui, les populations venues*

---

[144] *Ibid.*, p. 36.

d'ailleurs négocient directement avec les autorités municipales pour avoir des documents non certifiés. Surtout, comme il y a beaucoup de cas de décès, les familles commencent à enterrer les gens sans certificat de décès, il y a même des naissances qui ne sont plus enregistrées et déclarées. Cette situation devient extrêmement délicate, car une administration ne peut pas fonctionner sans avoir les données de l'état civil. Mon souhait est que le gouvernement renvoie ces populations dans leurs villes d'origines, mais c'est difficile, parce qu'il n'aura pas non plus les moyens d'appliquer une telle mesure. D'où, Kinshasa est condamnée à demeurer dans une telle situation. »

Dans ce discours, le responsable du service de l'état civil fustige les flux migratoires, sans se rendre à l'évidence que la crise est liée à la mauvaise gouvernance des programmes économiques envisagés par le gouvernement. Ce déséquilibre économique touche directement les populations de l'arrière-pays, longtemps oubliées par les décideurs politiques. Gouverner, c'est prévoir. On ne peut pas gérer une ville comme Kinshasa sans disposer d'une banque de données sur sa population.

Malgré les timides tentatives de renvoi des ruraux désœuvrés vers les villages et malgré les programmes d'acheminement des sans-emploi vers les camps de travailleurs dans la région de l'Équateur, le flux vers Kinshasa augmente entre 1970 et 1980. Aussi la décennie 70 est une période très troublée sur le plan économique. La nationalisation « zaïrianisation » des entreprises, plantations et commerces des étrangers précipite l'économie nationale dans le gouffre. Les provinces sont les plus touchées par cette crise économique. La paupérisation des campagnes provoque la migration vers les villes secondaires d'abord, puis vers Kinshasa en définitive, qui va totaliser 2 400 000 habitants en 1980.

Entre 1980 et 1990, les entreprises agropastorales qui encadraient les paysans font faillite après la « zaïrianisation ». La dégradation des conditions de vie en milieu rural, le manque d'entretien des routes de desserte agricole accentuent l'exode rural vers Kinshasa. Le programme d'Ajustement structurel imposé par le Fonds monétaire international et le Club de Paris dans les années 80 aggrave davantage la crise issue de la « zaïrianisation ». Les ruraux, confrontés à la nécessité de rechercher des revenus complémentaires, migrent vers Kinshasa où les opportunités d'un emploi rémunérateur leur paraissent plus grandes qu'en province. Malheureusement, ces espoirs et opportunités s'estompent pendant la décennie 90.

En effet, en 1991 et 1993, les scènes de pillage à Kinshasa et en province parachèvent le délabrement du tissu économique national déjà précaire depuis les années 80. Et Kinshasa perd du coup 100 000 emplois, selon l'Agence nationale des entrepreneurs du Zaïre (ANEZA). Ensuite, les tensions ethniques dans les provinces du Katanga et du Kivu dans la première moitié des années 90, suivies des rébellions de l'Alliance des forces démocratiques pour la libération du Congo (AFDL), du

Rassemblement congolais pour la démocratie (RCD), du Mouvement de libération du Congo (MLC) et la guerre civile de Brazzaville à la fin de la même décennie, poussent les gens à migrer vers des lieux plus sécurisés comme Kinshasa. Des camps de réfugiés sont construits à l'occasion et d'autres réfugiés sont hébergés auprès des membres de leur famille et d'amis. Selon l'Institut national des statistiques (INS), il y avait en 2000 près de 6 062 000 d'habitants à Kinshasa, dont 3 637 000 de moins de 19 ans, soit 60 % de la population. Certaines statistiques estiment la population de Kinshasa à 8 096 254 d'habitants en 2007[145].

2 – Évolution du système de santé à Kinshasa

En 1876 déjà, le roi Léopold II, dans son discours prononcé lors de l'inauguration de la Conférence géographique de Bruxelles, assigna entre autres objectifs à l'Association internationale africaine chargée d'explorer le bassin du Congo la création de stations hospitalières. Pour le territoire, qui deviendra le Congo, les maladies rencontrées étaient cependant, pour la plupart, très mal connues, surtout par les médecins belges qui n'avaient aucune expérience de l'Afrique, et les remèdes souvent inexistants. On ne connaissait même pas le parasite du paludisme (malaria), ni son mode de transmission (fièvre des marais, mauvais air)[146].

Les premiers médecins envoyés sur place firent leur apprentissage à partir de cette situation en se familiarisant « sur le tas » avec l'expérience médicale qui, au fil des siècles, s'était accumulée sur la côte. De plus, le territoire de la colonie était très mal connu et il n'y avait que peu de voies de communication, en dehors des cours d'eau. Les médecins envoyés par le Roi firent de nombreuses et précieuses observations sur les maladies et les grands problèmes rencontrés par les populations. Et ces observations contribuèrent par la suite à la recherche médicale et à l'organisation des services médicaux[147].

L'histoire médicale de l'État indépendant du Congo est retracée comme suit :

Par arrêté du 7 décembre 1887, paraissent les premières mesures d'hygiène et de police sanitaire pour les ports de Boma et de Banana.

Le décret du 5 août 1888 organise le service médical : la couverture médicale sera assurée dans les centres les plus importants. À partir de 1899, des commissions d'hygiène sont instituées dans les chefs-lieux de districts, des mesures administratives sont prises pour lutter contre la variole et la

[145] http//fr.wikipedia.org/wiki/Kinshasa, consulté le 26 mars 2014.

[146] RUPPOL J. F., « Apports de la Belgique en Afrique centrale, dans le domaine médical de 1885 à ce jour », *Centre Royal Africain d'Outre-mer* (CRAOM), Bruxelles, Fondation Roi Baudouin, 1992, p. 1.

[147] *Ibid.*, p. 2.

maladie du sommeil et des subventions sont accordées aux hôpitaux, dispensaires et aux laboratoires de Léopoldville.

En 1893, les campagnes de vaccination contre la variole et la maladie du sommeil sont organisées à Boma et dans la région du Haut-Congo. Vu l'immensité du territoire, le Roi fit appel aux missionnaires, sociétés et organismes privés, tels que : la Croix-Rouge, le Centre d'études médicales de l'Université de Bruxelles en Afrique centrale (CEMUBAC), le Fonds du bien-être indigène (FBEI), le Fonds Reine Élisabeth pour l'assistance médicale (FOREAMI), le Fonds social du Kivu, l'Œuvre reine Astrid pour la mère et l'enfant indigène (ORAMEI), la Fondation médicale de l'Université de Louvain au Congo (FOMULAC), la Fondation Symetrain, la Fondation Damien, le Fonds médical tropical (FOMETRO), le Foperda.

En 1897, on créa l'école de médecine tropicale de Liverpool, suivie de l'institut d'hygiène et de maladies exotiques de Bruxelles en 1905.

Entre 1911 et 1928, le service médical s'organise davantage, en développant la lutte contre la maladie du sommeil et les autres maladies transmissibles, et en 1922, il devient autonome. En 1920, les services médicaux du gouvernement colonial comptaient 34 établissements hospitaliers avec un total de 3 040 lits. En 1946, on comptait 190 hôpitaux avec 21 178 lits et en 1956, 293 hôpitaux et 42 910 lits.

À l'issue de la Deuxième Guerre mondiale, le gouvernement colonial a mis en place le Plan Van Hoof-Duren, pour l'installation d'un centre médico-chirurgical dans le chef-lieu de chaque territoire du Congo. Au total, 138 centres médico-chirurgicaux furent implantés avec deux médecins à leur tête, et des dispensaires ruraux supervisés par les infirmiers et agents sanitaires.

En 1960, les répercussions des bouleversements générés par l'indépendance ont causé un coup fatal au système de santé colonial. L'OMS essaya en vain de lancer « l'Opération Congo », en envoyant du personnel médical recruté dans différents pays à l'initiative de la Croix-Rouge internationale. Mais la situation devenait de plus en plus difficile. Pour arrêter le désastre, le Fonds médical tropical fut créé en 1961. Il a survécu jusqu'en 1990 comme organe consultatif de l'administration belge pour la coopération médicale au Congo. Actuellement, Fometro fonctionne comme une ONG grâce à ses propres ressources et aux appuis des organismes financiers.

Depuis la fin de l'administration coloniale en 1960, aucune orientation politique n'a défini des objectifs en rapport avec les besoins sanitaires de communautés. Dans ces conditions, on a vu les inégalités s'accentuer dans l'accès aux soins de santé. De ce fait, le système de santé congolais a été restructuré, pour fonctionner à trois niveaux : central, provincial et périphérique. Kinshasa se situe au niveau provincial, représentée par l'inspection provinciale de la santé. Cette structure administrative gère les ressources médicales de la ville, traduit en objectifs et en programmes spécifiques les axes d'actions définies par le niveau central.

En effet, le rapport de l'enquête conjointe du bureau de l'OMS et du Fonds des Nations Unies pour la protection de l'enfance (Unicef) note qu'en l'absence d'un système d'information sanitaire fiable, la situation sanitaire à Kinshasa est restée longtemps mal connue. Mais les informations partielles disponibles permettent d'affirmer que cette situation est désastreuse. Le niveau de la couverture sanitaire et de fonctionnalité des zones de santé a diminué progressivement, surtout depuis le début des années 90. Cela se traduit par des taux élevés de mortalité constatés dans les groupes pauvres et vulnérables que sont : les mères et les enfants, les populations suburbaines, les femmes en âge de procréer, les enfants de moins de 5 ans. On indique également une détérioration des principaux indicateurs de l'état de santé (espérance de vie à la naissance, mortalité infantile, toutes les formes de malnutrition, mortalité maternelle, taux de séropositivité de l'infection au VIH)[148].

Ainsi, le personnel médical à Kinshasa négocie les soins de santé, les malades sont appelés « clients ». Dans une étude chez les Dogons du Mali, Thierry Berche va dans le même sens, quand il parle du mot « clientèle » dans le système de santé au Mali. Il désigne le marchandage des soins de santé par l'ensemble des personnes, des administrateurs du service de santé ou de commandement, qui nomment : « des populations », « des bénéficiaires », « des consommateurs de soins », ou encore « des groupes cibles »[149]. Une pratique très courante en Afrique subsaharienne.

À ce propos, notre entretien avec un médecin de la ville de Kinshasa en dit plus. Lors de notre dernier séjour d'enquête entre mi-juillet et mi-septembre 2014, nous nous sommes entretenu avec un médecin de l'hôpital général de Kinshasa. Ce médecin est un ancien camarade de l'université, notre amitié remonte en 1994, tous les deux étudiants à l'époque. C'est la raison pour laquelle la rencontre n'a pas connu des difficultés. Après l'avoir contacté par téléphone, il n'a pas hésité à accepter notre proposition. C'était le 15 août 2014 qu'il nous a reçu dans son cabinet. Notre entretien a commencé à 10 heures pour finir à 12 heures. À travers son discours, on peut retenir ce qui suit :

« *Il est difficile de parler de la question relative à la santé dans une ville comme Kinshasa. Je sais que vous connaissez bien cette ville, malgré que vous habitez en Europe, mon cher ami. Depuis que la Belgique a mis fin à la coopération médicale, l'État congolais ne s'en sort presque pas. Kinshasa étant gérée par le gouvernement central, l'inspection provinciale ne peut pas*

---

[148] MICS et Unicef, *Enquête nationale sur la situation des enfants et des femmes au Zaïre*, 1995, p. 100.

[149] BERCHE Th., *Anthropologie et santé publique en pays Dogons*, Paris, Karthala, 1998, p. 101.

envisager des initiatives de façon séparée. Il faut travailler en synergie avec les programmes nationaux. Or, Kinshasa n'a pas les mêmes réalités que d'autres villes du pays. Nous avons 12 millions d'habitants à gérer et les problèmes de santé se posent énormément. Lors de nos rencontres, les médecins de l'État œuvrant à Kinshasa avaient proposé aux autorités que Kinshasa soit régie par un statut spécial, mais cette proposition a été rejetée. Aujourd'hui, la lutte contre le sida dont vous me parlez est une situation très délicate. Le taux de contamination dans la ville est exponentiel, les populations qui viennent des régions voisines importent le sida. Hors des frontières de Kinshasa, les mesures de contrôle épidémiologique sont moins efficaces, faute de moyens. Je crois que la question du secteur de la santé et la lutte contre le sida à Kinshasa dépendent de la volonté politique. Tant que l'on n'a pas encore résolu les mouvements des populations de l'extérieur vers Kinshasa, la situation ne va jamais s'améliorer. Une autre difficulté est celle relative à la vente des produits pharmaceutiques. Le gouvernement congolais n'a aucune industrie pharmaceutique. À l'époque du Zaïre, nous importions les médicaments de l'étranger. Mais aujourd'hui, ce marché est récupéré par les Asiatiques. Je sais que les produits fabriqués par ces gens ne sont pas de bonne qualité, mais nous ne pouvons rien faire. À l'époque, notre dépôt central fournissait les produits à tous les hôpitaux du pays et c'étaient des produits de bonne qualité achetés en Belgique, en France, en Allemagne, etc. Mais depuis que le gouvernement a démissionné, les établissements eux-mêmes s'en chargent. »

Ce discours affirme ce que les observateurs n'ont cessé de décrier sur la difficulté d'organisation des soins de santé à Kinshasa. Une ville de 12 millions d'habitants est aujourd'hui asphyxiée par le manque d'accès aux soins de santé de qualité. Quelles en seraient les conséquences dans une ou deux décennies ?

Cependant, cette marchandisation des soins de santé a contraint une tranche importante de la population à recourir à l'automédication et à la tradithérapie. Pour ce qui concerne le financement de la lutte contre le VIH/Sida, il faut dire que ce sont les partenaires internationaux qui apportent un appui régulier, le gouvernement congolais n'intervient que très timidement. Les données sur les dépenses allouées dans la lutte contre le VIH/Sida entre 2005 et 2010 se présentent de la manière suivante :

Tableau n° 3 : Dépenses globales sur la lutte contre le VIH/Sida de 2005 à 2010

Année	Montant global
2005	52 766 297,67 $
2006	47 561 696,61 $
2007	51 046 603,08 $
2008	96 365 322,01 $
2009	186 945 819,01 $
2010	195 554 363,01 $

Source : Rapport REDES 2010

Toutefois, les grandes lignes de ces dépenses ne sont pas présentes dans les administrations de santé en RDC et les statistiques sur le financement du secteur de la santé sont tenues par les partenaires internationaux et non par le gouvernement congolais.

3 – Gouvernance et état de santé de la population de Kinshasa

Ce que nous entendons aujourd'hui par santé est le fruit d'un long processus historique où de nombreux phénomènes se sont entrecoupés : le langage, la science, l'histoire naturelle des maladies, la dynamique des professions, le statut du malade, la prégnance religieuse… La santé s'est largement affranchie du travail[150].

En effet, le besoin de santé se passe désormais de justifications extérieures et fonctionnelles, il tire sa légitimité de lui-même. La santé est devenue une valeur en soi. Prendre soin de sa santé devient un but pour l'individu, une fin en soi que l'allongement de la durée de vie ne fait que renforcer. Il s'agit tout aussi bien d'éviter les maladies que de faire appel à l'ensemble des moyens existants pour les contrer lorsqu'elles se présentent.

Ceci étant, le système de santé devient un cadre pouvant garantir la santé de tout individu. Il doit se conformer aux besoins de santé des populations. Naphayvong note à ce propos que le système de santé doit respecter les principaux problèmes liés à sa gouvernance : la réforme, la décentralisation, la gestion des ressources humaines, le financement, les médicaments (et autres produits de santé), les infrastructures, les équipements et matériels, les nouvelles technologies, l'information sanitaire et la prestation des soins[151].

[150] LANGLOIS E., *L'épreuve du sida : pour une sociologie du sujet fragile*, Rennes, UHB Rennes 2 – Campus de la Harpe, 2006, p. 29.
[151] NAPHAYVONG P., *Système de santé en RDP Lao*, 2011, p. 20.

En effet, cette réalité est loin d'être respectée à Kinshasa. Car depuis la fin de l'administration coloniale, tous les efforts engagés pour redresser le système de santé à Kinshasa ont été voués à l'échec, à cause notamment d'une mauvaise gestion, d'un manque de politique cohérente et de l'absence de leadership chez le chef des responsables qui gèrent le secteur de la santé.

De ce fait, le système de santé à Kinshasa est moins performant, la prestation des services ne correspond pas aux besoins de plus en plus croissants des populations, le financement et l'administration générale de ce secteur sont quasiment absents, les lois, les politiques et les textes réglementaires ne sont ni respectés ni appliqués, les réformes et la décentralisation n'existent pas. Le système de santé fonctionne totalement grâce à l'appui des partenaires extérieurs, c'est le cas du Fonds mondial tuberculose et sida, de la Fondation Damien et de la Coopération technique belge, etc. Le détournement de fonds destinés à la santé est fréquent. L'aide médicale présentée chaque fois sur la place publique (médias) n'arrive presque pas jusqu'aux bénéficiaires.

En outre, les disparités sont courantes dans l'accès aux soins de santé de qualité. Les catégories les plus vulnérables en paient les frais, notamment les enfants et les femmes, et les plus démunis recourent à la médecine traditionnelle et à l'automédication. Par conséquent, le personnel médical, étant modiquement rémunéré, recourt aux pratiques prohibées telles que : la vente illicite de médicaments aux malades hospitalisés, à des prix exorbitants, demande un pourboire pour surveiller un malade sous transfusion sanguine ou sous perfusion, les examens cliniques non reconnus par le service de la comptabilité, c'est-à-dire que le personnel médical récupère les échantillons des selles, des urines, des crachats auprès des tiers pour les examiner au laboratoire de façon informelle.

À Kinshasa, l'information sanitaire ne suit pas son cours normal, faute de dispositifs appropriés. Lors des épidémies meurtrières, il n'y a pas d'alerte. Et les populations sont généralement informées en retard, après avoir été sérieusement infectées. C'est la raison pour laquelle on observe des taux de morbidité et de mortalité très importants.

La majorité des foyers kinois vivent dans une extrême pauvreté, ils n'ont pas accès à l'eau potable et aux latrines. Cette situation est à l'origine des maladies hydriques et infectieuses. Selon une enquête menée par l'Unicef-Congo, environ 7,2 % des enfants de Kinshasa ont un poids insuffisant à la naissance (inférieur à 2,5 kg) et sont susceptibles de mourir durant le premier mois de vie. Le taux de mortalité néonatale est de 31/1 000, le taux de mortalité infantile est de 73/1 000 et infanto-juvénile 92/1 000. Ainsi 8,8 % des enfants de moins de 5 ans souffrent d'un retard de croissance sévère et, d'une insuffisance pondérale, à peine 2,6 %. Cette situation est due à un état nutritionnel assez critique et également au manque de soins appropriés. En effet, malgré la proximité géographique des services de santé, 2/3 des femmes à Kinshasa déclarent avoir rencontré des problèmes pour accéder aux soins ; 2,7 % d'entre elles évoquent les problèmes financiers, tandis que 23,5 % affirment avoir éprouvé des difficultés de transport.

La dépendance de certaines femmes vis-à-vis de leur mari limite aussi l'accès aux soins ; 10,5 % d'entre elles révèlent s'être vues refuser la permission par leur mari d'aller se soigner, 59,3 % des femmes ont bénéficié de soins prénatals chez un médecin ou une sage-femme au cours de leur dernière grossesse. Ce qui explique probablement le taux de mortalité maternelle de 549 décès pour 100 000.

Kinshasa, avec une population de plus ou moins 12 millions d'habitants, n'a que 94 hôpitaux, tous mal équipés, avec 10,4 lits pour 100 000 habitants, hormis le nouvel hôpital du Cinquantenaire et les cliniques universitaires qui ont un cadre d'accueil assez structuré. On dispose d'un médecin pour 4 865 habitants. Les hôpitaux sont moins fréquentés, environ 36,6 % sur le plan des soins hospitaliers, mais 96,8 % des accouchements se passent dans les établissements hospitaliers. En effet, le taux de prévalence du sida est estimé à 3,2 %, donc 95 000 cas de séropositifs. La même prévalence est évaluée entre 3,5 % et 3,8 % chez les femmes enceintes, et près d'un quart des jeunes filles et 20 % des jeunes hommes ne savent pas comment se procurer un préservatif[152].

La paupérisation des familles est la principale cause de la prostitution des jeunes adolescentes, car la plupart d'entre elles travaillent pour nourrir leurs familles. Ce travail de sexe, pertinemment remarquable aux abords des petits marchés, est occasionnel et nocturne. Une passe se négocie comme nous l'avons signalé plus haut à 1 euro ou en échange d'une assiette de nourriture.

En dehors du sida, le paludisme demeure l'endémie majeure et l'une des causes de la morbidité. Il est parmi les causes de mortalité maternelle et infantile, car 25,7 % seulement des ménages disposent de moustiquaires traitées initialement, 15,9 % utilisent de moustiquaires imprégnées industriellement et 42,2 % possèdent des moustiquaires imprégnées ou non. Mais tous les ménages n'en utilisent pas forcément, seul un tiers des enfants de moins de 5 ans et un quart des femmes enceintes de 15 à 49 ans utilisent une moustiquaire[153].

Outre les affections citées, Kinshasa compte un taux important de maladies chroniques telles que : le diabète, l'hypertension artérielle, la tuberculose, les troubles mentaux et autres. Il est ainsi fréquent de repérer un malade mental sur presque chaque artère et espace public. Ces pathologies sont très mal diagnostiquées et mal soignées faute d'infrastructures sanitaires adéquates. La mort est le quotidien de Kinshasa, elle s'est érigée en culture. Dans les discours populaires, on retient le plus souvent ce vocable : « *Liwa*

---

[152] ONUSIDA, *Rapport annuel sur l'évolution du VIH/Sida en RDC*, Kinshasa, 2013, p. 15.

[153] Programme national de lutte contre le paludisme, *Rapport annuel*, Kinshasa, 2013-2014, p. 11.

na liwa na Kin » (en lingala, la langue vernaculaire), c'est-à-dire : « La mort est omniprésente à Kinshasa ».

Dans la quête des informations sur les véritables causes de la récurrence des maladies et de la mort à Kinshasa, nous avons interrogé une amie médecin de l'hôpital de référence Roi-Baudoin, dans la commune de Masina. Ce médecin est l'épouse d'un ami, et notre rendez-vous a été pris également au téléphone. Elle a exigé que nous soyons à son cabinet de travail tôt le matin, parce qu'elle avait une intervention chirurgicale à 11 heures. Cela nous a beaucoup plu. Pendant notre entretien, qui a pratiquement commencé à 9 heures, nous n'avons pas hésité à lui poser les questions suivantes : Qu'est-ce qui fait qu'aujourd'hui les maladies apparaissent de plus en plus dans la ville et la mort devient le quotidien des Kinois ? Comment votre hôpital organise-t-il la prise en charge des séropositifs ?

« *Je dois d'abord commencer par évoquer les causes de cette situation. Aujourd'hui, les choses se compliquent davantage. Vers les années 1990, la situation était encore appréciable, mais depuis les guerres de l'Est dans le Kivu et l'instabilité politique relative aux changements de régime, nous sentons une crise au niveau du financement du secteur de la santé. Les partenaires qui arrivent avec des fonds refusent de les mettre à la disposition des services de santé, ils préfèrent les gérer eux-mêmes. Parfois ils ont raison, parce que la gestion de fonds a toujours posé un problème chez nous. Quant aux maladies auxquelles vous faites allusion, personne n'ignore que la pauvreté bat son plein à Kinshasa. Il faut noter que notre système de santé est très mal organisé, l'État n'a pas assez investi là-dessus. D'où les maladies qui apparaissent maintenant, ne peuvent pas être diagnostiquées faute de laboratoires et de fonds de recherche. De plus, nous ne sommes pas formés comme nos collègues dans d'autres pays du monde, car notre métier nécessite une panoplie de formations pour être au point. À propos du sida, aujourd'hui les familles utilisent leurs filles pour se prostituer, afin de ravitailler les parents, les frères et sœurs. Le sida surtout ne fait plus peur à personne. Nous avons des séropositives de 13 à 15 ans ici à l'hôpital. Et leur contamination est due aux rapports sexuels précoces. Vas-y comprendre ! Ce sont des fillettes qui sont soit envoyées par les adultes en quête des sous, soit ce sont des fillettes abandonnées suite au phénomène d'enfants sorciers que vous connaissez mieux que moi. Nous rencontrons des difficultés à contenir la propagation du sida à Kinshasa. La pauvreté des foyers en est parmi les causes. Par rapport à d'autres affections comme le diabète, l'hypertension artérielle, la tuberculose, la méningite ; je sais que ces maladies sont dues soit à la mauvaise alimentation, soit au stress. Nos parents ne travaillent presque plus, ils se font des soucis chaque jour et voilà ! En ce qui concerne la mort, c'est clair.*

L'hôpital n'a plus le matériel nécessaire, moins encore les médicaments. Nous nous limitons à la consultation, le reste c'est le patient qui s'en occupe : l'achat des médicaments, les frais des examens du laboratoire et de transfert en cas de complication. Nous sommes là pour juste poser le diagnostic, l'hôpital à Kinshasa n'est plus ce qu'il était il y a de cela vingt ans passés. Maintes fois, je surprends les infirmiers avec leurs propres médicaments et ils les vendent aux malades. Mais tu peux les engueuler et si demain tu n'es pas au poste, ils vont continuer leur sale besogne. Je sais que nous avons trahi notre cher serment d'Hippocrate. Mais ce n'est pas de notre faute, c'est la responsabilité des pouvoirs publics. D'ailleurs, je te dis qu'ici à l'hôpital de référence Roi-Baudouin, les places dans la salle des morts se négocient, à cause du nombre de décès dans la ville. Certains corps sont abandonnés sur le pavé ! »

Cette « culture de la mort » est perçue à travers le nombre des décès enregistrés par jour, ainsi que les cimetières qui se créent et se ferment au même moment. Les corbillards se comptent par milliers sur les artères de la ville. Le grand Rendez-vous se donne le samedi dans les terrains municipaux, où les corps sont étalés par quartier funérarium. Les familles entourent leur corps et les chants religieux agrémentent la veillée mortuaire jusqu'au cimetière. Aux abords de ces cimetières, les petits marchés occasionnels y sont installés : le vin de palme, la canne à suivre, la *chikwangue* (nourriture faite à base de pâte de manioc), les cuisses de poulet grillées, les pains, les cacahuètes sont exposés à même le sol. À l'intérieur du cimetière, les familles éprouvées négocient les prix auprès des vendeurs des caveaux (des jeunes hommes d'environ 20 ans) qui travaillent illégalement dans les cimetières sans le quitus de l'autorité publique.

Par ailleurs, le manque d'outils de gestion rend inadéquates les affectations des recettes suivant les priorités. On note aussi la mauvaise gestion des ressources humaines, car 80 % du personnel hospitalier sont des semi-lettrés et des sous-lettrés. Cela constitue un obstacle au bon fonctionnement des services de santé, surtout à la planification et au management hospitaliers.

Soulignons que le clientélisme, lors de recrutement des agents de santé, serait une des causes principales de cette situation. Ce personnel mal recruté et moins expérimenté vit essentiellement de la concussion et du détournement du matériel et des équipements hospitaliers. Il est indifférent à la mission qui lui a été confiée, et se fait payer illégalement pour suppléer à la modicité des salaires payés par l'État congolais.

Enfin, le secteur pharmaceutique lui non plus n'a pas échappé à ce désastre. L'État n'a plus le monopole de l'industrie pharmaceutique, il l'a privatisée au profit des firmes asiatiques. Ces dernières produisent essentiellement des produits génériques, qui dans la plupart des cas ne répondent pas aux normes internationales en vigueur. Aucun contrôle de la part de l'autorité publique n'est effectué, toute personne a le droit d'acheter comme de vendre les produits pharmaceutiques auprès de ces firmes. Et c'est la population qui court tous les risques.

On ne peut pas passer sur une artère de Kinshasa sans assister à l'exposition des médicaments traditionnels, le plus souvent étalés à même le sol. Des bouteilles contenant des liquides verdâtres et jaunâtres sont exposées sous la température de 40 °C à 45 °C. Les radios communautaires font même la publicité de ces médicaments traditionnels tout au long de la journée. Les séquences suivantes sont courantes : « Nouveau médicament contre la stérilité, la faiblesse sexuelle, l'éjaculation précoce », « Grand guérisseur des maladies graves : diabète, sida, cancer », « Nouveau produit contre l'hémorroïde chronique », « Séances de consultations chez le docteur tradipraticien Nkumu-Nkanga pour les femmes stériles », « Venez tester le médicament qui soigne toutes les maladies du ventre ». C'est comme si les maladies allaient d'emblée disparaître de l'organisme humain.

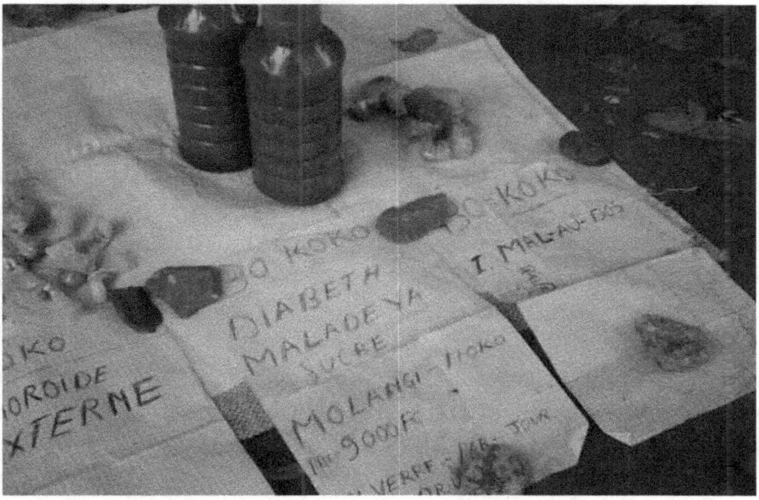

Exposition et vente des médicaments traditionnels à Kinshasa

Un tradipraticien rencontré près du bâtiment de la direction des douanes et assises, qui occupe un coin du mur depuis une dizaine d'années, s'est confié à nous lors de nos enquêtes. Nous n'avons jamais par le passé connu ce guérisseur, mais quand nous l'avons contacté le premier jour, il n'a pas hésité à nous fixer un rendez-vous. Le lendemain à 10 heures, nous sommes arrivé dix minutes avant lui. Aussitôt arrivé, il nous a salué et a commencé à étaler ses médicaments sur un vieux carton. Ce faisant, il nous a expliqué la posologie de chaque médicament. Après avoir fini d'exposer les produits, il s'est mis sur un escabeau. Étant debout, cela ne nous a pas empêché de commencer l'entretien. Le Guérisseur a commencé par relater son histoire, comme le témoigne son propre discours :

« *Je suis ici à côté de ce mur depuis à peine dix ans. Ce petit coin représente ma pharmacie, c'est mon travail, au même titre que celui des douaniers qui sont dans ce beau bâtiment. C'est avec l'argent de la vente des produits traditionnels que je paie les frais scolaires de mes enfants et d'autres besoins de ma famille. Ce travail, je l'ai appris au village vers les années 1955. À l'époque, j'avais encore 18 ans, c'est mon oncle maternel qui m'a initié, il me montrait les arbres dans la forêt et dans la brousse, et toujours au village j'ai commencé à soigner les gens qui avaient : la syphilis, la blennorragie, les maux de ventre, l'impuissance sexuelle, les maux des dents et d'autres maladies. Quand j'ai quitté le village pour venir à Kinshasa pour chercher du travail, partout où j'allais, on exigeait un diplôme. Je n'ai jamais étudié de ma vie. Comme je ne trouvais pas du travail, j'ai vite pensé à mon travail du village. C'est comme cela que j'ai commencé à chercher les plantes et les feuilles dans la brousse et les forêts environnantes de Kinshasa. D'autres plantes proviennent du village. Au début, quand je me suis installé ici, le gardien de la douane me chassait, mais quand j'ai commencé à guérir certains douaniers avec les mêmes médicaments, plus personne ne vient me chasser. Je soigne presque toutes les maladies, mais pour le sida, je donne d'abord un produit pour laver le sang de la personne atteinte du sida. Comme je n'ai pas encore beaucoup de malades du sida, j'attends toujours.* »

Bien qu'il affirme que ses produits semblent aussi guérir certaines pathologies, il confirme au même moment ses limites et le bricolage dont il est question dans le domaine de la tradithérapie à Kinshasa. Le médecin traditionnel assure sa survie à travers cette débrouille. Malheureusement pour lui, c'est la vie humaine qui est mise en jeu dans ce bricolage dont lui-même situe l'apprentissage dans un passé lointain. A-t-il été de nouveau formé pour les nouvelles pathologies qu'il prétend guérir ? C'est dans ce contexte de désordre que la population de Kinshasa vit et se fait soigner à ses risques et périls. La santé, qui est un droit protégé par les États du monde, à Kinshasa, elle est une affaire des profanes et des clandestins. Et en dépit des ateliers gracieusement financés par les partenaires extérieurs, aucune disposition n'a été mise en vigueur pour contraindre cette pratique.

Nous devons sans doute mieux mesurer aujourd'hui l'intérêt proprement sociologique de la médecine populaire considérée non seulement comme champ d'investigation à analyser et à critiquer, mais comme authentique savoir qui permet, pour peu qu'on sache l'interroger, d'éclairer des pans entiers de notre médecine officielle. Le paradoxe nous a semblé suffisamment important pour qu'à partir d'un exemple précis, nous nous y arrêtions. Les guérisseurs que nous avons rencontrés miment, d'une certaine manière, la médecine scientifique dans ses moindres recoins. Ils tiennent un discours religieux pour attirer les malades vers eux. Le guérisseur finit par devenir un religieux et créer sa propre église, pour « guérir » les malades.

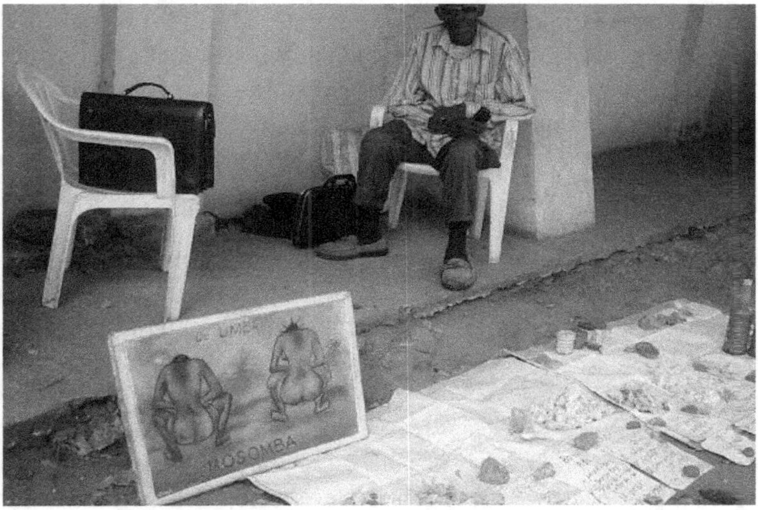

Exposition des médicaments par un tradipraticien à Kinshasa

4 – Analyse d'indicateurs

Pour l'OMS, les indicateurs sont « des variables qui permettent de mesurer directement ou indirectement les changements intervenus dans le secteur de la santé, et apprécier dans quelle mesure les objectifs et cibles d'un programme sont atteints[154] ». Le concept d'indicateur dans le cadre de l'OMS renvoie au problème de la politique de santé, car ils peuvent fournir les données de mortalité évitable pour l'adaptation des services de santé. Les indicateurs de santé sont, dans ce cas, résolument tournés vers l'évaluation. Ils sont constitués de séries de mesures supposées refléter les différentes facettes du système de soins et illustrer leur production dans une démarche de contrôle de leurs performances.

Dans son rapport technique n° 137 de 1957, l'OMS faisait également référence au besoin de mesurer les niveaux de santé. Mais l'infléchissement en faveur de la vision prospective s'est fait sentir dès 1971, pour aboutir à la suite de la conférence d'Alma-Ata aux soins de santé primaires (1978) : une nouvelle gestion par objectif et budgétisation par programme, qui reposait par nature sur l'utilisation d'indicateurs à visée prospective[155].

Ainsi, avec cette façon de concevoir les indicateurs, on est donc passé d'une problématique d'observation à un processus de surveillance continue et évaluative, voire à une volonté normative très ambitieuse. À ce stade, l'OMS ne s'est pas désengagée de son rôle de boussole mondiale, de sa

[154] Haut Conseil de la Santé Publique « la santé des jeunes » in *Actualité et dossier en santé publique*, n° 10, mars 1995, p. 16.

[155] OMS, *Rapport technique n° 137 en référence au besoin de « mesurer les niveaux de santé »*, 1957, p. 200.

vision panoramique de la santé dans le monde. Mais elle voulait la coupler avec une démarche stratégique correspondant à son rôle constitutionnel d'amener tous les peuples au niveau de santé le plus élevé possible. Ainsi, l'OMS n'outrepasse donc pas ses missions, elle se donne les moyens de mieux les remplir, si bien qu'aujourd'hui, les politiques et les puissances capitalistes imposent leur point de vue sur la bonne marche de cette organisation.

L'évaluation du secteur de la santé au travers des indicateurs est une vision singulière imposée à l'ensemble des États de la planète par les puissances capitalistes mondiales qui décident des orientations et directives à adopter sur la santé des populations. Ces lobbyings dictent à l'OMS la conduite à tenir, proposent des mesures de lutte contre les nouvelles épidémies et font tourner les industries pharmaceutiques. Mais malheureusement, ils n'arrivent pas à réduire les écarts qui existent entre les pays en ce qui concerne les progrès et le développement du secteur de la santé. Comme dans toute logique d'inégalités mondiales, certaines parties du monde sont suffisamment avancées sur l'organisation des soins de santé en faveur de leurs populations, tandis que d'autres n'ont réalisé aucun progrès dans la prise en charge des malades. En effet, 12 indicateurs ont été sélectionnés, représentant en fait 25 indicateurs de santé avec leurs subdivisions. Plus tard, la stratégie mondiale a été révisée pour définir 27 objectifs accompagnés de 54 indicateurs servant à surveiller leur réalisation. Et la région Europe a quant à elle créé un système plus sophistiqué (38 objectifs et environ 160 indicateurs), mais bâti suivant la même logique. Face à cette logique, le concept d'indicateur de santé a été catalogué à deux sens :

Premièrement, certains professionnels utilisent le mot pour désigner des instruments quantifiés et décrire des situations et identifier des problèmes. Deuxièmement, d'autres réservent ce terme aux paramètres construits en fonction d'un objectif. Ils permettent alors de juger des résultats, de vérifier si l'objectif a été atteint.

Eu égard à ce qui précède, notre analyse sur les indicateurs va au-delà du seul cadre de santé, elle concerne également les conditions socio-économiques de la population, l'environnement social dans lequel cette population vit et les moyens par lesquels elle est soignée. Car les indicateurs de l'état de santé débordent largement le champ de la maladie, a fortiori celui de la mortalité. Ils doivent comprendre davantage de données de santé positives, et des statistiques apparemment plus sociales dont l'influence sur la santé est déterminée.

4.1 – Conditions de vie

Comme dans la plupart des capitales africaines, la pauvreté à Kinshasa (44 % en 2005) est érigée en culture ou en mode de vie. Avec sa population plus jeune dont la moitié a moins de 20 ans, le chômage y est élevé (15,0 % en 2005), le secteur informel non agricole y est très développé (près d'un million d'emplois). On compte un nombre croissant d'unités de productions informelles concentrées, essentiellement dans le commerce et les services (875 500 petits commerces). La santé, l'éducation et l'assainissement posent d'énormes problèmes. Kinshasa a un taux net de scolarisation du primaire de 74,8 % (2005) et celui de mortalité infantile est assez élevé, 73 % (2007). Par ailleurs, près de 50 % des ménages de Kinshasa ne sont raccordés ni à l'électricité, ni à l'eau potable. Les services de santé ne sont pas suffisants à Kinshasa : 94 hôpitaux pour toute la ville, 10,4 lits pour 100 000 habitants et on compte un médecin pour 4 865 habitants, comme signalé ci-dessus. Soulignons que seuls 14,9 % des ménages à Kinshasa bénéficient des services publics pour l'évacuation des ordures[156].

Tableau n° 1 : Chiffres clés sur la ville de Kinshasa

Données	Kinshasa	RD Congo
Population (millions) 2005	5,8	55,3
Densité de la pop. (hab/km^2)	577	24
Taux de pauvreté	41,60 %	71,30 %
Taille moyenne des ménages	6,00 %	5,30 %
Taux de chômage (sens BIT)	15,00 %	3,70 %
Part de l'informel non agricole dans l'emploi	69,02 %	19,02 %
Part agricole dans l'emploi	5,01 %	74,04 %
Taux net de scolarisation primaire	74,08 %	55,00 %
Taux de mortalité infantile	73,00 %	92,00 %
Nb de lits pour 100 000 hab.	10,40 %	9,90 %
Ratio médecin/population	01/04865	1/17 746
Prévalence du sida (15-49 ans)	3,02 %	4,00 %
Taux d'électrification	59,05 %	10,09 %
Taux de raccordement en eau de robinets	52,08 %	10,09 %
Évacuation des ordures et ménages n'ayant pas de toilettes	14,09 % - 1,01 %	2, 03 % - 12,01 %

Source : Enquête 1-2-3, EDS 2007, ONUSIDA, Annuaire sanitaire

La lecture du présent tableau, prouve à suffisance que la qualité de vie à Kinshasa est très médiocre. Tous les indicateurs sociaux ne répondent pas

156 ONUSIDA, Enquête 1-2-3, EDS sur *l'annuaire sanitaire de la ville de Kinshasa*, 2007, p. 69.

aux conditions d'une vie décente, et ne pourront pas garantir un état de santé équilibré, ni une vie meilleure.

4.2 – Incidence de la pauvreté

La structure de la population de Kinshasa laisse apparaître l'image d'une population caractéristique des pays en développement avec une forte proportion de jeunes et une faible proportion des personnes âgées, 50,3 % de la population ont moins de 20 ans. L'âge moyen est de 23 ans et le taux de dépendance est très élevé à Kinshasa : 2,9 contre 1,7 en RDC. La taille moyenne des ménages est plus élevée à Kinshasa (6,0 personnes) que dans les autres provinces (5,3 personnes en RDC).

L'incidence de la pauvreté au niveau national est estimée à 71,3 % en RDC, elle varie de 41,6 % à 93,6 % selon les provinces. La comparaison géographique montre que la ville de Kinshasa semble moins touchée par la pauvreté en RDC. Cette ville a 6,1 % de pauvres Congolais, un chiffre qui cache une disparité notamment au sein des groupes sociodémographiques et du secteur institutionnel des ménages. La pauvreté est omniprésente à Kinshasa, au regard des conditions de vie des populations kinoises.

Les données contenues dans le tableau n° 1 (Chiffres clés sur la ville de Kinshasa) prouvent que c'est dans la catégorie des ménages d'inactifs, des chômeurs et des retraités (52,2 %) et des ménages informels (40,1 %) que l'on retrouve le plus souvent des pauvres (47,2 %). Du fait que les ménages qui vivent de l'informel (agricole ou non) représentent une part importante de la population de Kinshasa (44,0 %), ce même taux de pauvreté existe aussi dans les ménages des salariés (26,7 %).

La pauvreté est aussi plus répandue dans les ménages dirigés par les femmes (45,7 %) que pour ceux des hommes (40,7 %). Cette configuration de la pauvreté selon le sexe du chef de ménage n'est pas surprenante. Car la précarité du statut de la femme sur le marché du travail et de son statut social limite son accès aux activités productives. Le niveau de pauvreté dans les ménages dirigés par les femmes peut encore s'expliquer par le fait qu'elles ont un bas niveau d'instruction. L'incidence de la pauvreté féminine s'élève à 72,2 % dans les ménages dont le chef a atteint au plus le niveau primaire et 36,8 % dans les ménages dont le chef est universitaire.

Ainsi, une femme ménagère rencontrée au marché de Mont-Ngafula atteste cette hypothèse. Maraîchère depuis deux décennies, elle n'a pas hésité à révéler certains faits sur la précarité des familles à Kinshasa. Ses informations fournies confirment également certains de nos constats, comme elle en témoigne dans les lignes de cet entretien :

« *Je suis mère d'une famille nombreuse de 8 enfants, nous vivons de l'agriculture. Mon mari ne travaille pas. Avec les produits de l'agriculture, on paie les frais de scolarité des enfants, les soins médicaux, les frais de loyer, la nourriture et d'autres besoins. Nous n'avons pas d'autre source de revenus pour vivre. Si je vends mes produits du champ, je gagne environ 5 000 francs congolais (2 euros) par jour, et nous utilisons les 3/4 de cette somme. Nous n'épargnons presque pas. Nos conditions de vie ne sont pas meilleures, on n'a plus d'autres solutions à envisager pour sortir de cette pauvreté.* »

L'incidence de la pauvreté est ressentie par les familles de Kinshasa à cause notamment du manque de revenus dû au chômage des chefs de ménages. C'est pourquoi ces derniers recourent aux différentes stratégies de survie telles que : le petit commerce, les travaux des champs et autres activités informelles.

4.3 – La consommation

Les dépenses globales annuelles par personne sont évaluées à 315 $ (161 $ pour les pauvres et 487 $ pour les non-pauvres). Cette structure des dépenses des ménages révèle une prédominance des dépenses alimentaires (48,8 %) qui font partie des besoins incompressibles aussi bien pour les non-pauvres que pour les pauvres (donc 58,1 % pour les pauvres et 45,3 % pour les non-pauvres). Cette part de l'alimentation est nettement inférieure à celle de l'ensemble de la RDC (62,9 %). Ce résultat confirme l'écart entre l'incidence de la pauvreté à Kinshasa et sur l'ensemble de la RDC. Les dépenses non alimentaires représentent une part relativement importante des dépenses globales des ménages (51,2 %) de Kinshasa. Elles sont chez les non-pauvres quatre fois supérieures à celles des pauvres. Et l'on retrouve à nouveau cette disparité, si l'on regarde le poids de l'alimentation dans les dépenses totales : 54,7 % chez les pauvres, contre 41,9 % chez les non-pauvres.

On note également que la part des dépenses de santé des non-pauvres (3,8 %) est supérieure à celle des pauvres (2,1 %). Il en est de même des dépenses d'éducation : 8,5 % chez les non-pauvres contre seulement 3,9 % chez les pauvres. En outre, les ménages pauvres investissent moins dans le capital humain (santé et éducation). Ils accroissent à cet effet la probabilité pour leurs enfants de demeurer dans la pauvreté.

Ces écarts prouvent qu'il y a des inégalités à Kinshasa, car la catégorie la plus pauvre consomme 13,0 % de la production totale contre d'autres ménages qui n'en consomment que 41,7 %.

Lors de nos enquêtes, nous avons contacté quelques chefs de ménages pour évaluer leurs dépenses journalières de consommation. Le récit d'une vendeuse de fruits rencontrée au marché de Masanga-mbila révèle les conditions de vie des populations pauvres de Kinshasa, à travers son témoignage :

« *Je suis vendeuse de fruits depuis plus de six ans dans ce petit marché. Tout le monde me connaît dans ce marché. Les bénéfices de ce commerce ne sont pas importants, mais ça me permet de répondre aux besoins de mon foyer. Je suis veuve depuis dix ans. Ce qui est intéressant dans cette activité, c'est que je ne manque jamais de nourriture chez moi. Mais tout ce que j'ai comme bénéfice, je l'utilise dans l'achat de la nourriture, on ne peut pas épargner, ni acheter un bien de valeur. Par exemple, après avoir vendu les fruits, la première chose, c'est acheter un kilo de farine de maïs et du manioc, ensuite, on ajoute le poisson et l'huile, car à la maison, on n'a pas de stocks de nourriture. Et à la fin de chaque journée, on fait un effort pour garder le capital du départ pour que le lendemain, on achète encore le stock de fruits à revendre. Je fais tout mon possible pour ne pas utiliser mon capital, sinon je vais rester à la maison sans rien faire. Donc, je voulais tout simplement dire que toutes les dépenses vont dans l'achat de la nourriture, on ne pense pas aux soins de santé ni à la scolarité des enfants. On cherche d'abord à trouver de quoi manger, pour ne pas laisser les enfants sans nourriture. Cette situation est très difficile pour moi, car je lutte seule, tous les efforts fournis, c'est pour avoir à manger. À part ça, le commerce des fruits est saisonnier, quand les fruits sont rares sur le marché, moi également, je suis contrainte d'attendre la prochaine saison. Quel est alors mon avenir avec ces enfants ?* »

Dans son récit, la vendeuse parle d'un commerce qui concourt uniquement aux besoins alimentaires. Elle ne peut pas penser à l'épargne, ni aux divers frais du ménage ! La lutte contre la survie devient le quotidien de cette famille. Tout ce que cette femme peut fournir comme effort aboutit à l'achat de la nourriture. Abdou Touré parle d'une imagination créatrice débouchant sur l'invention ou le choix d'une activité lucrative, même sans apprentissage préalable, exercée par les démunis pour faire face à l'urgence de vivre[157].

4.4 – L'emploi

La réduction de la pauvreté est tributaire du plein-emploi et d'un travail décent pour tous. La proportion de la population active figure ainsi parmi les indicateurs de suivi de la pauvreté. Le taux d'activité de Kinshasa (42,3 %) est faible par rapport à la moyenne nationale (60,2 %). Ceci s'explique entre autres par une plus faible insertion des jeunes sur le marché du travail. Le taux d'activité des enfants de 10 à 14 ans y est de 1,8 % contre 9 % pour la RDC. Le travail des enfants (cireurs, éboueurs, vendeurs ambulants, etc.) est donc moins problématique à Kinshasa que dans les autres provinces du pays.

Le taux de chômage à Kinshasa est de 15,0 % et 3,7 % au niveau national. Il touche plus particulièrement les jeunes de 18 à 24 ans (29,5 %). Parmi les actifs occupés, près d'un tiers gagnent moins du SMIC (1 $ par jour en 2005). Et près d'un quart travaillent involontairement pendant moins

---

[157] TOURÉ A., *Les petits métiers à Abidjan : l'imagination au secours de la conjoncture*, Paris, Karthala, 1985, p. 287-288.

de 35 heures par semaine. Ainsi, le phénomène de sous-emploi est répandu à Kinshasa puisqu'il touche 53,1 % des actifs occupés.

En rapport avec le chômage, le récit d'un patient que nous avons rencontré aux cliniques Rapha a attiré notre attention. Cette rencontre a eu lieu dans l'enceinte de l'hôpital, le jeudi 28 août 2014 vers 11 heures, après avoir été reçu par le médecin-directeur de cet établissement hospitalier. Notre interlocuteur n'a pas hésité à nous éclairer sur la façon dont il mène sa vie à travers la débrouille. Son discours révèle le contexte de précarité dans laquelle sa famille vit :

« *Je travaillais comme mécanicien depuis une dizaine d'années à la Brasserie du Congo (Bracongo). Depuis les pillages de 1991, j'ai perdu mon emploi et je suis au chômage aujourd'hui. Maintenant pour vivre, c'est ma femme qui fait la débrouille, elle vend : le charbon, les bois de chauffage, l'huile de palme, la farine de maïs. Elle est assistée dans ce commerce par notre fille aînée, qui est mère de trois enfants. Car depuis que son mari a perdu son travail, elle a été contrainte de regagner le toit familial. Donc présentement, personne parmi nous n'a un emploi sûr. On se contente de la débrouille.*

Mais la difficulté intervient quand un membre de la famille est malade. À ce moment, nous sommes contraints de chercher du secours auprès des autres membres de la famille qui ont un travail rémunéré. En réalité, c'est toujours difficile, car eux aussi ont des problèmes. Tout ça, c'est à cause du chômage, l'État ne cherche absolument pas des solutions pour nous trouver du travail et nous sommes condamnés à rester chômeurs toute notre vie ! À cause de cette situation, mes deux jeunes filles commencent à sortir chaque soir avec leurs amies pour aller se prostituer. Au début, je me suis opposé à cette pratique à cause des maladies, parce qu'on nous dit que le sida atteint souvent les prostituées, mais comme elles ne veulent pas m'écouter, je suis fatigué de les surveiller toutes les deux. »

Dans ce discours, notre enquêté a démontré les effets collatéraux du chômage dans son foyer : la précarité, la perte de l'autorité parentale vis-à-vis de ces enfants, la prostitution de jeunes filles, la difficulté d'accès aux soins de santé. Le chômage devient un facteur incitatif des maladies, de la pauvreté et du désordre au sein de ce foyer. Les parents ont pratiquement perdu leur autorité à cause de la pauvreté. Les filles deviennent, à cet effet, les créancières d'aliments pour la famille.

4.5 – Le secteur informel

Le secteur informel est le principal pourvoyeur d'emplois à Kinshasa, car une part importante du marché du travail est dominée par le secteur informel non agricole. Ce dernier fournit 65,6 % d'emplois, suivi par l'administration publique (11,9 %), le secteur privé formel (8,8 %), l'agriculture (6.2 %) et enfin les entreprises publiques (5,2 %).

Comme indiqué ci-dessus, la ville de Kinshasa compte 875 500 unités de production du secteur informel, qui emploient régulièrement près d'un million de personnes. Ce chiffre montre l'ampleur d'une économie souterraine, qui n'épargne aucun secteur de la ville, y compris la santé. C'est ainsi que 89,5 % du revenu des ménages à Kinshasa proviennent du secteur informel. Ce dernier joue un rôle positif au sens où il fait partie des stratégies de survie des ménages paupérisés de Kinshasa. Mais la multiplication des unités de productions informelles dans un contexte de stagnation économique se traduit également par une précarisation croissante des emplois créés[158].

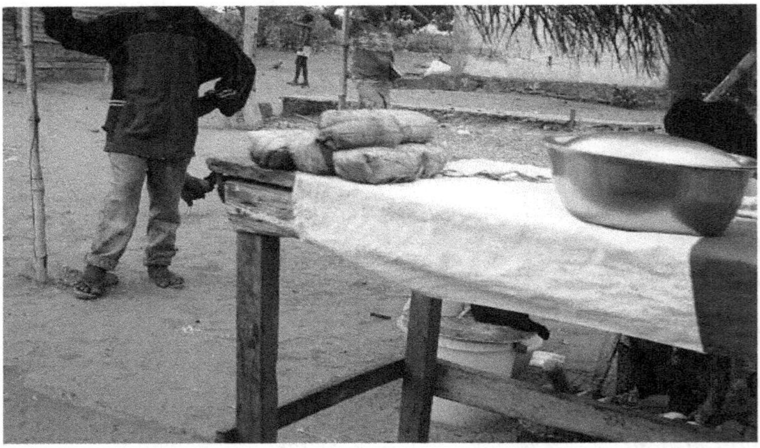

Le petit commerce : principale activité de survie des populations de Kinshasa

Lors de notre passage au bureau communal de Mont-Ngafula, nous avons interrogé le chef de bureau des petites et moyennes entreprises à ce sujet. Notre question était la suivante : Quelle est votre opinion sur l'ampleur du secteur informel à Kinshasa ?

« *Effectivement, ce secteur a pris de l'ampleur aujourd'hui. Je pense que sans ces activités informelles, les populations de cette ville n'en sortiraient pas. Ces activités touchent tous les secteurs de la vie. Au niveau de la municipalité, nous avons pas mal de recettes issues de ce secteur. Dans toute la ville de Kinshasa, depuis les riches jusqu'aux pauvres, tout le monde exerce ce commerce informel. Nous ne pouvons pas l'ignorer parce que c'est notre secteur d'activité.* »

Dans son discours, il met l'accent sur le fait que ce secteur est porteur d'espoir auprès de la population. Il touche, semble-t-il, presque toutes les couches de la population. C'est comme si son absence entraînerait mort d'hommes.

---

[158] PNUD, *Rapport annuel sur la pauvreté et les conditions de vie des ménages de Kinshasa*, mars 2009, p. 10.

4.6 – Le revenu d'activité

Le revenu moyen par actif est faible à Kinshasa : 45 $ par actif par mois. Néanmoins, il est largement supérieur au revenu moyen des actifs sur l'ensemble de la RDC (22 $). Ce niveau de revenu varie selon le secteur institutionnel. On observe aussi le revenu le plus faible chez les actifs agricoles (27 $). Ils sont suivis par les actifs du secteur informel non agricole (34 $) et les fonctionnaires de l'administration publique (34 $). Cela prouve le degré de précarité de leurs conditions de vie. Enfin, les revenus les plus élevés se trouvent dans le secteur privé formel (63 $), dans les associations (75 $) et enfin dans les entreprises publiques (106 $).

Signalons que les fonctionnaires sont parmi les actifs ayant le plus haut niveau d'études réussies (13 années) et l'ancienneté dans l'emploi le plus élevé (14 ans) à Kinshasa. Cette faible rémunération ne permet pas aux fonctionnaires de s'affranchir de la pauvreté, et elle peut également conduire à une dégradation de la qualité du service public. Si l'on observe l'ensemble des revenus d'activité des ménages, on obtient un revenu moyen par ménage de 84 $ dans la ville de Kinshasa contre 42 $ sur l'ensemble du pays.

En effet, la pauvreté dans laquelle vivent les ménages de Kinshasa est une situation structurelle due à la faiblesse du revenu d'activité. Ceci a pour corollaires : la difficulté d'accéder aux soins de santé de qualité, d'assurer l'éducation des enfants et de répondre aux besoins du ménage.

4.7 – L'éducation

Cette question ne peut être occultée dès lors qu'on aborde le problème de santé d'une population. Ces deux secteurs s'interpénètrent dans la mesure où une meilleure éducation prépare l'homme à se connaître et à protéger sa santé physique et mentale. L'accès aux infrastructures scolaires semble plus facile à Kinshasa que dans les autres provinces. Ce qui pourrait expliquer en partie le faible taux d'activités des enfants dans la ville (1,8 % contre 9,1 % en RDC).

Ainsi, la population de Kinshasa est la mieux instruite : 9,5 années d'études réussies pour les individus de 15 ans contre 6,9 années au niveau national. Cette ville a 4,9 % de non-instruits contre 20,1 % au niveau national. 59,4 % de sa population ont atteint le niveau secondaire et 12,5 % le niveau universitaire, contre 50 % et 3 % pour le reste du pays. Kinshasa a un taux de scolarité de 74,8 % dans le primaire contre 55 % pour la RDC, et un taux d'alphabétisation de 67,6 % contre 43,2 % pour le reste du pays.

Malgré ces performances apparentes, l'éducation des enfants à Kinshasa est confrontée à de multiples difficultés, notamment le problème financier, qui est la principale cause de l'arrêt de la scolarisation constaté dans les familles de Kinshasa : 30,7 % contre 41,3 % en RDC. Trois quarts des familles ayant des enfants à l'école déclarent avoir connu l'exclusion de leurs enfants pour non-paiement des frais scolaires.

Ainsi, les disparités sont encore perceptibles entre les sexes : le taux de scolarité des filles semble s'écarter de celui des garçons au fur et à mesure qu'elles évoluent dans leur cursus scolaire : de 76 % au primaire, il baisse à 45 % au niveau secondaire. Si l'on prend le nombre de filles pour une période de 6 années du cycle secondaire, on a l'impression qu'il est presque égal à celui du niveau primaire, et l'on ne compte plus que 7 filles pour 10 garçons au niveau universitaire.

Le discours d'un parent au chômage depuis dix ans décortique certaines réalités liées à la question de l'éducation à Kinshasa. Notre entretien s'est passé le 30 septembre 2013, à l'occasion de la rentrée des classes, après avoir été accompagné les enfants à leur école. Cependant, à bord du taxi qui nous a ramenés à la maison, les passagers se sont mis à discuter sur l'actualité relative à la rentrée scolaire. Ils se sont penchés entre autres sur : la probabilité de terminer les études entre garçons et filles, les prix exorbitants des objets scolaires et de la caution exigée par certains établissements d'enseignement. Pendant ces échanges, le monsieur assis à côté a commencé à nous parler de sa situation. À ce sujet, nous pouvons lire les inquiétudes de notre interlocuteur dans certains passages de notre entretien :

« *Je suis père de famille et j'ai quatre enfants. Quand je travaillais encore, l'aîné et son petit frère allaient à l'école, mais depuis que j'ai perdu mon travail, ils ne peuvent plus étudier. Pour les deux filles qui ont déjà l'âge de 18 et 20 ans, il n'y a aucun souci si je ne peux pas investir dans leur scolarité, parce que les filles ne vont pas loin dans les études. Elles sont souvent engrossées durant leur cycle scolaire. Et chez nous, les études ne comptent pas beaucoup pour la femme. Je sais que mes deux filles vont bientôt se marier. Mais la difficulté c'est les deux garçons. Qu'est-ce qu'ils deviendront dans l'avenir s'ils n'étudient pas ?* »

Outre les difficultés financières, les grossesses et le mariage précoce constituent des obstacles à la scolarisation des jeunes filles. On estime à 12,1 % la proportion de jeunes filles de 15-19 ans de Kinshasa ayant déjà eu un enfant ou ayant déjà été enceintes. Les disparités dans l'éducation des filles représentent 51,3 % de la population de Kinshasa. Leur taux d'activité (35,5 %) est plus faible que celui des hommes (49,6 %), de même que leur taux de chômage (12 % des femmes et 17,3 % pour les hommes), et le revenu mensuel moyen est de 30 $ pour les femmes contre 50 $ pour les hommes.

4.8 – La malnutrition et la mortalité infantile

D'une manière générale, la malnutrition infantile concerne les enfants de moins de 5 ans. Mais elle peut survenir très tôt et parfois toucher les enfants avant même leur naissance. Selon les données à notre disposition, la malnutrition est moins sévère dans la ville de Kinshasa que dans les provinces du Congo, mais elle est néanmoins importante. Environ 7,2 % des enfants à Kinshasa ont un poids insuffisant à la naissance (inférieur à 2,5 kg) et de ce fait, sont susceptibles de mourir durant le premier mois de vie. Le taux de mortalité néonatale (décès avant un mois) s'élève à 31 %. Cette situation peut s'expliquer par un état nutritionnel assez critique des enfants de Kinshasa et le manque des soins de santé appropriés.

À cet effet, l'on note que 8,8 % des enfants souffrent d'un retard de croissance sévère (c'est-à-dire que leur taille est inférieure à la norme d'un enfant de leur âge), tandis que le niveau de l'émaciation (faiblesse du poids par rapport à la taille) sévère atteint 1,9 % à Kinshasa, et l'insuffisance pondérale (faiblesse du poids par rapport à l'âge) sévère s'élève à 2,6 %[159].

4.9 – La santé maternelle

Dans ce registre, il est donc question de parler de l'accès des femmes aux soins de santé. Car ce problème se pose avec acuité à Kinshasa. Les femmes sont de plus en plus marginalisées, de par leur position de dépendance vis-à-vis de l'homme. Dans la plupart des cas, c'est l'homme qui décide du sort de son épouse malade, parce que cette dernière ne dispose d'aucun revenu pour faire face aux dépenses des soins de santé.

Le tableau ci-dessous nous renseigne davantage sur les possibilités qu'ont les femmes d'accéder aux soins de santé.

Tableau n° 2 : L'accès aux services de santé et la santé maternelle

	Kinshasa	RDC
Proportion de ménages habitant à plus de 2 km d'un poste de santé	99,60 %	74,40 %
Proportion de ménages habitant à plus de 10 km d'un hôpital	99,60 %	65,40 %
Nb de lits pour 100 000 habitants Ratio médecin/population	10,4 1/4 865	9,9 1/17 746
% de femmes (15-19 ans) ayant rencontré des problèmes pour accéder aux soins : – problèmes financiers – problème de transport – permission d'y aller	66,5 % 52,7 % 23,5 % 10,5 %	85,1 % 75,6 % 44,0 % 22,1 %
Utilisation d'une contraceptive (15-19 ans)	41,00 %	20,00 %
Soins prénatals (15-19 ans) chez le médecin ou la sage-femme	59,30 %	35,80 %

[159] KWILU LANDUNDU H., *Accès aux soins de santé en République démocratique du Congo : analyse du mythe de la santé pour tous*, Mémoire de Master – recherche en sociologie, Département de sociologie UFR5, Université Paul Valéry, Montpellier, 2012, p. 66.

Accouchement établissement sanitaire	96,80 %	70,10 %
Accouchement assisté par un médecin	22,10 %	5,20 %
Accouchement assisté par une sage-femme	31,30 %	31,60 %
Accouchement assisté par un infirmier	40,40 %	27,60 %
Total personnel de santé	93,80 %	64,40 %
Taux de mortalité maternelle	Données non disponibles	549

Source : Enquête 1-2-3, EDS 2007, Annuaire sanitaire.

L'analyse des données contenues dans le tableau ci-dessus nous montre que malgré la proximité géographique des services de santé, deux tiers des femmes à Kinshasa déclarent avoir rencontré des difficultés pour accéder aux soins de santé. 52,7 % des femmes évoquent les problèmes financiers, tandis que 23,5 % affirment avoir connu des problèmes de transport pour se rendre à l'hôpital. Outre l'accessibilité géographique, il faut dire que la pauvreté, le bas niveau d'éducation et surtout la dépendance vis-à-vis de l'homme, limitent aussi l'accès des femmes aux soins de santé. Certains maris ne donnent pas la permission à leur épouse d'aller consulter un médecin.

À Kinshasa, seulement 59,3 % des femmes ont bénéficié de soins prénatals chez un médecin ou une sage-femme, au cours de leur dernière grossesse. Ce qui explique probablement le niveau élevé du taux de mortalité maternelle en RDC (549 décès pour 100 000 naissances). Les accouchements se font dans les établissements sanitaires (96,8 % à Kinshasa et 70,1 % en RDC). Un nombre important d'accouchements sont assistés par un personnel de santé (93,8 % contre 64,4 % en RDC). Et 22,1 % des accouchements ont été assistés par un médecin, 31,3 % par une sage-femme et 40,4 % par un infirmier[160].

Le tableau n° 2 ci-dessus démontre la situation générale sur l'accès des femmes aux soins de santé. Il sied de noter que l'accès aux soins de santé est rare à Kinshasa, et même ceux qui y ont accès n'ont pas la garantie de les avoir au moment voulu.

[160] KWILU LANDUNDU H., *op. cit.*, p. 67.

4.10 – L'eau, assainissement et habitat

Tableau n° 3 : Les conditions de vie à Kinshasa

Conditions de vie	Kinshasa	RDC
Source d'eau de boisson		
– robinet dans la parcelle	52,8 %	10,9 %
– robinet chez les voisins	31,2 %	6,7 %
– source non aménagée	3,3 %	31,2 %
– cours d'eau	0,2 %	19,0 %
– source aménagée	3,7 %	18,2 %
– puits protégés	3,3 %	4,6 %
– puits non protégés	2,1 %	3,8 %
– borne-fontaine ou forage	3,1 %	5,0 %
Source d'éclairage		
– raccordement à l'électricité	59,5 %	10,3 %
– lampe à pétrole	38,7 %	44,5 %
– feu de bois	0,2 %	15,5 %
– bougies	0,7 %	3,4 %
Évacuation des ordures		
– service de voirie	14,9 %	2,3 %
– voiries publiques	8,2 %	3,4 %
– incinérations	3,0 %	7,2 %
– compost ou fumiers	9,7 %	11,1 %
– enfouissement	23,5 %	19,7 %
– dépotoir sauvage	22,3 %	52,9 %
Types de toilettes		
– chasse d'eau	40,0 %	7,6 %
– latrines	14,7 %	15,2 %
– trou ou autres	44,2 %	65,2 %
– pas de toilettes	1,1 %	12,1 %
Type d'habitation		
– maison dans la concession	79,4 %	83,2 %
Type de murs		
– mur en pisé	0,9 %	38,7 %
– brique adobe	5,4 %	30,1 %
– bloc de ciment	83,1 %	10,3 %
– brique cuite	6,5 %	8,5 %
Type de sols		
– terre battue ou paille	10,4 %	80,8 %
– planche ou ciment	79,5 %	16,7 %

Source : ministère de l'Environnement et de la Conservation de la nature, RDC, 2011

La lecture de ces indicateurs sociaux prouve que la ville de Kinshasa est toujours classée en première position par rapport au reste du pays. Cela se justifie par le fait que toutes les infrastructures sociales sont concentrées dans la capitale. Quand nous analysons le tableau méthodiquement, on constate que la desserte en eau est l'une des difficultés que connaît la population de cette ville. La conséquence directe, c'est le développement des maladies hydriques et autres infections meurtrières. Quant à l'assainissement, la ville de Kinshasa n'a aucun dispositif pour l'évacuation des tonnes d'immondices qui jonchent les artères et les rues. Malgré la présence de la centrale hydroélectrique d'Inga (deuxième centrale hydroélectrique du monde après celle d'Assouan en Égypte), Kinshasa est moins éclairée, à peine 59,5 % des ménages sont desservis en électricité.

Ainsi, si nous avons évoqué tous ces indicateurs, outre ceux relatifs au domaine de la santé, c'est à cause notamment de leur importance en tant qu'éléments déterminants dans l'appréciation des conditions de vie d'une population. Ils déterminent également le lien social avec le bien-être d'une communauté.

L'analyse des indicateurs est une étape clé dans l'étude d'un système de santé. Elle nous présente le contexte de performance d'un système de santé. Pour le cas précis de Kinshasa, les indicateurs montrent la déficience de ce système de santé. Ce système de santé congolais n'a pas su garantir la sécurité de la population à travers la lutte contre les maladies et la montée exponentielle des taux de mortalité globale. Il se dégage une percée importante sur le décès des enfants de moins de 5 ans.

5 – Causes de l'expansion de l'épidémie du VIH/Sida à Kinshasa

L'expansion du VIH/Sida dans la ville de Kinshasa serait liée à l'immigration des populations des pays voisins. Soulignons également que la crise socio-économique que connaît le pays a occasionné des flux migratoires des populations des régions vers Kinshasa. Les hommes et les femmes quittent leur région d'origine pour s'installer à la capitale, en quête de mieux-être. En dehors de ces deux facteurs, on y ajoute notamment : les croyances des populations, la prostitution, l'utilisation abusive des produits aphrodisiaques, les croyances sociales et culturelles, ainsi que l'absence d'une éducation sanitaire, etc.

5.1 – Immigration

La RD Congo partage ses frontières avec neuf pays africains. Ces frontières sont poreuses, souvent délimitées par un arbre, une forêt, une savane ou encore par une bande de terre. Les mouvements de populations au niveau de ces frontières sont très réguliers et moins contrôlés. Pour le cas précis de Kinshasa, les premières migrations de populations remontent à 1975, lors de l'indépendance de l'Angola. Les familles angolaises, qui ont quitté leur pays suite aux affres de la guerre entre l'Union pour l'indépendance totale de l'Angola (UNITA) et le Mouvement de libération de l'Angola (MPLA), parti au pouvoir, se sont installées au Congo, principalement dans la province du Bas-Congo. N'ayant pas trouvé mieux en milieu rural, une colonne importante se dirigea vers Kinshasa en quête de bien-être. Ces familles se sont implantées majoritairement dans les communes de Ngiri-ngiri et Kasa-vubu.

Soulignons qu'avec cette première vague de réfugiés, le sida n'était pas encore à l'ordre du jour, et malgré ces arrivées massives, aucun malaise n'était apparent dans la ville de Kinshasa. Depuis lors, les mouvements de populations à travers ces frontières sont quasi permanents. Vers les années 1990, avec l'exploitation artisanale du diamant dans les zones contrôlées par la rébellion de l'UNITA, principalement dans les villages frontaliers (Kafumfu, Kingwangala, Kahemba, Shamukwale, Tembo), le travail du sexe s'est enraciné parmi les populations angolaises et congolaises. L'Angola, avec ses vingt-sept ans de guerre, battait déjà le record avec des taux de prévalence du VIH très élevés. Ces trafics et mouvements de populations ont véritablement contribué à l'implosion du sida à Kinshasa, étant le point de chute des migrants.

La deuxième vague de flux migratoire extérieur date de 1997 avec la guerre civile du Congo-Brazzaville. Les heurts qui ont eu lieu entre l'armée du Président Lisuba et les forces rebelles de Denis Sassou Ngesou, au cœur du centre-ville de Brazzaville, ont occasionné des mouvements de populations sur l'autre rive du fleuve Congo, afin d'y trouver refuge. Des milliers de réfugiés étaient placés dans des camps de fortune dans la périphérie de Kinshasa tandis que d'autres étaient hébergés auprès des membres de leurs familles. N'ayant pas les ressources nécessaires, nombreux se sont tournés vers la prostitution, surtout les jeunes filles de 16-25 ans.

Ainsi, cette vague de réfugiés congolais a de nouveau contribué à la propagation du sida dans la ville de Kinshasa. Actuellement, les autorités de Brazzaville ont interdit aux femmes kinoises de moins de 30 ans de traverser le fleuve Congo pour se rendre à Brazzaville. Elles accuseraient ces jeunes femmes d'être porteuses du VIH/Sida et de faire partie des groupes ayant contribué à l'émergence du travail de sexe à Brazzaville. Wijers note à ce propos que les États utilisent la lutte contre le trafic des prostituées essentiellement comme un moyen de défense de leurs frontières, car ces femmes n'ont bien souvent qu'une alternative sur le marché du travail informel : le travail domestique ou la prostitution[161].

De passage dans les bureaux de l'association Femmes-Plus, nous avons rencontré un couple séropositif. L'information sur leur état sérologique nous a été révélée par la responsable du centre de soins. Leur présence était également une occasion de vérifier l'hypothèse sur l'apport des migrants dans la propagation du sida à Kinshasa. Les constats faits lors de nos échanges sont vérifiables, comme le révèlent certains passages de notre entretien :

---

[161] WIJERS M., « Keep your women home : European Union Policies on trafficking in women », *in* ROSSILLI M. G., *Gender Policies in the European Union*, Londres, 1998, Peter Lang Publishing, p. 40-41.

« *Moi et mon épouse, nous venons de Luanda, en Angola. Là-bas, nous étions bien, mon épouse vendait sa marchandise au marché, et moi j'étais camionneur sur les tronçons routiers entre les frontières angolaises et congolaises, précisément dans les environs des villages de Kayemba, Tembo et Kingwangala. Mais pendant un moment, j'ai commencé à faire des fièvres régulièrement, je me suis rendu au dispensaire et l'infirmier a découvert le paludisme, mais malgré les médicaments qu'il m'avait prescrits, la fièvre persistait toujours. Et du coup, mon épouse a commencé aussi à avoir les mêmes douleurs. Finalement, nous avons décidé de venir à Kinshasa pour recevoir des soins dans un hôpital bien équipé. Une fois à Kinshasa, j'ai épousé une autre femme avant de faire le dépistage, et comme j'étais toujours malade, les membres de ma famille se sont réunis pour examiner notre situation. Mon oncle maternel nous a amenés chez un guérisseur dans la commune de Bumbu, deux mois après, il n'y avait toujours pas de changement. Ensuite, nous sommes allés consulter un féticheur à Kinkole dans la commune de Kimbanseke, là-bas non plus, aucun résultat. Quand j'ai commencé à m'affaiblir, la famille s'est réunie de nouveau, et cette fois, ils nous ont conseillé d'aller à l'hôpital général. C'est là que le docteur a confirmé, après les examens de laboratoire, que nous avions le sida. Mais je me demande : quand est-ce que cette maladie est arrivée dans notre couple ? Depuis, je regrette beaucoup, parce que j'ai contaminé ma seconde épouse sans m'en rendre compte.* »

Dans son récit, le patient donne des précisions sur l'origine de sa maladie et la manière dont les trafics frontaliers entre la RDC et l'Angola contribuent énormément à la propagation du VIH. La question des mouvements de populations au niveau des frontières ne peut être maîtrisée que si les dirigeants de ces pays s'engagent à collaborer. De plus, ils devraient mettre en place des mesures de contrôle des migrants. Enfin, il y a nécessité d'y placer des dispositifs de dépistage, en faveur de ces migrants.

Cette hypothèse a été de nouveau confirmée pendant notre entretien avec un infirmier d'un centre hospitalier confessionnel. Cet entretien s'est passé le mardi 2 septembre 2014 à 14 heures dans le local des infirmiers de ce centre. Nous avons commencé nos entretiens avec les malades, tôt le matin. Après trois heures d'entretien, nous avons également invité l'infirmier avant de quitter l'hôpital. Ce dernier était coopératif, et c'est lui qui nous avait dans le passé introduit chez le médecin du centre. Notre entretien s'est passé dans un climat de sérénité. Nous lui avons posé la question suivante : Quelles sont les communes de provenance des malades que vous recevez le plus souvent dans votre hôpital ? Notre interlocuteur n'a pas tardé à situer les lieux de provenance des malades. Bien que certains provenaient des différents quartiers et communes de Kinshasa, une précision nous a semblé nécessaire, comme on peut le découvrir dans certains extraits de notre entretien :

« *Presque chaque semaine, nous recevons des malades qui viennent de l'Angola, et la majorité de ces patients sont des séropositifs. Je ne comprends pas pourquoi, ils ont souvent le sida ! Quand ils arrivent dans notre hôpital, ils parlent souvent de maux de ventre, de la malaria, de la carie dentaire, mais après les avoir examinés, on se rend vite à l'évidence qu'ils sont séropositifs. Notre hôpital les prend en charge parfois gratuitement, le plus souvent ce sont les fidèles de notre église en Angola. Nous n'avons pas encore discuté de cette question au cours de nos réunions de service. Sinon, ce problème nous préoccupe véritablement.* »

Les mouvements incessants des populations frontalières entre le Congo et l'Angola en quête de survie constituent une véritable trajectoire par laquelle le sida se propage à grande échelle. Les populations de ces deux pays vivent dans une extrême promiscuité sur cet espace. Aucun contrôle médical n'a été envisagé par le service de la quarantaine internationale, encore moins le contrôle des cartes de vaccination. Les agents frontaliers de ces deux pays se contentent de percevoir les taxes sur la marchandise et les personnes, au mépris de leur état de santé.

En effet, lors de notre entretien avec les responsables des services de la quarantaine internationale à Kinshasa, ces derniers nous ont rassuré tout en indiquant que les frontières nord-est de la RDC étaient « bouclées » par un cordon sanitaire important. Vu les constats de terrain sur les trajectoires du sida, cela nous a interpellé. C'est ainsi que nous avons pris l'option de solliciter une rencontre avec les responsables de ce service. La demande de rendez-vous a pris du temps avant d'être validée. Nous étions reçu le jeudi 18 septembre 2014 à 10 heures. L'entretien a eu lieu dans le bureau du chef de service de la quarantaine internationale, chargé de la surveillance des épidémies aux frontières. Très peu équipé, ce local ne reflétait pas la mesure des missions qu'il doit offrir à la population. L'ordinateur sans imprimante était le seul outil de travail en rapport avec ses tâches, quelques dossiers étaient également classés dans une étagère en bois. Les statistiques sur les épidémies étaient introuvables. Ce décor troublant affichait la déchéance de l'administration médicale au niveau des frontières de la RDC, comme le dévoilent certains passages de notre entretien :

« *Nos services ont été implantés partout au niveau de nos frontières, les agents sanitaires n'assurent pas le contrôle épidémiologique constamment. Malgré cela, nous avons un service de vaccination et de détection des maladies contagieuses qui y est associé. Nous avons quelques informations sur les cas de maladies nouvellement répertoriées au niveau des frontières. Nos équipes qui gardent les statistiques de cas recensés les envoient souvent en retard. Mais la grande difficulté que nous avons, c'est l'absence de laboratoire d'urgence, pouvant administrer un dépistage rapide sur les individus qui sont tout le temps en mouvement sur ces frontières.* »

Eu égard aux propos contenus dans les discours de nos interlocuteurs, on comprend vite la défaillance de ces services de contrôle épidémiologique basés aux frontières. Dépourvus de moyens, ils ne peuvent jamais limiter l'expansion des maladies transmissibles à l'intérieur du pays.

Selon d'autres sources informelles contactées, les agents affectés au contrôle épidémiologique, le long des frontières de la RDC, n'ont aucune formation en épidémiologie sanitaire, ni en techniques de laboratoire. Ceux qui ont le pouvoir d'affectation du personnel à ces endroits stratégiques ne se soucient guère de la gravité de cette imprévoyance. Ces actes, semble-t-il, sont demeurés impunis des décennies durant par l'administration centrale. Mais curieusement, l'administration mobilise en vain les énergies à l'intérieur du territoire pour lutter contre ce fléau.

5.2 – Flux migratoires

Selon Francis Lelo Nzuzi et Claudine Tshimanga Mbuyi, Kinshasa est aux prises avec l'exode rural dû au laxisme de certaines administrations et à la rébellion. En effet, la décennie 60 est marquée par la guerre civile qui éclate au Congo quelques mois après l'indépendance et contraint Kinshasa à accueillir de nombreux déplacés. Ces populations de l'est du Congo avaient déjà subi les affres de la guerre qui a occasionné le génocide au Rwanda. À cet effet, ces mouvements de populations entre le Rwanda, le Burundi et la Tanzanie, pays réputés hautement infectés par le VIH/Sida, ont occasionné la propagation du sida vers Kinshasa, à travers les mouvements des déplacés congolais[162].

Soulignons également l'attrait de la vie urbaine à laquelle aspirent de nombreux jeunes des campagnes. Ces forces productives ont abandonné champs, élevages, épouses, enfants et parents pour migrer à Kinshasa. La musique et le tapage de ses boîtes de nuit les ont passionnés. Ils ne pensent plus à regagner le village.

Pendant notre séjour d'enquête à Kinshasa, nous avons organisé un entretien avec une séropositive habitante de Goma dans le Kivu. Cette rencontre s'est passée le jeudi 25 septembre 2014, à son domicile dans la commune de Kintambo. À notre arrivée, elle nous a bien accueilli et nous avons pris place dans une véranda, où deux chaises avaient été préparées à l'occasion. Lors de notre entretien, nous avons posé la question suivante à notre interlocutrice : Pourquoi as-tu décidé de quitter la ville de Goma pour venir à Kinshasa ? Les raisons évoquées par notre enquêtée font état d'un déplacement dû à la recherche de la sécurité, comme le dévoilent certains passages de notre entretien :

« *Je viens de Goma, une ville frontalière avec le Rwanda. Nous avions la paix dans les années 1990 jusqu'en 1994, mais depuis la guerre du Rwanda, les Rwandais sont venus chez nous. Ils ont commencé à nous violer, à tuer et à confisquer nos terres. Depuis ce moment-là, nous avons constaté l'apparition de maladies graves parmi nous, comme le sida et la tuberculose, qui n'existaient pas avant. Beaucoup de femmes de mon*

162 LELO NZUZI F. et TSHIMANGA MBUYI C., *op. cit.*, p. 27.

quartier, qui avaient épousé un Rwandais, et celles, qui étaient violées par eux, sont mortes du sida. C'est pourquoi nous avons refusé d'épouser un Rwandais. À l'est du Congo, là où nous habitons, le sida continue à tuer beaucoup de gens. Nous n'avons pas d'informations sur cette maladie. On nous dit toujours d'utiliser les préservatifs, mais il est difficile de dire à un homme pendant la nuit d'aller chercher le préservatif. Souvent les hommes qui viennent chez nous la nuit ne nous préviennent pas, ils viennent sans nous informer. Il est difficile de chercher un préservatif pendant la journée. Si les Rwandais n'arrêtent pas le viol des femmes au Kivu, nous n'allons plus retourner dans nos villes. Ces gens doivent cesser de nous transmettre leur sida. Cette maladie vient du Rwanda et non du Congo, car avant, on ne connaissait ni le sida, ni ses symptômes. On nous a toujours raconté que, vers les années 1989 et 1990, au Rwanda, au Burundi et en Tanzanie, les gens souffraient d'une maladie qui provoquait la tuberculose, ils perdaient également leurs cheveux et avaient souvent la gale sur leur corps. Mais depuis que la guerre est arrivée chez nous, on voit beaucoup de nos frères et sœurs présenter les mêmes symptômes. »

Dans ce discours, on note l'emprise de certaines valeurs culturelles sur le comportement des individus, telles que : le refus d'utiliser le préservatif chez les hommes, le manque d'information sur la maladie, etc. Les guerres successives à l'est du Congo sont également l'une des causes de l'implosion du sida dans cette partie.

5.3 – Prostitution à Kinshasa

Soulignons que les migrants venant d'autres provinces du pays se retrouvent à Kinshasa sans travail ni revenu. Ils sont contraints de mener une nouvelle vie dans un paysage social sans lendemain. La prostitution devient à cet effet la bouée de sauvetage de ces miséreux. La distinction entre professionnelles du sexe et amateurs n'est plus perceptible. Tout le monde se déverse dans les rues de Kinshasa en quête de bonheur à ses risques et périls. Ces contingents de migrants sont le plus souvent constitués de femmes et d'enfants. Les hommes hésitent par peur de ne pas trouver un asile en ville. Les femmes viennent en éclaireurs, dès qu'elles trouvent le mieux-être (un abri, un petit travail), elles font signe aux hommes restés au village.

Cependant, dans une ville de 12 millions d'habitants, la pauvreté qui y sévit constitue véritablement un facteur qui contribue à l'effondrement des mœurs. On note à cet effet la perte du pouvoir d'achat et de l'autorité parentale. Dans ce contexte, beaucoup de familles sont nourries par leurs filles, « la nouvelle génération de prostituées », essentiellement âgées de 14 à 16 ans. Elles sont pour la plupart moins instruites que la moyenne. Ces prostituées en quête d'argent n'ont aucune information sur le VIH/Sida. Elles sont à la merci de n'importe quel « négociant ».

Kinshasa, c'est aussi une ville où le sida semble ne plus effrayer, et la mort devient le quotidien des populations. Cette débâcle est visible à travers les vocables populaires suivants : « *Obanga sida, obanga sida te, oko kufa kaka na bokono moko* », c'est-à-dire : « *Pourquoi devons-nous avoir peur du sida, car nous allons tous mourir un jour d'une quelconque maladie ?* » « *Sida ezali bokono, lokola bokono nyonso, ndenge malaria ebomaka, sida pe ebomaka lokola, po na nini kobanga* », cela signifie : « *Le sida est une pathologie comme toutes les autres, il est certes mortel comme la malaria l'est aussi, mais pourquoi devons-nous avoir peur du sida ?* » En effet, ces égarements ont occasionné un imaginaire autour du sida. Les populations de Kinshasa voient dans le sida le corrélatif du paludisme, de la fièvre typhoïde, de la verminose, etc.

Selon ce discours populaire, les individus sont informés que le sida existe, mais ils ne prennent pas conscience des conséquences de cette maladie. Le sida est comparé au paludisme et toutes les autres maladies courantes. C'est ainsi que, pendant les deuils, le folklore est utilisé comme un moyen de sensibilisation contre cette inadvertance. Le mot « sida » est repris dans toutes les chansons : « *Eh, eh ndeko sala keba, sida bokono ya mabe, ebomaka* », comme pour dire : « *Faites attention, le sida est une maladie mortelle, le sida tue* ».

Les stars de la musique classique ont également investi le marché du disque, avec des séries entières sur le sida. Malgré cette gigantesque alerte, les individus préservent habilement leur métier lucratif. Il semble que la majorité de ces prostituées recourent à des pratiques sorcellaires pour attirer leurs clients, du fait que le marché du sexe est saturé. Guillemaut confirme cette hypothèse, lorsqu'il souligne que pour les prostituées de l'Afrique subsaharienne, la magie serait un moyen particulièrement efficace d'attirer les clients sexuels et de soumettre des jeunes femmes ensorcelées, trop crédules, villageoises analphabètes vendues et forcées de se prostituer[163].

Aujourd'hui, l'implosion du sida à Kinshasa n'est pas un phénomène isolé. Elle est consécutive à la crise socio-économique et à la pauvreté urbaine. Le sida vient étouffer une ville déjà agonisante, avec des taux de chômage très exponentiels et une pauvreté érigée en culture.

Le sida s'impose face à un système de santé déliquescent et moins performant. Le corps médical est désarmé, il travaille « mains nues et pieds nus », avec à sa charge un nombre croissant de malades. Certains malades, en revanche, préfèrent mourir à la maison plutôt que d'aller souffrir à l'hôpital. Après le décès de son frère, un garde-malade rencontré à l'hôpital général de Kinshasa pendant nos enquêtes n'a pas hésité à dévoiler ses inquiétudes. Ce quinquagénaire venait de totaliser deux semaines aux côtés de son jeune frère malade. Il se dit surpris par la négligence du corps

---

163 GUILLEMAUT F., « Sexe, juju et migrations. Regard anthropologique sur les processus migratoires de femmes africaines en France », *in* CHAUMONT, J.-M., 2008, Paris, p. 11-26.

médical, comme on peut le découvrir dans les extraits de son discours suivants :

« *Je gardais mon frère à l'hôpital, il était sous perfusion et tout à coup, il a commencé à convulser. J'ai fait appel au médecin de garde, mais il n'a pas répondu de suite à mon appel. Je suis revenu une seconde fois, et cette fois-ci, j'ai dit ceci au médecin : "Veux-tu que mon frère meure pendant que tu as été formé pour sauver les malades ?" Cette invective a interpellé le médecin, mais arrivé sur les lieux, il n'a rien fait. Il s'est contenté de lui injecter un somnifère. Et au bout de quelques minutes, mon frère a commencé à s'affaiblir et la mort s'en est suivie. Chez qui porter plainte ? Ça, c'est une mort gratuite. Ce médecin a tué mon frère volontairement.* »

Dans ce discours apparaissent les rapports conflictuels entre soignants et soignés. Le médecin n'a plus la confiance du patient et de ses proches. Le malade se trouve réduit à n'être que l'objet de la pratique médicale. C'est un consommateur exigeant des soins. Les formes de la relation vont donc de la domination active du médecin sur un patient passif. Ces diverses formes de négociation entre deux partenaires font que chacun a son point de vue à faire valoir et dispose de ressources pour cela.

En outre, la prise en compte de la prostitution des jeunes filles à Kinshasa nous a également contraint à les rencontrer dans leurs milieux habituels. Ces jeunes adolescentes sont plus engagées dans la débrouille aux heures du soir. Cette forme de prostitution est pratiquée aux abords des petits marchés de nuit. Ces marchés occasionnels sont implantés aux coins des avenues, sous les poteaux d'éclairage public. C'est là où ces jeunes adolescentes viennent écouler le résiduel de la journée (cacahuètes, beignets, bananes, *chikwangue*, légumes, etc.). Notre visite était préalablement autorisée par l'autorité municipale. Notre choix s'est porté sur le petit marché de Kimwenza, dans le quartier Yolo-Nord. À notre arrivée, nous nous sommes comporté en potentiel client. Une jeune fille d'environ 15 à 16 ans a répondu à notre appel. Pendant nos échanges, nous lui avons expliqué le but de notre enquête. Curieusement, elle n'a pas hésité à retracer son histoire. Dans son propos, elle évoquait souvent la paupérisation de sa famille, comme on peut le constater dans notre entretien :

« *Nous sommes 10 enfants dans la famille, mes parents ne travaillent pas. C'est moi l'aînée, je vends des bananes et des mangues sur la rue principale Kimwenza. Ce commerce me permet d'acheter de la nourriture pour toute la famille. C'est quand même difficile, parce que mon capital est trop petit, 30 dollars à peine. Mais pour ne pas le perdre, si un client se présente pour une passe, je n'ai pas de choix, pourvu qu'il me donne quelque chose pour suppléer aux besoins de la maison. J'ai peur du sida, mais je ne peux rien faire, parce que toute la famille compte sur moi. Je ne peux pas laisser ma famille mourir de faim.* »

Notre interlocutrice est convaincue que le sida existe, mais elle est contrainte par son rôle de « créancière d'aliments ». Sa posture ne lui permet pas d'adopter une position vis-à-vis du sida. Dans l'analyse de ce récit, on comprend vite que les campagnes de sensibilisation atteignent bien la population, mais les conditions de vie contraignent les filles à pratiquer la prostitution.

En effet, la population de Kinshasa a du moins l'information sur le sida, elle sait que cette maladie existe et fait des ravages. Mais la crise socio-économique avec ses corollaires font que ces populations n'ont plus le libre arbitre. Elles sont poussées à mener une vie indécente en dépit du travail de mobilisation réalisé par les agents de santé.

À ce propos, un infirmier du quartier mbenseke, dans la commune de Mont-Ngafula, qui nous a servi de guide auprès des enquêtés, s'est confié à nous. Pendant notre entretien sur un parcours d'environ 4 kilomètres, il a manifesté quelques inquiétudes en rapport avec la prostitution des jeunes adolescentes. Cet infirmier a plus insisté sur l'absence de l'autorité parentale, telle que reportée par les passages de notre entretien :

« *Les gens de mon quartier savent que le sida existe, mais à cause de la souffrance, ils laissent leurs filles aller se prostituer à Kisantu. Ce sont ces filles qui payent les frais scolaires de leurs petits frères, elles achètent la nourriture pour la famille, et quand il y a un décès, elles prennent en charge les frais funéraires. Mais c'est très regrettable, parce que, depuis un certain temps, nombre d'entre elles sont sérieusement malades. On dit qu'elles ont le sida, mais on n'a pas vérifié. Ce que je peux vous demander, c'est de porter ce message auprès des autorités politiques, pour qu'elles puissent organiser ce quartier, surtout donner des emplois aux parents en chômage. Cela épargnerait ces filles qui se prostituent inutilement.* »

En effet, la situation socio-économique du Congo serait l'un des facteurs qui a plus favorisé l'implosion du VIH/Sida. Ce pays a connu trente-deux ans de dictature, toutes les infrastructures sociales ont été détruites. L'apparition du sida n'a fait qu'achever une population déjà martyrisée depuis des décennies. Sa dangerosité n'a pourtant pas inquiété les professionnels du sexe.

Les parents, bien que conscients de l'existence de cette maladie, sont désarmés par la pauvreté. David Van Reybrouck note à ce sujet qu'au Zaïre « s'est développée une véritable bourgeoisie d'État, un grand groupe de personnes qui s'enrichit aux frais de l'État [...], cette nouvelle classe moyenne, qui n'a pas honte d'étaler ses richesses fraîchement acquises sous forme de voitures de luxe, de belles maisons et d'un style de vie fastueux[164] ».

Pour étayer les déclarations de David Van Reybrouck, la richesse de l'oligarchie zaïroise de l'époque est parmi les causes de cette crise socio-économique. De nombreuses familles sont dépourvues de ressources essentielles : soins médicaux, emploi rémunéré, frais de scolarité, nourriture.

---

[164] VAN REYBROUCK D., *op. cit.*, p. 383.

Suite au désespoir et au désenchantement de la population face à la crise, un parent du quartier mbenseke, qui était retenu parmi nos enquêtés, n'a pas hésité à manifester son désarroi face à la situation du pays. À ce sujet, nous pouvons découvrir son propos dans notre entretien :

« *Je suis couturier depuis l'époque du président Mobutu. Je gagne à peine 10 000 francs congolais par mois (environ 9 euros). Pour bien vivre, ma fille aînée, qui a 30 ans, est obligée de se rendre dans le Bas-Congo pour faire le commerce. Mais je ne sais pas ce qu'elle fait au juste, comme affaires. Sinon, grâce à ses moyens, elle soulage toute la famille. Je ne suis pas d'accord avec ce qu'elle fait, parce que c'est nous, les parents, qui devraient nourrir notre foyer. Mais aujourd'hui, ce sont nos enfants qui font tout à notre place. Quelle honte pour nous ! Mais l'État ne dit pas un mot sur notre situation, qu'allons-nous faire ?* »

Pendant que le couturier répondait à nos questions, quelques curieux se sont également approchés sous le manguier où nous étions assis. Parmi ces individus, une femme a manifesté le désir de prendre la parole. Quand nous avons fini avec le couturier, elle a parlé de sa situation. C'est à travers son propos que nous avons su qu'elle était veuve. Son mari est mort du sida. Dans son récit, elle a également évoqué le manque de revenus :

« *Lorsque mon mari est décédé l'an dernier, il m'a laissée avec cinq enfants, trois filles et deux garçons. Tous ont arrêté d'étudier faute de moyens financiers. L'aînée des filles fait le petit commerce, elle vend des bananes, des mangues et des oranges au coin de notre avenue, moi de mon côté, je vais chaque jour au port pour aider les femmes à partager le maïs et le manioc qu'elles achètent* (une activité lucrative dans les ports de Kinshasa appelée Mama bipupula, c'est-à-dire nettoyage du maïs). *Mais malgré les efforts fournis par nous deux pour nourrir la famille, il nous est difficile de faire face aux autres besoins du ménage. Et souvent, quand je rentre tard la nuit, ma fille aînée est absente de la maison. Une de ses amies m'a appris qu'elle fait la prostitution devant la petite buvette du quartier. Quand je lui ai posé la question sur cette pratique honteuse, elle m'a dit qu'elle ne peut pas faire autrement, parce que ses besoins sont multiples, et je lui ai dit encore que le sida tue les gens. Elle m'a répondu que, même avec la malaria, on peut aussi mourir. Je suis au bout de mes forces, qui va m'aider à convaincre cette fille d'arrêter avec cette prostitution ?* »

En effet, la paupérisation des familles a beaucoup contribué à la propagation du sida. La majorité des foyers sont nourris par des prostituées de la série 8 et 9, c'est-à-dire les jeunes de la cohorte de 1980 et 1990. Dans ce discours, on constate qu'une famille nombreuse assure la survie de ses membres par la débrouille. Cette prostitution, dans son contexte actuel à Kinshasa, est une dynamique de riposte face à la domination économique et symbolique, à laquelle les adolescentes des quartiers défavorisés recourent pour subvenir aux besoins de leur famille. Bruneteaux note que la prostitution représente une logique de survie, c'est-à-dire un refuge aux besoins économiques de leur situation de pauvreté. Les conditions de pauvreté matérielle ont un impact déterminant sur l'état physique et mental de ces prostituées[165].

5.4 – Aphrodisiaques dans la rue, « le stimulateur sexuel »

La conjoncture a jeté dans la rue un nombre important des guérisseurs spécialisés dans la fabrication des produits aphrodisiaques. Dans l'urgence pour leur survie, ils ont pensé à s'installer sur un coin de rue, sur le trottoir, pour vendre des breuvages, des cure-dents faits de racines, d'écorces ou de branchettes d'arbre soigneusement découpées et exposées sur une table[166].

Ces spécialistes aguichent les clients potentiels par des cris tels que : « Ici stimulateur, coup sec », soit « *Pelisa songe ya mbeli, mwasi alia mbongo na yo pe andima yo !* » qui signifie : « Renforce ta virilité ! » Ils ont pour but de promouvoir une marchandise dont on ignore les vertus. Ce sont eux également qui semblent avoir acquis la qualité d'agents de publicité et se recrutent aussi bien parmi les jeunes garçons et filles que les adultes. Ces guérisseurs ont du verbiage et savent retenir l'attention de tout passant par le comique de leurs gestes, de leurs paroles et surtout par l'utilisation de mots dont la crudité amuse et suscite l'intérêt. À la tombée de la nuit, ils quittent le coin de la rue pour sillonner les bars et buvettes.

Le plus connu et le plus demandé de ces « stimulants sexuels », c'est le « phénomène Ankoro », c'est-à-dire un « aphrodisiaque extraordinaire », préparé à base de gingembre et de racine. Ils en vantent les effets en disant par exemple : « *Y a d'autres, tu le vois passer, c'est un garçon bien en forme mais sa machine-là, ça fonctionne pas bien. Quand il est en plein combat, un coup seulement lembe lembe* (impuissance sexuelle), *il a besoin de dormir, alors qu'avec le phénomène Ankoro, tu auras la capacité de faire un coup, deux coups, quatre coups sans problème* ». Il semble qu'à partir de ces boniments, il se trouve certainement parmi les passants, des gens qui se découvrent subitement une insuffisance ou souhaitent accroître leur puissance sexuelle. Des gens qui déjà imaginent acheter ces produits, pour martyriser une pauvre femme qui tombera dans leurs griffes. D'autres en revanche vont les acheter pour combler des épouses insatisfaites. Il y a également des femmes qui les achètent pour en suggérer l'usage à leurs partenaires.

Pendant notre séjour d'enquête, nous avons aussi rencontré ces vendeurs-guérisseurs. Ils sont installés sur la place des Artistes, au rond-point Victoire. Nous sommes parti pour être informé sur ces aphrodisiaques, et notre présence a spontanément incité une foule de ces vendeurs-guérisseurs. Tous se pressaient pour expliquer leur posologie. Notre attention était plus

---

[165] BRUNETEAUX P. et TERROLLE D., *L'arrière-cour de la mondialisation, Ethnographie des paupérisés*, Clamecy, Nouvelle Imprimerie de Laballery, 2010, p. 175.
[166] TOURÉ A., *op. cit.*, p. 107.

orientée vers le plus âgé qui disposait d'une table. Ce vendeur-guérisseur, déserteur de l'armée nationale, s'est évertué à vanter les vertus de ses produits, comme en témoignent certains passages de notre entretien :

« *Grand, phénomène Ankoro est un produit pour nous les hommes, peu importe ton rang social. Ce problème de faiblesse sexuelle concerne presque la majorité des hommes ici à Kinshasa. Mais comme l'hôpital ne trouve pas de solution, nous avons eu recours aux produits traditionnels pour fermer la bouche des femmes. Car depuis un certain moment, les femmes se moquaient de nous dans cette ville. Je peux te dire que beaucoup de gens sont divorcés à cause de ce problème de faiblesse sexuelle et d'éjaculation précoce, mais je peux te dire qu'avec phénomène Ankoro, c'est fini, ce problème est réglé. Moi personnellement, je fais la commande de mes produits au village, ils sont très efficaces. Je suis connu parce que mes produits soignent bien. Le plus souvent pour les couples mariés, si la femme ne veut pas que son mari prenne ça, je peux mettre le produit dans un œuf ou dans une boisson. Cela permet à l'homme de monter trois ou quatre fois pendant une nuit. Et pour certains hommes qui ont perdu le plaisir sexuel, je leur donne aussi d'autres formes d'Ankoro, pour les stimuler. C'est ça mon travail et j'ai formé beaucoup de jeunes dans la ville. Mais aujourd'hui, il y a aussi les Chinois qui commencent à vendre les mêmes produits sous forme de comprimés, mais par rapport à nos produits, ceux vendus par les Chinois ne sont pas efficaces. À mon avis, je n'encourage pas la prostitution, mais je soigne les gens qui ont des problèmes de santé. L'impuissance sexuelle est une maladie et nous la soignons ici avec phénomène Ankoro.* »

Dans son discours, le vendeur d'aphrodisiaques ignore les conséquences qu'ont ces produits sur la santé des individus. Dans une ville où la débauche est omniprésente, ce spécialiste l'encouragerait davantage sans le savoir. Il contribue grandement à la promotion de la prostitution à grande échelle. Car ces stimulants sexuels sont à la portée d'un public hétérogène. Tout le monde peut les acheter, même les désœuvrés. Cela est dû au fait qu'ils se vendent à des prix trop bas. Les passants s'y intéressent beaucoup. Ces acheteurs s'approchent souvent spontanément de la petite table où sont étalés ces produits. Le vendeur-guérisseur est constamment entouré par ces clients potentiels, qui repartent avec un cure-dent ou une bouteille au liquide jaunâtre. Les stars de la musique congolaise ne cessent également de vanter les mérites de ces produits dans leurs chansons. Car leurs danses obscènes exhibées à la télévision démontrent combien les mœurs des populations sont affectées par la prostitution. Ces aphrodisiaques sont considérés dans notre enquête comme le véritable levier de la propagation du sida. Car leurs conséquences sont fâcheuses. Les propos du médecin du Centre des jeunes pour l'éducation sexuelle que nous avons contacté illustrent les conséquences de ces aphrodisiaques. À ce sujet, nous pouvons lire les inquiétudes du médecin au travers de ce discours :

« Mon cher ami, je suis dans le regret de vous informer que si l'État ne sanctionne pas ces clandestins qui vendent çà et là ce fameux phénomène Ankoro, la population va payer un lourd tribut dans un avenir proche. Ces produits vendus sans dosage détruisent les organes internes de l'individu, ils sont très toxiques, on ne les a jamais testés dans un laboratoire. En plus, quand les gens consomment ces produits, ils sont très excités. Pour les mariés, il n'y a pas de problème, mais au contraire chez les jeunes, c'est une occasion d'aller chercher n'importe quelle femme dans la rue, avec tous les risques possibles d'être infecté par le sida. Aujourd'hui, un nombre important de patients du sida se compte parmi les jeunes à cause notamment de la prise de ces produits. Les prostituées qui viennent souvent en consultation à l'hôpital ont des lésions vaginales importantes, parce que le nombre des rapports sexuels par nuit peut varier entre deux et quatre. Et je peux te confirmer que les lésions que ces jeunes femmes portent sont des fois infectées, parce qu'elles continuent à faire les rapports sexuels avec ces plaies. Il faut aussi savoir que leurs partenaires se recrutent parmi les consommateurs de ces stimulants. Voici une autre voie qui a beaucoup contribué à la propagation du sida à Kinshasa. En plus, ces aphrodisiaques sont vendus dans tous les espaces publics de la ville, là où il y a une forte circulation de personnes. Tout le monde est curieux et s'y intéresse. »

À Kinshasa, l'argot « Kita mata », pour dire « Montez descendez », est un langage que les prostituées utilisent pour désigner ces aphrodisiaques. Ce terme illustre bien l'efficacité de ces produits sur l'homme pour qu'il ait autant de rapports sexuels qu'il voudrait pendant une nuit. Une pratique, comme l'a dénoncé le médecin, qui finit par provoquer des lésions au niveau des organes sexuels chez les deux partenaires, un terrain favorable à la contraction du VIH.

Lors de nos enquêtes de terrain, nous avons aussi discuté avec un jeune consommateur de ces aphrodisiaques. Cette rencontre a eu lieu sur la place Oswe, un endroit chaud de Kinshasa, voisin de la place Victoire. Nous avons aperçu ce jeune adolescent après qu'il a acheté une bouteille d'Ankoro. Après l'avoir salué, nous lui avons sollicité un entretien. Celui-ci n'ayant pas hésité, nous lui avons posé la question suivante : Pourquoi achètes-tu ces produits ? Il dévoile ses intentions dans l'entretien suivant :

« J'ai un rendez-vous amoureux avec ma copine ce soir. Alors, phénomène Ankoro va m'aider à la satisfaire. C'est elle-même qui l'a exigé et c'est la sixième fois que nous l'utilisons. Personnellement, je ne veux pas l'utiliser, parce que ça m'épuise souvent. Mais comme ma copine préfère ça, je suis obligé de l'utiliser. Chaque fois, quand je l'utilise, j'ai des petites blessures au niveau de mon pénis, ma copine aussi a souvent des blessures après les rapports sexuels. Mais c'est sa préférence. Si je ne respecte pas son choix, je crains qu'elle sorte avec un autre gars. »

Les consommateurs de ces produits constituent une population à risque. Et la prise des aphrodisiaques et leurs conséquences traduisent l'image d'une pratique moins connue par l'autorité publique. Les médecins qui en ont connaissance ne s'investissent pas à la dénoncer. Ils continuent à soigner les effets (plaies vaginales) sans s'attaquer à leurs causes.

Ainsi, un des rôles essentiels du médecin généraliste est d'informer la population sur le mauvais usage de certains médicaments et produits non contrôlés par les laboratoires. Dans le cas du sida, on exige du médecin qu'il encourage le patient à se faire dépister. Il est le mieux placé, du fait de son accessibilité et de sa proximité que lui donne sa relation d'écoute et de soins, pour expliquer la nécessité du dépistage systématique. Ceci lui permet de proposer ce dépistage aux personnes à risque, afin de reconnaître l'infection avant le stade sida.

Cette nécessité est d'autant plus importante qu'une surveillance immunovirologique instituée tôt permet de commencer un traitement efficace avant que le patient ne soit à un stade trop avancé de l'infection au VIH, sachant qu'une prise en charge précoce permet de réduire le risque de transmission.

5.5 – Croyances sociales et culturelles des populations de Kinshasa sur le sida

Cette quête de sens populaire qui travaille les imaginaires aussi bien sur les origines que sur les causes de diffusion d'une maladie nouvelle se conjugue avec une tendance assez générale qui consiste à « taire le sida » à Kinshasa. Il y a une difficulté par rapport aux réactions des populations kinoises vis-à-vis du risque et de la nécessité pour elles de modifier leurs comportements sexuels et non sexuels à cet effet, compte tenu de leurs références et ressources culturelles.

Ainsi, quand on aborde la question relative aux croyances, on pense immédiatement à l'inadaptation fondamentale de l'action de prévention et de traitement menée jusqu'ici, face aux diversités multiples que l'on constate à Kinshasa.

Pour le cas de la RDC, on peut ainsi identifier des aires sociétales et culturelles régionales de grande dimension mais posant des problèmes particuliers. D'autres diversités culturelles majeures sont liées aux traditions, croyances religieuses, représentations de la santé, de la maladie, de la vie et de la mort, aux normes et aux pratiques sexuelles. On peut également distinguer des groupes plus ou moins fragiles culturellement, vulnérables ou effectivement à risque : des plus généraux (pauvres, femmes, enfants et jeunes) à des catégories culturelles plus spécifiques (familles, hommes/femmes dans leurs relations, communautés et migrants) et enfin, aux petits groupes particulièrement exposés au risque (jeunes entraînés dans les sous-cultures urbaines, homosexuels, actifs des professions mobiles et travailleurs sexuels).

5.5.1 – Croyances sociales

On observe parmi les populations de Kinshasa un singulier retour à l'envoyeur quant aux origines fantasmatiques du sida. Selon une certaine opinion, cette maladie aurait été envoyée par les Européens pour limiter la croissance démographique et/ou écouler leur production de préservatifs. Ce discours semble prendre corps vers les années 1990, pendant la crise socio-économique qu'a connue le Congo. La question soulevée ici se rapporte à l'idée selon laquelle, en matière de sida, le Congo-Kinshasa serait malade de sa (ou ses) culture(s) : le travail social sur le symbolique et l'imaginaire auxquels l'épidémie du sida a donné lieu en son sein semble détourner cette société des messages de prévention contre l'infection au VIH et faire obstacle à l'adoption de pratiques préventives. Car incriminer les Européens constitue une fuite en avant et un manque d'engagement dans la lutte contre l'envahisseur.

En effet, le sida en soi ne correspond pas à un problème purement médical, mais représente un phénomène socio-économique, sociétal et culturel complexe. Les conditions socio-économiques pèsent lourdement sur les références et ressources sociétales et culturelles et sur la maladie proprement dite. En rapport avec cet imaginaire, nous présentons quelques discours de patients du sida, qui ont livré leur opinion sur l'origine de leur maladie. Ils pensent, semble-t-il, que leur maladie est liée à la sorcellerie, à la magie, à la malédiction, à la sanction des ancêtres, etc. Dans ce registre, un patient que nous avons rencontré après la séance de délivrance dans la commune de Limeté, sur la 11e rue, « Au Royaume des Possibilités » (lieu de prières pour les malades de la Fondation Olangi), a raconté l'histoire de sa maladie dans notre entretien, pour manifester son obstination à la prière :

« *Avant que la maladie se déclare, je voyais souvent en rêve mes défunts parents. Ils me disaient : "Nous avons besoin de toi dans le pays de nos ancêtres". Je ne comprenais pas que c'était un sorcier qui se déguisait et finalement, j'ai commencé à tousser pendant plusieurs mois. Et quand je me suis rendu au dispensaire, le laborantin m'a dit qu'il n'avait rien vu, mais la toux a continué encore. Un jour, un ami est venu me rendre visite, et quand il a vu mon état de santé, il m'a conseillé de faire des examens approfondis. Je suis allé cette fois à l'hôpital de Kabinda, après avoir passé les examens, le médecin me dira qu'on doit me faire un dépistage, comme j'étais très affaibli, j'ai accepté. Au bout de trois jours, on m'a donné les résultats, et l'infirmier a commencé à me conseiller. Finalement, il m'a révélé que j'étais séropositif. Je ne crois pas que j'ai attrapé le sida par la voie sexuelle, car mon frère aussi est mort du sida. Avant de mourir, il voyait la même chose que moi. Les gens qui sont morts, on ne peut plus les revoir pendant le sommeil ! Je pense que quelqu'un de mauvaise volonté cherche à exterminer notre famille. Car il est étonnant que deux personnes d'une même famille souffrent de la même maladie. Depuis, nous consultons les féticheurs pour connaître la personne qui est à la base de cette maladie. Et je continue aussi à prier mon Dieu.* »

Ce récit traduit l'imaginaire d'un malade. Bien que conscient qu'il est atteint du sida, il refuse de croire à sa séropositivité. À ce propos, Emmanuel Langrois pose la question de savoir de quelles manières les personnes contaminées intègrent l'événement de contamination. La description de ce processus ne va pas de soi et il ne suffit pas de détailler les différents vecteurs de contamination, c'est-à-dire la manière concrète dont l'individu se contamine (voie sexuelle, voie sanguine…). L'intégration d'un tel événement nécessite un exercice de compréhension de la façon dont les individus touchés établissent un lien entre la contamination et leur entourage immédiat, étant entendu que le « fond culturel commun » est celui de l'autonomie, de l'affirmation de soi et de la responsabilité des autres face aux événements qui touchent et affectent l'individu[167].

À Kinshasa, le phénomène de la sorcellerie a pris de l'ampleur depuis les années 1990, suite à la crise socio-économique due aux scènes de pillage et la mauvaise gouvernance du régime de Mobutu. Actuellement, selon les discours des Kinois, leurs malheurs seraient dus à la sorcellerie : perte d'emploi, maladie grave, infécondité, difficulté d'obtention d'un visa, échec scolaire, difficulté de trouver un conjoint, pauvreté, sous-alimentation, etc.

Ainsi, en ce qui concerne l'origine et la cause des maladies incurables, certains malades semblent lier leur pathologie aux esprits des ancêtres. À ce propos, une malade avec qui nous nous sommes entretenu a longuement parlé des origines de sa pathologie. Notre entretien s'est déroulé le lundi 8 septembre 2014, à son domicile dans la commune de Limeté. Elle nous a bien accueilli dans son salon. Dans son discours, elle a plus insisté sur l'existence d'un serpent mystique laissé par ses ancêtres, comme on peut le découvrir dans certains extraits de notre entretien :

« *Dans notre famille, nous avons un serpent que les ancêtres nous ont laissé pour assurer la protection de tous les membres de la famille. Lorsqu'ils étaient encore vivants, nos ancêtres cultivaient beaucoup de champs et élevaient du bétail, le serpent avait de quoi manger à sa faim. Depuis qu'ils sont morts, personne n'est encore en mesure de travailler comme eux, pour nourrir le serpent. Tout le monde veut vivre en ville, personne ne s'occupe du serpent. Ceux qui sont au village ne produisent plus autant qu'à l'époque. Et quand le serpent qui garde la famille a faim, il est obligé de boire le sang humain. Et au travers de ses piqûres et morsures, il nous contamine avec des maladies graves comme le sida, le cancer, le diabète, l'hypertension. J'ai eu ces informations après avoir consulté un féticheur au début de cette maladie. Donc, le sida dont je suis victime est dû aux piqûres et aux morsures de ce serpent ancien. Mais je suis obligée de prendre les médicaments des blancs et le traitement traditionnel. Je fais*

[167] LANGLOIS E., *op. cit.*, p. 71.

aussi des sacrifices aux ancêtres chaque soir. Avant de dormir, je dépose deux billets de banque (francs congolais) et le repas sur ma table à manger. J'adresse cette parole aux ancêtres pour qu'ils viennent me guérir : "Vous nos ancêtres, nous reconnaissons n'avoir pas bien nourri le gardien que vous nous avez laissé, aujourd'hui, vous êtes fâchés contre nous, et voilà je suis malade, je vous invite à prendre les biens qui sont sur la table, et guérissez-moi". Cette communication avec les ancêtres, je l'ai apprise auprès de mon oncle maternel. Mais je suis sûre qu'ils vont me guérir un jour. »

Dans ses analyses sur les médecines dites « parallèles », Bounan souligne que « l'origine du mal, l'importance respective des "forces démoniaques" et du "péché originel", la préférence accordée aux exorcismes ou aux purifications travaillent toutes les métaphysiques. Car les malades attribuent la cause de leurs maux aux êtres inconnus, supérieurs[168] ».

Un autre malade, en revanche, nous a révélé une autre opinion de sa pathologie. Dans son discours, il place une personne bien connue à l'origine de sa maladie. Nous l'avons connu par l'entremise de la responsable du centre des soins Femmes-Plus. C'était au cours d'une réunion de sensibilisation de cette association en date du 13 septembre 2014. Bien qu'admis au traitement antirétroviral, notre interlocuteur n'a eu de cesse d'accuser son père, comme on peut le constater dans notre entretien :

« *Quand j'ai arrêté mes études à l'âge de 17 ans, mes parents m'ont rejeté et pour vivre, j'ai commencé à vendre des cacahuètes, des bananes et des mangues au petit marché de notre quartier. Quand j'ai atteint l'âge de 23 ans, mon père a commencé à me réclamer l'argent qu'il avait dépensé pour m'envoyer à l'école, parce que je n'ai pas pu terminer les études. Au début, je ne prenais pas ça au sérieux et je me disais que mon père me faisait des blagues. Mais par la suite, il a commencé à me menacer. Il n'arrivait pas à préciser le montant à rembourser. Et quelques instants plus tard, j'ai commencé à souffrir du bas-ventre et à perdre du sang et du poids. Ma mère a fait le tour des hôpitaux avec moi, on n'a pas trouvé la maladie. Un jour, une équipe de volontaires de la Croix-Rouge est venue me rendre visite et les secouristes m'ont posé des questions sur ma maladie. À la fin, ils m'ont indiqué l'adresse de Femmes-Plus, arrivée sur le lieu, on m'a passé le test du sida. C'est ce jour-là qu'on m'a signifié que j'étais porteur du virus du sida. Quand je suis rentré à la maison, j'ai annoncé la nouvelle à mes parents. Ma mère a commencé à pleurer, mais mon père n'a manifesté aucun sentiment. Quelques jours après, mon père m'a dit que si je ne lui donnais pas son argent, le sida ne me quitterait pas. Je ne sais pas comment trouver l'argent pour donner à mon père et il ne me dit pas le montant à payer ! Je sais que c'est lui qui est à l'origine de ce sida. D'ailleurs, le matin, il ne me salue jamais et ne demande pas mon état de santé. Mon*

[168] LANGROIS E., *op. cit.*, p. 71.

pasteur m'a exhorté de beaucoup prier et je continue à prier mon Dieu, un jour, il va me guérir. Mon ennemi sera confondu un jour quand je vais avoir ma guérison. J'ai la foi. »

L'avènement des églises de réveil à Kinshasa, vers les années 1990, a complètement transformé le paysage social et culturel. Désormais, certaines maladies jadis diagnostiquées par les services hospitaliers sont devenues l'apanage des prophètes et des pasteurs. Ce serait eux qui les soignent, en lieu et place du corps médical, par des prières. Les analyses de David Van Reybrouck expliquent ces faits en ces termes : « Le signal de départ pour les églises de réveil congolaises était donné. Les curieux furent attirés par l'accent mis sur l'expérience de la foi charismatique, les fidèles pouvant parvenir à la guérison et à la rédemption pendant d'intenses moments d'exaltation religieuse [...]. Prier à haute voix, chasser les démons, parler en langues : cela rappelait l'ascension de Simon Kimbangu en 1921. À l'époque aussi, une religion, par son intensité, avait représenté un moyen de lutter contre la sorcellerie, les gens aspiraient à une guérison immédiate[169] ».

À la suite de notre entretien avec le premier patient, nous avons également reçu une jeune femme de 26 ans. Elle a aussi décrit la façon dont sa maladie lui a été révélée par un prophète lors d'une campagne d'évangélisation, comme l'indiquent les passages de notre entretien :

« *Un jour, mes amies m'avaient invitée dans une campagne d'évangélisation au stade des Martyrs. Nous étions parmi les premières arrivées au stade. Quelques minutes après, on a commencé à louer, à chanter et à danser pour notre Dieu. Le prophète est monté sur le podium, il a commencé à prêcher. Tout d'un coup, il est descendu et s'est approché vers l'endroit où je me tenais, il m'a imposé les mains et a commencé à prophétiser sur moi en disant ceci : "Ma fille, on t'a condamnée à une maladie incurable qui est le sida". Et après il est reparti, à l'instant même, j'ai commencé à transpirer. À la fin du culte, je suis allée à la rencontre de son équipe et les frères m'ont dit d'aller à l'hôpital pour faire le test, puis je pourrais venir à l'église pour leur donner les résultats des examens. Effectivement, on a confirmé la présence du sida à l'hôpital. Depuis, je continue avec mes prières et je prends aussi les médicaments.* »

En effet, s'inscrivant dans une logique d'imputation de la maladie assez largement observée sur le terrain étudié, il ressort que l'appréhension qu'ont les malades de leur pathologie relève elle-même des représentations de type persécutif de la maladie assez générales à Kinshasa. Les attaques de sorciers seraient l'une des figures centrales qui s'inscrit dans ce double registre de la régulation biologique et sociale du sida. Car il semble qu'avec l'apparition du sida, les malades fréquentent de plus en plus le féticheur, le guérisseur et le pasteur pour chercher la guérison, mais aussi la cause et l'auteur de la maladie. Ils se rendent auprès des médecins, quand ils sont completement

[169] VAN REYBROUCK D., *op. cit.*, p. 524.

désarmés par la maladie. Nombreux sont également ceux qui refusent d'accepter leur statut sérologique, à cause de leur foi chrétienne.

Dans ce registre, nous avons encore rencontré une femme atteinte du sida depuis cinq ans. Elle ne voulait pas accepter sa séropositivité, en dépit des résultats du laboratoire. Prise en charge par Femmes-Plus, cette patiente situe la cause de sa pathologie au travers des rêves, comme on peut le constater dans certaines lignes de son discours :

« *Quand on m'a annoncé que j'étais séropositive, je n'y croyais pas. Mais après, quand j'ai commencé à prendre les médicaments, les douleurs ont commencé aussi à diminuer, j'ai réalisé que le sida était dans mon corps. Mais ce qui me fait mal, c'est le fait que je ne suis pas allée avec les hommes comme les autres femmes. Avant que cette maladie n'apparaisse, chaque nuit, je mangeais en songe, et le matin, je n'avais plus d'appétit. Et pendant la nuit, je voyais une personne me donner la nourriture en songe. Après, mon ventre a commencé à prendre du volume et j'ai commencé à avoir des douleurs dans tout le corps. Mais jusqu'à ce jour, mon mari n'a pas développé la maladie, il est séronégatif. C'est pourquoi je ne crois pas que j'ai le sida, c'est un mauvais sort que les sorciers m'ont jeté. Notre grand-mère ne cessait de dire à notre mère que ses enfants souffriraient parce qu'elle ne la respectait pas. Je pense que ce sont ses paroles de malédiction qui sont à la base de cette maladie inconnue.* »

Les paroles et les représentations symboliques dont fait usage cette patiente traduisent une certaine présence d'un être surnaturel selon elle. Sa séropositivité n'est plus le fait d'une infection au VIH, mais elle lie ça à une série de rêves. Cet imaginaire social produit une certaine « raison » dans l'esprit de la patiente. Elle est conditionnée par une croyance absurde, propre à son environnement social.

À propos des songes, nous avons également recueilli le discours d'un médecin, ancien séropositif, semble-t-il, guéri du sida. Veuf deux fois de suite, il s'est remarié à une troisième femme. Ce médecin est un fervent adepte du ministère du Combat spirituel. L'histoire de sa guérison est connue de presque tous à Kinshasa, parce qu'il en a tiré une émission de télévision. Il situe l'origine de sa séropositivité, qui lui a été révélée dans un songe, à la sorcellerie. Pendant notre entretien, nous avons exigé qu'il produise les documents médicaux attestant de son ancien et nouveau statut sérologique. Selon la vision de ce mouvement chrétien, il est interdit de garder pareils documents au risque d'inciter encore la présence des démons dans l'entourage de la personne. C'est la raison pour laquelle il les avait brûlés après s'être déclaré guéri. Les songes et la personne ayant causé sa maladie et la mort de ses deux épouses constituent les éléments essentiels de son discours, tels que repris dans l'entretien suivant :

« *J'ai perdu mes deux premières épouses. La première est morte du sida et la deuxième avait un cancer généralisé. Quelque temps après, j'ai développé le sida. Après avoir fréquenté l'église et suivi les enseignements bibliques, le chef spirituel nous a dit au cours d'un culte que si nous sommes malade ou si nous traversons une situation compliquée, il faut lire l'épître de Jérémie 33 :3, poser la question à Dieu, qui nous révélera la cause de cette situation difficile. J'ai commencé à interroger Dieu dans mes prières sur l'origine de ce sida. Mais à ce moment, je venais d'avoir une fiancée, et notre chef spirituel, ayant appris mon projet, m'a dit que mon mariage ne serait jamais célébré si Dieu ne me révélait pas l'origine du sida et de mon veuvage. Un jour dans mon sommeil, j'ai eu un songe, où je me retrouvais dans mon village natal devant une femme très âgée. Elle m'a appelé par mon nom, et quand je me suis approché, elle m'a dit ceci : "On me dit que tu as encore une troisième femme, alors que nous ne sommes pas encore divorcés, je vais la tuer comme j'avais fait avec les deux premières." Et soudain, je me suis réveillé et j'ai commencé à prier. J'ai fait un jeûne de trois jours et je suis passé à la délivrance. Pendant ce jeûne, je prenais les antibiotiques spirituels suivants : le samicine (le sang de Jésus) et le foimicine (la foi en Jésus). Tout ça, j'ai appris aux affermissements. Finalement, l'esprit humain de cette femme âgée est parti. Depuis ce jour, je me suis remarié avec ma troisième épouse, j'ai aussi été guéri du sida.* »

Andréa Caprara note que la recherche qu'il a réalisée en Afrique donne une bonne idée des interprétations de la causalité du sida. On y découvre notamment que 20 % des personnes ont identifié comme source de la maladie les pratiques de sorcellerie. La maladie se transmet selon des règles précises et si l'on constate des anomalies, elles sont attribuées aux pratiques d'ensorcellement, les malades disent avoir été informés de leur pathologie à travers des songes[170].

Soulignons que les songes, les rêves, constituent une expression métaphysique par laquelle les individus s'expriment et manifestent leur imaginaire. Ce temps des rêves, comme l'indique Caprara, est encore omniprésent dans le quotidien des Congolais. Les chrétiens, les ruraux et les marginaux constituent majoritairement cette catégorie. À travers les rêves, ces individus dépassent leurs névroses et angoisses, ils font appel à la conception métaphysique pour clarifier la cause de la maladie.

En effet, nombreux sont les malades qui n'ont cessé d'accuser l'autre. C'est le cas également de cette malade qui a tenu un discours proche du premier. Notre rencontre avec cette patiente a eu lieu au Royaume des Possibilités. Après la prière de délivrance, le responsable du site a fait appel aux patients concernés par notre enquête. Pendant notre entretien, elle a expliqué la façon dont elle priait pour chasser la maladie, comme on peut le découvrir dans les passages de notre entretien :

« *Le jour où le docteur m'a dit que j'étais séropositive, j'ai refusé de croire à ses propos, car il a voulu me condamner avec le sida. À l'instant*

---

170 CAPRARA A., *Transmettre la maladie : représentations de la contagion chez les Alladian de la Côte d'Ivoire*, Paris, Karthala, 2000, p. 130-131.

même, j'ai réagi avec la prière suivante : "Sans effet, je ne suis pas séropositive, au nom de Jésus-Christ, je retourne ce sida à l'expéditeur avec effets immédiats, au nom de Jésus." Cette prière m'a fait du bien et, depuis ce jour-là, je continue à renoncer à cette maladie dans mes prières, et je prends aussi les médicaments. À l'église, notre pasteur nous a dit que la parole de Dieu a un pouvoir, tu peux avoir la guérison suite aux paroles prononcées sur ta maladie. Je ne cesse de faire cette prière, nuit et jour, pour renoncer au sida. »

En effet, dans ce cas, la contagion acquiert un sens à partir des codes interprétatifs qui structurent les dynamiques sociales du sida, et non sur la base d'une théorie spécifique et unitaire. La contagion constitue une catégorie transversale qui lie la maladie d'une part à l'organisation sociale et d'autre part aux valeurs culturelles d'une communauté particulière. Contre cette univocité, le sida se caractérise par sa pluridimensionalité qui permet à certains facteurs individuels et contextuels de modifier les règles de sa transmission. La peur d'être touché par le sida, la volonté de commettre une infraction, le manque de respect envers les ancêtres, la prédisposition individuelle à attraper cette maladie, constituent autant de facteurs liés à des caractéristiques individuelles, qui s'expriment en des situations contextuelles, et qui favorisent le refus au traitement.

5.5.2 – Croyances culturelles

Depuis le milieu des années 1980, le combat international contre le virus du sida a mobilisé progressivement les gouvernements, les agences internationales et non gouvernementales, car l'épidémie se propageait à une allure toujours plus rapide, dans les différentes régions du monde. Les efforts et les moyens d'action ont été d'abord concentrés sur la santé et les soins médicaux, selon l'approche épidémiologique.

À Kinshasa, les activités d'information/éducation/communication (IEC) sont devenues pendant un moment le second outil majeur de prévention du risque du sida. En dépit des mesures pratiques de protection spécifiques, les résultats de ces activités sont restés limités. On a commencé à s'inquiéter de l'efficacité réelle des campagnes de prévention. Il est devenu de plus en plus patent que, même si les messages de prévention étaient reçus et intellectuellement compris, trop souvent leur contenu n'était pas totalement intériorisé et par conséquent, n'était pas suivi par des changements d'attitude des populations.

Cependant, la mise en place du programme conjoint des Nations unies sur le virus du sida (ONUSIDA) en 1994 a inauguré une nouvelle approche de prévention et de traitement de la maladie. La première exigence formulée a été le besoin d'une coordination inter-institutions et inter-partenaires pour combattre l'épidémie. Cette action ouvrait des possibilités nouvelles pour la mise en place d'une stratégie trans-institutionnelle, rendant nécessaire une approche intégrée de la prévention et des soins. Pour les mêmes raisons, l'ONUSIDA insistait de plus en plus sur l'aspect multidimensionnel du problème, et par là, sur la nécessité de prendre une vue d'ensemble des stratégies à appliquer et de « contextualiser » la crise dans son environnement. Mais depuis lors, on a constaté que le comportement sexuel est profondément ancré dans les désirs individuels, les relations sociales et culturelles, les processus environnementaux et économiques. Cela rendait la prévention extrêmement complexe, car elle englobait de multiples composantes. C'est pourquoi en 1998, le projet conjoint UNESCO/ONUSIDA a lancé la thématique : « L'approche culturelle de la prévention et du traitement du VIH/Sida[171] », ayant pour objectif :

1) de surmonter d'éventuels obstacles dans le processus de changement durable des normes et pratiques sexuelles concernant la prévention et le traitement du VIH/Sida. Il fallait adapter l'action dans son contenu et son application, aux mentalités, croyances et systèmes de valeurs des populations ;

2) de prendre en compte les ressources sociétales/culturelles, la créativité, la confiance et la motivation de la population concernée, afin d'intégrer la prévention et le traitement du sida dans le processus d'un développement durable ;

3) les méthodes participatives devraient être privilégiées pour motiver et responsabiliser les individus et les groupes dans le sens de ce changement.

En effet, ces diversités sont liées aux traditions culturelles, aux croyances religieuses, aux représentations de la vie et de la mort. Elles incluent aussi les normes, rites et pratiques concernant les modèles familiaux et sociétaux, la relation entre les sexes, l'affection et les liens affectifs entre les enfants et les parents.

L'importance accordée par les populations locales à la préservation de leurs traditions culturelles est extrêmement différente selon l'environnement (rural ou urbain), les conditions socio-économiques, la prédominance ou l'infériorité des groupes de populations concernées, les conditions de stabilité ou d'instabilité de la vie quotidienne. Et en cas de menace ou de perte de ses valeurs culturelles et d'innovation, la communauté réagit le plus souvent négativement. Ses membres recourent ainsi à la résistance. C'est la raison pour laquelle les études sur le changement de comportement sexuel, dans la lutte contre le sida, tombent en désuétude.

Ainsi, l'hétérogénéité culturelle observée à Kinshasa rend la tâche difficile quant aux actions sur la lutte contre le sida. À titre illustratif, on croit que la polygamie est un frein à l'infidélité, puisque l'homme qui a plusieurs femmes ne peut plus en chercher d'autres. Mais par rapport au sida, la vie sexuelle de ces partenaires n'est pas contrôlée, ni l'homme, ni ses

---

[171] UNESCO/ONUSIDA, « Approche culturelle de la prévention et du traitement du VIH/Sida », *in série spéciale*, n° 10, UNESCO, 2002, p. 48.

femmes ne sont soumis au dépistage régulier. Chacun d'eux est exposé à l'infection, à cause notamment de leur sexualité débridée.

En outre, il existe des pratiques culturelles telles que le lévirat et le sororat dans une moindre mesure. Cette coutume exige que la veuve ou le veuf soit généralement hérité(e) par le frère ou la sœur du défunt et/ou de la défunte. Elle constitue à cet effet une trajectoire de l'infection du sida. Le plus souvent, si l'un des partenaires est déjà séropositif, le nouvel arrivant est d'ores et déjà contaminé. De plus, au Congo-Kinshasa, la pratique des soins aux malades est exclusivement réservée aux femmes et ces dernières n'ont pas un niveau suffisant d'instruction. Elles sont très exposées et se font contaminer régulièrement.

Soulignons que les parents congolais préfèrent le plus souvent scolariser les garçons, contrairement aux filles, qui sont, elles, défavorisées. Elles s'occupent essentiellement des tâches ménagères et sont obligées d'avoir des rapports sexuels précocement. Cela les expose à toutes sortes de maladies infectieuses, y compris le sida. Car elles n'ont aucune information et ignorent tout sur la santé et la vie sexuelle.

Ces filles adolescentes sont également victimes de rituels physiques tels que l'excision, le rituel d'initiation sexuelle (faite par un éducateur adulte), le mélange des sangs en signe de fraternité, les scarifications et les tatouages à l'aide d'instruments infectés. L'utilisation de ces instruments infectés par les initiés lors des rituels sexuels, les matériels non stérilisés utilisés par les sages-femmes (matrones) pendant les accouchements et les rapports sexuels extraconjugaux des hommes pendant la période post-partum de leurs épouses, contribuent largement à la propagation du sida à Kinshasa.

En rapport avec cette question, nous avons rencontré une femme qui aurait été guérie du sida. Depuis, elle s'occupe du ménage au site de la prière de délivrance et encadre également d'autres malades. Dans son discours, elle relate comment elle a été guérie du sida, comme le dévoile notre entretien :

« *J'étais la troisième épouse dans mon mariage. Nous n'habitions pas le même toit avec les deux autres femmes, mais notre mari faisait la ronde de nos maisons chaque semaine. Il passait environ deux jours chez chacune des femmes. Vers les années 1995, sa première femme a commencé à souffrir des bubons et de la gale (*mpese*). Mais comme sa maladie ne guérissait pas, les gens ont commencé à dire que c'était le sida. Mais nous n'avions aucune idée de cette maladie. Cinq ans après, cette femme décéda. Du coup, la deuxième femme a développé la même maladie, et elle est morte aussi. Notre mari aussi est mort presque de la même maladie. Mais pour lui, on avait diagnostiqué la tuberculose au début. Les trois sont décédés au bout de dix ans. Après la mort de notre mari, j'ai commencé à souffrir. J'ai tout vendu, personne ne venait m'aider. J'ai commencé à fréquenter les églises, et au bout de deux ans, j'ai commencé à récupérer du poids. Quelque temps plus tard, mon pasteur m'a envoyée à l'hôpital pour faire le dépistage, et le résultat était négatif, le virus avait disparu par la prière.* »

Dans une analyse sur l'église indépendante africaine, Véronique Faure souligne que l'église représente une riposte robuste à la modernité, elle repousse la marée de la sécularisation en insistant sur l'efficacité de la guérison mystique et, tout en accordant quelques concessions pragmatiques, elle prétend disposer des moyens, par ses guérisons, de fournir le soulagement et la protection[172].

Dans le discours ci-dessus, les trois personnes décédées ont été successivement infectées par le sida dans les relations conjugales. La polygamie, qui traditionnellement était considérée comme une valeur pour protéger l'homme, devient aujourd'hui une voie de transmission du sida, par le fait de la promiscuité sexuelle.

Malgré la dangerosité enclenchée par le sida, l'homme kincis croit toujours exercer sa liberté sexuelle d'antan. Ce multipartenariat contribue énormément à la transmission du sida au sein des couples polygames, qui dans un passé proche étaient aussi victimes de la syphilis et de la blennorragie.

En effet, certaines croyances et traditions, en tant que valeurs intrinsèques de la communauté, se transforment parfois en hiatus. Elles causent de ce fait des aléas sociaux aux populations. Dans le cadre du sida, ces valeurs, considérées autrefois comme des ingrédients d'appui à la structuration de la société, ont aujourd'hui renversé l'équilibre sociétal. C'est le cas notamment d'une femme qui a été contaminée à l'occasion du mariage/lévirat. Notre rencontre a eu lieu au centre des soins Femmes-Plus. Selon le planning mis à notre disposition, les entretiens avaient lieu après la réunion de sensibilisation. Aussitôt la réunion finie, nous l'avons accueillie dans le bureau du médecin comme à l'accoutumée. Pendant notre entretien, elle nous a révélé le contexte dans lequel elle a été contaminée par le sida, tel que reporté par certains passages de notre entretien :

« *Quand mon mari est décédé, ma belle-famille m'a proposé d'épouser son grand frère. Comme j'avais trois enfants, et que personne ne pouvait les prendre en charge, j'étais contrainte d'accepter ce mariage. Mais mon prétendant mari avait déjà deux femmes chez lui et j'étais la troisième. Chaque femme avait sa maison. Jusque-là, je ne connaissais pas la maladie qui a occasionné la mort de mon défunt mari. Je savais seulement une chose : il toussait beaucoup avant sa mort. Quand je suis allée dans mon second mariage, tout allait bien. Mon nouveau mari s'occupait de moi et des enfants. Quelques mois plus tard, j'ai commencé à faire de fortes fièvres et à maigrir, mon mari m'a amenée au dispensaire, on a découvert la malaria. L'infirmier m'a prescrit la quinine, mais la fièvre résistait toujours. Un jour, on m'a parlé du dépistage du sida, vu mon état de santé, je suis allée faire le test et deux jours après, l'infirmier m'a dit que je portais le sida. J'ai commencé à prendre les médicaments chez Femmes-Plus. Quelques jours*

[172] FAURE V., *Dynamiques religieuses en Afrique australe*, Paris, Karthala, 2000, p. 250.

après, mon mari et ses deux femmes également, sont allés faire le test, ils étaient tous séropositifs. Depuis, nous sommes tous sous traitement des antirétroviraux. Mais un jour, mon mari est venu dans ma chambre, il m'a dit que c'est moi qui les avais contaminés, car il se rend compte que mon défunt mari était mort du sida et après, il m'a demandé de rentrer chez mes parents. Depuis ce jour-là, je suis chez mes parents avec mes trois enfants. »

Dans ce cas précis, la transmission du sida est faite par l'intermédiaire d'un sujet malade qui s'est introduit dans un couple polygame et contamine successivement trois personnes. Dans ce contexte, le sida est hérité comme le mariage (lévirat) l'a été aussi. Cette veuve, ne sachant pas que son défunt mari et elle-même étaient séropositifs, a accepté le nouveau mariage dans le but de protéger ses enfants. Mais malheureusement pour elle, c'était une occasion pour infecter toute une communauté. Soulignons que dans ce registre traditionnel (lévirat ou sororat), le sida crée un réseau de « malades-partenaires ». Une personne infectée transmet la maladie par « alliance » et par « solidarité » à ses proches.

Ainsi, la transmission du sida est occasionnée à travers le respect des prescrits de la coutume, incarnés par les membres de la communauté. Durkheim note à ce propos : « Les représentations expriment les manières d'agir auxquelles la société est assez fortement attachée pour les imposer à ses membres […] parce qu'elles sont élaborées en commun, la vivacité avec laquelle elles sont pensées par chaque esprit particulier retentit dans tous les autres et réciproquement[173] ».

5.6 – Absence d'une éducation pour la santé

Cette composante de la politique de santé a pour but d'améliorer l'état de santé de la population en évitant l'apparition, le développement ou l'aggravation des maladies ou d'accidents et en favorisant les comportements individuels et collectifs pouvant contribuer à réduire le risque de maladies et d'accidents[174].

L'éducation pour la santé s'appuie sur la prévention au bénéfice des patients et de leur entourage, notamment pour une éducation thérapeutique, pour une organisation des activités de veille, d'alerte, et de gestion des urgences sanitaires. À Kinshasa, l'éducation pour la santé n'est pas organisée, faute d'une politique de santé cohérente et du fait aussi que l'État congolais ne s'implique pas comme il se doit dans le secteur de la santé. Les quelques actions de prévention et de mobilisation menées contre le sida çà et là ne sont pas suivies par les services compétents. L'administration de la santé n'a pas une base de données pouvant servir de référence aux activités de l'éducation pour la santé.

---

[173] DURKHEIM E., *Les formes élémentaires de la vie religieuse*, Paris, CNRS, 2007 (1re édition 1912), p. 314.
[174] LAURE A. (dir.), *Droit de la santé*, Paris, PUF, 2012, p. 39.

Lors de notre passage à l'inspection provinciale de la santé de la ville de Kinshasa, nous avons interrogé un chef de division de cette structure. Notre question était la suivante : Quelles sont les différentes stratégies menées par vos services en rapport avec l'éducation pour la santé dans la ville de Kinshasa ? Notre interlocuteur n'a pas hésité à relever certains éléments, qui sont résumés dans les extraits de son discours :

« *Il est difficile d'énumérer toutes les activités menées par nos services sur l'éducation pour la santé. D'abord, cette question, bien qu'incluse dans nos programmes, n'a jamais été traitée faute de financement. Du fait que le gouvernement n'a pas les moyens, les partenaires n'impliquent pas ce volet dans leurs projets de santé.*

En outre, la croissance démographique de la ville constitue aussi un obstacle pour la réalisation d'un tel projet. Enfin, dans le système de santé de la ville, il est difficile d'envisager un quelconque projet sans le soumettre à l'autorité sanitaire nationale (ministre de la Santé). En fait, aucun des projets qui ont été déposés au ministère de la Santé n'a jamais été réalisé. Je pense que si le système de santé était bien organisé, l'éducation pour la santé pourrait aussi résoudre beaucoup de questions. C'est notamment le cas du VIH/Sida, qui pose d'énormes difficultés faute de politique adéquate. Malgré quelques campagnes de prévention et de mobilisation organisées contre cette pathologie, les individus sont toujours infectés. C'est difficile de résoudre cette question aujourd'hui. Ce que je peux proposer par rapport à l'éducation pour la santé, c'est de mettre en place une politique de financement pour ce projet, sinon c'est difficile, parce que d'aucuns n'ont pensé à réaliser un tel projet pour l'intérêt de la population. »

Cet agent note la difficulté qu'ont les services de santé à développer la question relative à l'éducation pour la santé. Selon lui, l'État ne s'y implique pas comme il se doit, et l'apport des partenaires seul ne suffit pas à résoudre l'épineux problème d'éducation pour la santé. Il y a nécessité d'impliquer l'État avec un gros financement et une expertise nourrie, pour réaliser ce vaste programme.

Dans ce chapitre, nous avons abordé tour à tour l'aspect démographique de la ville de Kinshasa, l'évolution de son système de santé, les causes de la propagation de l'épidémie du sida. Parmi ces causes, nous avons retenu : l'immigration des populations aux frontières, les flux migratoires, les croyances sociales et culturelles, la prostitution avec ses corollaires tels que la pauvreté, l'utilisation des aphrodisiaques, l'absence de l'éducation pour la santé, etc. Nous avons également présenté quelques discours de nos interlocuteurs sur leur façon d'interpréter la pathologie du sida.

Située au cœur de l'Afrique, la RD Congo est une zone endémique. Kinshasa avec une croissance démographique non contrôlée constitue à cet effet un milieu où l'insalubrité du climat tropical provoque une gamme monstrueuse d'endémies spécifiques : la fièvre jaune, le pian, la lèpre, le paludisme, la maladie du sommeil et les maladies intestinales : amibiases, ténias et bien d'autres microbes parasites. La lutte contre ces maladies s'avère par contre plus difficile, à cause de l'absence du système de santé performant, des travaux d'assainissement et d'irrigation. Ces maladies enlèvent aux Kinois (habitants de Kinshasa) qui en sont atteints la quasi-totalité de leurs forces physiques. Ainsi, cette situation sanitaire, encore médiocre, est très largement aggravée par une malnutrition qualitative, parfois quantitative. Car l'agriculture ne rentre pas dans les priorités du gouvernement congolais, les cultures vivrières sont délaissées au profit des minerais tels que le diamant, l'or, le coltan, l'uranium, etc.

Cet environnement a, de plus en plus, contribué à l'expansion du VIH/Sida, dans une ville de plus au moins 12 millions d'habitants, car l'absence de l'État est perceptible. Les dirigeants sont presque déconnectés du quotidien des populations, leurs actions ne reflètent nullement la réalité. La RD Congo paie cher, aujourd'hui encore, le prix de la mauvaise gouvernance de ses dirigeants. La seule énergie disponible en RD Congo est jusqu'à nos jours et reste généralement celle des hommes et surtout des femmes, si affaiblis par les maladies et parasites, comme par le sida et le paludisme.

Chapitre III
Les itinéraires thérapeutiques des patients du sida à Kinshasa

1 – La notion d'itinéraire thérapeutique des malades

L'individu face à sa maladie et face à ses représentations peut s'orienter dans la gamme des soins proposés par la médecine alternative et la médecine classique. L'individu effectue des choix, il se porte en tant qu'acteur dans la recherche de sa propre guérison et joue le libre arbitre.

La notion d'itinéraire thérapeutique est liée aussi à celle du trajet du malade ; il s'agit ici des différentes étapes par lesquelles le patient passe pour chercher la guérison ou soigner sa maladie. Pour ce qui nous concerne, les choix et les trajets thérapeutiques des malades du sida que nous avons rencontrés sont représentés par le cycle suivant : « Conseil de famille (groupe organisateur de la thérapie)-guérisseur-féticheur-médecin-pasteur », et ils varient suivant de nombreux critères :

– Suivant le type de maladie : en effet, les troubles rencontrés peuvent être d'ordres divers. D'une part, du point de vue strictement médical et d'autre part, du point de vue du malade et de son vécu de la maladie : par rapport au degré de l'atteinte (maladie grave ou bénigne, incurable, mortelle ou non), ensuite par rapport à sa qualité (douloureuse ou pas) et enfin, par rapport à son critère temporel (longue ou courte, chronique ou non chronique, brusque ou non brusque[175]) ;

– Suivant les caractéristiques sociales de l'individu : âge, sexe, catégorie socioprofessionnelle ;

– Suivant l'opinion que l'individu a de la médecine classique, du guérisseur, du féticheur et du pasteur (de l'église) : opinion qu'il émettra sur

---

[175] AUGE M. et HERZLICH C., *Le sens du mal. Anthropologie, histoire, sociologie de la maladie*, Paris, EAC, p. 210.

divers éléments tels que la confiance qu'il porte aux thérapeutes, le coût financier, la compétence ou l'efficacité du traitement ;

– Suivant l'opinion de son entourage sur la médecine classique, le guérisseur, le féticheur et l'église, puisque celle-ci peut influencer le malade dans son choix, étant donné qu'il est aussi fragilisé par la maladie (conseils, témoignages). Ce sont ces derniers éléments qui entreraient en jeu dans le choix du ou des thérapeutes. C'est ce que nous avons appelé précédemment « le groupe organisateur de la thérapie » ;

– Le diagnostic : moment où la maladie va être identifiée, expliquée ou interprétée ;

– Le face-à-face avec le thérapeute : moment où interviennent, en plus du rapport utilitaire, des facteurs psychologiques, moraux et sentimentaux ;

– Les traitements : moment de responsabilisation de l'individu face à sa maladie et face aux contraintes rencontrées ;

– Le résultat : moment où l'individu se déclare ou non satisfait de la thérapie par rapport à ce qu'il attendait.

Hureiki nous rejoint dans cette pensée lorsqu'il indique que le parcours du malade jusqu'à sa guérison ou sa mort est jalonné parfois d'une ou de plusieurs consultations chez les différents thérapeutes. Le choix d'un thérapeute traditionnel est motivé par le sexe du malade : souvent, les hommes vont chez un thérapeute masculin, les femmes chez des guérisseuses. Il est courant qu'une femme malade consulte une guérisseuse qui traite avec des médicaments chauds ou froids à base de plantes ou de produits animaliers. Parfois, les femmes se regroupent entre elles pour monter une tente afin de guérir l'une de leurs amies possédée par un génie[176].

En effet, chaque itinéraire thérapeutique a sa spécificité : les différents praticiens consultés, la durée de chaque recours, le type de maladie, ses croyances et l'influence de son entourage, peuvent être autant d'éléments de différenciation possibles, suivant lesquels le malade s'orientera chez différents thérapeutes, à différents moments. Mais tous nos itinéraires ont au minimum un point commun : tous nos patients ont décidé à un moment ou à un autre d'aller voir un pasteur d'une église de réveil. Nous essayerons de découvrir ici ces différents points qui ont influencé ces différents discours.

Signalons qu'aucun trajet des recours n'était linéaire et que l'efficacité du thérapeute n'est toujours pas centrale dans la définition du parcours car d'autres éléments entrent en jeu. En dehors de l'itinéraire thérapeutique « Conseil de famille-guérisseur-féticheur-médecin-pasteur » majoritairement utilisé, on pouvait en noter d'autres, à savoir : « féticheur-pasteur », « féticheur-féticheur-pasteur », « féticheur-guérisseur-pasteur », « guérisseur-pasteur », « pasteur-pasteur », « pasteur-guérisseur », « guérisseur-médecin », etc. Dans chacun de ces trajets, le « pasteur » est omniprésent, à cause notamment du rayonnement des églises de réveil qui pullulent dans la ville de

[176] HUREIKI J., *op. cit.*, p. 135.

Kinshasa et à la crédulité qu'ont les malades dans la prière comme mode de traitement. Ces églises semblent avoir de l'emprise sur le quotidien des Kinois. Selon les discours populaires des Kinois, tout malheur est lié à la sorcellerie. Elle est considérée comme la principale cause des maux que connaissent les populations. La sorcellerie semble également toucher les structures étatiques et laisserait derrière elle des victimes, en majorité des enfants et des femmes.

Par exemple, la dégradation très avancée de l'avenue de l'Université (construite en 1952), au croisement de l'avenue Manzengele, a donné lieu à diverses interprétations au sein de l'opinion. Selon les habitants de ces communes, l'érosion serait due à un fleuve dont les sorciers des communes environnantes (Ngaba, Makala, Kalamu) se serviraient pour pêcher la nuit.

Lionel Obadia note à ce propos que l'on attribue aux sorciers tous les maux possibles et imaginables. La sorcellerie est un bon révélateur de l'état des relations sociales : leur dégradation ou leur salubrité se mesure à la récurrence et à la virulence des accusations ou des procès en sorcellerie. La sorcellerie apparaît toutefois souvent en réaction à des mutations sociales, culturelles ou encore politiques rapides et déstabilisantes[177].

Signalons à cet effet que certains patients consultent simultanément deux thérapeutes et d'autres, en revanche, vont directement chez un pasteur. Dans l'analyse de nos données, il s'est avéré que sur les 30 patients interviewés, 14 ont eu recours au féticheur et au médecin et 16 ont eu recours au féticheur ou au guérisseur. On comprend bien que certaines abstentions sont dues au fait que leur statut sérologique a déjà été révélé lors du dépistage volontaire. Et 3 malades n'ont jamais rencontré un médecin et 28 ont eu recours au pasteur.

Au cours de nos enquêtes de terrain, nous avons eu l'opportunité d'interviewer une femme séropositive qui avait consulté différents thérapeutes pour sa guérison. Notre entretien s'est déroulé à son domicile, dans la commune de Lemba. Dans son récit, elle fait allusion aux trajets empruntés, comme le témoignent certains extraits de notre entretien :

« *Je revenais du marché ce jour-là, tout d'un coup, trois personnes m'ont interpellée, elles avaient des dépliants et des affiches sur le sida. Les trois ont commencé à me poser des questions sur mon statut sérologique. À l'époque, je ne savais pas qu'il existait des campagnes de dépistage du sida. Elles m'ont demandé de passer un test rapide du sida, et je suis allée là où était installée leur tente médicale. On m'a fait faire le test et, au bout de quelques minutes, une personne est venue vers moi, elle m'a tenue par la main et a commencé à me parler avec beaucoup de compassion. Elle me dira en fin de compte que je suis séropositive et que je dois me rendre dans un centre de soins pour suivre un traitement contre le sida.*

Cette journée était perdue pour moi. Arrivée à la maison, j'en ai informé ma mère, qui à son tour, appela mon père, mes grands frères et ma tante

[177] OBADIA L., *La sorcellerie*, Paris, Le Cavalier Bleu, 2005, p. 53.

pour que je leur explique comment on a trouvé le sida dans mon sang ! Après, tout le monde a décidé de m'accompagner au centre de soins. Et comme la guérison tardait, une de mes tantes m'a conduite chez son pasteur. Depuis ce jour-là, je continue mon traitement au centre de soins et je vais aussi à l'église pour mes prières de délivrance et de guérison. »

Par contre, une autre malade à qui nous avons sollicité un rendez-vous a exposé son trajet thérapeutique, différent du précédent. Les itinéraires thérapeutiques empruntés par notre enquêtée sont repris dans certains passages du discours suivant :

« *Je faisais souvent des fortes fièvres durant deux mois. Au début, l'infirmier du quartier avait diagnostiqué une malaria aiguë. Mais un jour, un ami de mon frère est venu me rendre visite, il a commencé à me parler du sida, je ne pouvais pas penser un seul instant à cette maladie. À la fin de notre entretien, il m'a conseillé d'aller me faire dépister. Mais j'ai hésité. Une fois encore, mon oncle me dira que si une fièvre ne se termine pas, c'est un esprit mauvais qui est derrière ça.*

Un matin, il a réuni toute la famille pour chercher la solution par rapport à cette maladie. Après le conseil de famille, ils ont décidé d'aller chez le féticheur dans le faubourg de la ville. Une fois chez le féticheur, ce dernier a commencé à invoquer les noms de nos ancêtres, et après ces cérémonies, il nous a dit que les ancêtres étaient mécontents parce que mes parents ne m'avaient jamais présentée chez le chef du clan depuis ma naissance, et de ce fait, les ancêtres m'avaient mise dans une rivière au village natal, c'est pourquoi j'ai souvent froid. Et pour sortir de cette rivière, mes parents devaient payer une amende qui équivaut à une chèvre, une poule aux plumes noires, une calebasse de vin de palme, un pagne en raphia, deux noix de kola et deux pièces de monnaie. Après cette cérémonie, nous sommes rentrés à la maison. Une semaine après, les parents ont réuni tout ce que le féticheur avait demandé, et il a encore fait des incantations et des cérémonies, mais la fièvre a demeuré malgré le breuvage qu'il me donnait.

Au bout d'un moment, j'ai commencé à tousser, à développer les troubles de l'épiderme et à m'affaiblir. La famille s'est réunie de nouveau, on m'a emmenée dans une église du quartier. Quand le pasteur m'a vue, il a prié pour moi et m'a dit que j'avais l'esprit des morts. À partir de ce moment, j'ai commencé à fréquenter cette église.

Malgré les séances de prières suivies, je m'affaiblissais davantage. Un jour, à la fin de la prière, j'ai parlé de ma situation à une sœur qui était elle aussi malade, et du coup, elle m'a demandé d'aller me faire dépister. Elle m'a indiqué un centre des soins. Et quand je suis arrivée au centre, on a fait une prise de sang et après, le laborantin m'a invitée dans son bureau pour m'annoncer le résultat. En fait, il m'a dit que j'étais séropositive. Depuis ce jour-là, je continue mon traitement et je vais aussi de temps en temps à l'église, les jours des prières des malades. »

Dans ces discours, à travers les différents itinéraires thérapeutiques des malades, on découvre qu'ils n'ont aucune culture médicale. C'est-à-dire qu'ils ne se rendent pas à l'hôpital librement ou ne consultent non plus un médecin en cas de maladie. Nous constatons qu'au début de la douleur, ce sont les tiers qui se réunissent et décident en premier de l'itinéraire ou le processus de soins. Malgré la décision prise, ils commencent par tâtonner et finissent par consulter les non-spécialistes avant de se rendre chez le médecin. Les « trajets » que ces malades empruntent sont liés à leurs croyances et aux représentations qu'ils se font de leur pathologie. Cet imaginaire est dû aux mutations sociales actuelles qui ont favorisé l'émergence de plusieurs offres ou structures qui se croient capables de soigner n'importe quelle pathologie : guérisseur, féticheur, pasteur, etc.

Soulignons également que, dans la culture médicale congolaise, la place du médecin n'est pas prépondérante. Sauf pour certaines personnes ayant naturellement quitté le carcan traditionnel (lettrés, intellectuels, etc.). Pour ces derniers, le médecin constitue une référence. Mais pour la majorité des citadins qui vivent dans la précarité, la consultation du médecin suppose qu'on doit engager d'énormes frais.

1.1 – La durée du traitement

À travers les discours des malades, on perçoit que le temps que ces derniers prennent pour prendre conscience ou connaître leur maladie constitue un long processus car les individus commencent par tâtonner. En effet, ce long processus constitue vraisemblablement un « échec » dans ce cas précis. Un échec dans la mesure où les malades suivent un cheminement qui n'a pas donné satisfaction, c'est-à-dire guérisseur/féticheur ou pasteur. Les durées du traitement varient selon les itinéraires thérapeutiques des malades, mais deux tendances semblent s'imposer :

Tout d'abord, même s'il y a échec, le malade espère encore la guérison auprès de la médecine. Quant à la durée du traitement à l'église, elle serait relativement courte pour certains cas des malades.

En revanche, dans le cas où l'église est en situation d'échec, la durée est plus longue car le malade continue à garder sa foi. Certainement conforté par l'espérance de la foi et les témoignages des gens qui seraient guéris de leurs maladies par la prière.

Ainsi, quand l'église et la médecine sont en situation d'échec, nous remarquons plutôt une insistance du malade auprès de l'église. Car à Kinshasa, face à une épreuve, les gens utilisent l'argot suivant : « *Nzambe oko sala* » (*Dieu pourvoira*), pour exprimer leur espérance. Il semble que, pour ces malades, leurs souffrances et malheurs ne peuvent être soulagés que par Dieu. Il n'y a que Lui qui peut guérir, quel que soit le temps que cela peut prendre. La sorcellerie est également l'expression proéminente du mal. Les accusations de sorcellerie, comme nous l'avons signalé précédemment, exprimenent les conflits entre parents et enfants pour des raisons de prospérité sans partage des richesses ou du refus d'apporter une assistance économique aux membres de la famille. Avec l'urbanisation naissante, de tels conflits se dissipent au fur et à mesure que la famille nucléaire s'isole de sa matrice originelle.

Ainsi, dans le premier cas, la durée du traitement médical peut non seulement s'expliquer par rapport au choix de l'individu qui fait confiance à la médecine, mais aussi par le temps mis dans le traitement des infections opportunistes qui se sont accumulées, à cause du retard de dépistage.

Au cours de notre passage au Royaume des Possibilités de la Fondation Olangi-Wosho (lieu par excellence pour les prières de guérisons), une patiente nous a tenu un discours en rapport avec la durée de son traitement. À ce sujet, nous pouvons lire certains passages de notre entretien :

« *Quand le médecin m'a dit que j'étais séropositive, je suis allée voir la maman qui nous donne les enseignements au ministère du Combat spirituel. Après lui avoir montré les résultats cliniques, elle m'a proposé un programme de prières. J'ai commencé à jeûner trois fois par semaine et après, je suis allée suivre les prières de la quarantaine* (longues séances des prières) *pendant environ une année. Et je jeûnais toutes les semaines. Au bout d'un moment, j'ai commencé à avoir des songes, une personne venait me parler sur l'origine de cette maladie : "C'est la malédiction des ancêtres". Après ces songes, on m'a fait passer à la délivrance, et les esprits des ancêtres m'ont agitée sérieusement. Dans un autre songe toujours, j'ai encore vu la même personne habillée en blanc, très élancée, sa figure était voilée, elle m'a dit cette fois-ci d'aller refaire le test à l'hôpital. J'ai de nouveau contacté la maman qui me suivait régulièrement, elle a prié pour moi et je suis allée à l'hôpital. Après la prise de sang, le laborantin m'a dit de venir retirer les résultats dans deux jours, j'ai continué à prier comme la maman m'avait indiqué. Deux jours après, je me suis rendue à l'hôpital et le laborantin a commencé par me poser des questions : "Tu as pris quels produits ?" J'ai cité les noms des médicaments que je prenais. Il m'a dit : "Madame, félicitations, ton Dieu est grand, tu es guérie du sida". J'ai commencé à glorifier Dieu.* »

Selon ce témoignage, il semble que la guérison soit liée à la foi dans le contexte chrétien. Les malades, semble-t-il, font une expérience courageuse pour lutter contre la maladie au sein de l'église. Ce cas précis rentre dans l'itinéraire thérapeutique « médecin-pasteur ». À ce propos, dans son étude *Magie et religion en Afrique du Nord*, Doutté note que la guérison à travers les *karâmat* (grâces de Dieu) est obtenue par l'intervention de Dieu. « Ses prodiges ont un caractère moral adapté à des fins sociales car les patients font une rude épreuve, à travers des sacrifices et supplications pour être guéris[178]. »

[178] DOUTTÉ E., *Magie et religion en Afrique du Nord*. Alger : *s.n.*, 1908, p. 637.

1.2 – Les différents trajets des maladies

La spécificité de chaque itinéraire thérapeutique peut être due au trajet (traitement, histoire) de la maladie du patient. En effet, selon l'expérience de la médecine, du féticheur/guérisseur ou de l'église, que le patient a vécue, son choix de thérapeute peut être modifié à tout moment. Interviennent donc ici les différentes étapes du trajet de la maladie vécues par le malade : son autodiagnostic et les diagnostics des différents thérapeutes, son rapport aux médecins et aux pasteurs, les traitements prescrits et l'échec ou la réussite qu'il reconnaît des thérapeutes.

Les différents trajets de maladies peuvent eux aussi mettre en évidence les points communs qui ont fait que le malade a, à un moment donné, choisi le recours à l'église. Le rôle de l'autodiagnostic et du diagnostic dans le choix du recours consiste en ceci : ce qui doit retenir l'attention n'est pas tant la réalité de la maladie, que le sentiment que les sujets en ont. La maladie n'a pas besoin d'exister (du point de vue biomédical) pour être représentée, voire même être identifiée par les agents. C'est la désignation par le sujet de ce qu'il perçoit comme son mal et l'interprétation qu'il lui en donne qui déterminent ses recours thérapeutiques[179]. L'autodiagnostic, étroitement lié au choix du thérapeute, est une sorte de prise en charge autonome du patient. Par rapport à ses symptômes, celui-ci choisira lui-même s'il a recours ou non au thérapeute et si oui, quelle thérapeutique lui est appropriée.

En rapport avec cette assertion, une malade suivie régulièrement par Femmes-Plus nous a expliqué le mobile qui l'a poussée à prendre la décision de consulter un guérisseur et deux pasteurs. À ce sujet, nous pouvons lire ses déclarations dans notre entretien :

« *Quand mon mari est décédé, j'ai commencé moi aussi à souffrir de maux de ventre, de tête et de la carie dentaire. À cette époque, l'oncle de mon mari ne cessait de réclamer les biens laissés par mon défunt mari. Vu ces menaces, je suis allée consulter un féticheur pour connaître la personne qui a tué mon mari. Après avoir exposé le problème chez le féticheur, il a commencé à demander à ses esprits de lui montrer la personne qui a tué mon mari. Quelques minutes après, il me dira que les esprits ont vu la main de l'oncle de mon mari tachée du sang humain. Certainement, c'est lui le sorcier. À l'instant même, le féticheur m'a envoyée chez un guérisseur, car selon lui, j'étais atteinte par la même maladie qui a tué mon mari. Aussitôt, le guérisseur a exigé que je boive un breuvage pendant quatre mois, mais il n'y avait aucun changement sur ma santé, j'ai perdu de plus en plus du poids. Comme mon état de santé ne s'améliorait toujours pas, mon petit frère m'a conduite auprès de son pasteur, j'ai suivi des séances de prières*

[179] FAINZANG S., *Pour une anthropologie de la maladie en France*, Paris, Éd. École des hautes études en sciences sociales (EHESS), 1989, p. 25.

pendant environ six mois, sans aucun résultat. Finalement, une amie est venue me parler des prières des miracles et des guérisons qui sont faites dans son église, j'étais obligée d'y aller, car c'était difficile pour moi. Mais un jour, le pasteur a exigé que j'aille faire le dépistage, et on m'a confirmé que j'étais séropositive. Depuis ce jour-là, je continue les séances de délivrance dans cette église, et il y a un peu de changement sur mon état de santé. Si je n'avais pas perdu une année, c'est-à-dire quatre mois chez le guérisseur et six autres chez le premier pasteur, peut-être que je serais déjà guérie. »

Dans notre enquête, les personnes diagnostiquant elles-mêmes ou avec l'apport du groupe organisateur de la thérapie (famille, amis…) les maladies opportunistes se dirigent majoritairement vers les églises. Leurs choix sont motivés par les témoignages des voisins ou les expériences des membres de famille. Car, selon eux, la médecine serait moins efficace devant certaines maladies, que seules les églises peuvent guérir. De plus, l'autodiagnostic entraîne souvent une automédication avant d'engendrer le recours thérapeutique. Ce comportement peut traduire, de plus, la volonté du sujet de dominer le pouvoir médical. C'est ainsi que le choix exercé par le client est une forme de contrôle social. Il peut déterminer la survivance d'une profession ou d'une spécialité, ainsi que le succès d'un professionnel. Car la première visite chez un thérapeute est souvent expérimentale, il s'agit d'un essai.

La décision de suivre le traitement et celle de retourner pour consulter un thérapeute dépendent, semble-t-il en partie, du jugement rétrospectif porté par le patient sur la consultation. Dans son texte « Influence du client sur l'exercice de la médecine », extrait du livre de Claudine Herzlich *Médecine, malade et société*, Eliot Friedman centre son étude sur les processus qui amènent le client à la consultation. En premier lieu, le futur patient doit percevoir le besoin d'aide et croire que c'est d'un certain thérapeute que cette aide pourra lui venir. Il faut qu'il décide ce que sera un « bon » praticien. Et quand se présente une affection physique, le patient fait des « essais d'autodiagnostic strictement personnels et expérimentaux qui s'appuient sur le caractère présumé temporaire des symptômes. Il prend à cet effet souvent la décision d'attendre pour voir ce qui se passera ». Si les symptômes persistent, le patient essayera des remèdes simples. L'individu malade (ou qui se croit malade) met à un moment ou à un autre son entourage au courant. C'est alors que le diagnostic devient collectif, avec suggestion d'autres remèdes ou d'une consultation à un thérapeute, ceci au cours de conversations quotidiennes[180].

L'auteur indique que la consultation de l'entourage se fait avant le recours au thérapeute mais aussi après. Le patient échange alors ses impressions sur le thérapeute, son diagnostic et son traitement. Ceci peut

---

[180] HERZLICH C. (dir.), *op. cit.*, p. 53.

avoir pour conséquence que le malade ne retournera jamais le voir. Pour un médecin, juger un malade comme bien portant est plus grave que juger une personne bien portante comme malade. En cas d'incertitudes dans le diagnostic médical, le médecin se conformera à cette norme.

Dans notre étude sur 30 cas, 24 ont eu un bon diagnostic dès le premier recours (qu'il s'agisse des diagnostics faits par la médecine classique ou par l'église). Mais il apparaît aussi des faux diagnostics (4 pour la médecine, aucun pour l'église dans le cadre des premiers recours) et une absence de définition de la maladie pour 2 cas. Pour le cas de l'église, le plus souvent c'est le pasteur ou un membre de la famille qui aurait demandé au patient d'aller se faire dépister ou encore, selon les patients, le pasteur aurait prophétisé lors d'une séance de prières.

1.3 – Échec et réussite dans les différents recours

Lors d'un recours, le patient attend une certaine aide du thérapeute. Nous considérons qu'il y a réussite du recours à partir du moment où le thérapeute a fourni de l'aide, satisfaisant ainsi les attentes du patient. La réussite ne concerne donc pas uniquement la guérison physique en termes médicaux, puisqu'elle englobe d'autres notions comme la disparition de la douleur ou la non-aggravation du mal, par exemple.

Dans notre échantillon, 80 % des cas ont considéré avoir essuyé un échec au niveau de la médecine. C'est alors qu'ils ont eu recours aux églises. En effet, nous avons trouvé un taux faible de réussite lors des premiers recours car la maladie venait à peine d'être diagnostiquée. Il faudra attendre un moment pour que le traitement agisse. En revanche, le pasteur (l'église), lui, a le plus fort taux de réussite dans les 3 premiers recours. Ici, l'imaginaire du patient peut être affecté par les témoignages de guérisons qu'il écoute au jour le jour à l'église. C'est pourquoi il associe le traitement et la prière. Qu'il s'agisse de guérison, de soulagement, de rapidité des soins, de bons diagnostics, de médicaments inexistants, il semblerait donc que le pasteur satisfasse plus les attentes de nos patients que la médecine.

L'échec et l'inefficacité de la médecine sont cités dans 20 entretiens, notamment dans la façon dont les malades ont été accueillis par le personnel médical. Soit il exigeait de l'argent avant la consultation, ou encore il ne s'intéressait pas au malade le premier jour de sa consultation. Voici les propos tenus par une des patientes :

« *Je suis allée à l'hôpital général avec ma fille aînée qui était très affaiblie, le médecin ne voulait même pas nous recevoir. Nous avons passé près d'une heure de temps avant d'être reçues. Après, l'infirmier nous a fait entrer, il a commencé par demander de l'argent pour établir la fiche de consultation. Je n'avais pas le montant exigé à ce moment, alors l'infirmier m'a dit d'aller chercher le reste. Nous habitions très loin de l'hôpital vu son refus, j'étais obligée de laisser mon téléphone en gage, pour que ma fille soit consultée par le médecin. Malgré le traitement prescrit, la maladie ne faisait que s'aggraver, la santé de ma fille se détériorait de plus en plus. J'ai changé d'hôpital. Nous sommes allées à l'hôpital de notre église aux cliniques Rapha. Et c'est là que ma fille a commencé à suivre un bon traitement car le corps médical qui travaille dans ce centre est composé des chrétiens. Ils ont la compassion des malades et n'exigent pas de l'argent avant de soigner. Le plus souvent, ils commencent la consultation par une prière.* »

Lors de nos entretiens, il a été révélé que la majorité des patients préfère aller se soigner dans les structures médicales confessionnelles. Car le personnel médical y valorise davantage les liens sociaux (confrérie), étant tous membres d'une même église. Ces patients regrettent que leur pasteur ne soit pas officiellement intégré dans le circuit sanitaire du pays. Car de par sa personne, ses qualités, ses compétences, il mériterait une forte reconnaissance. Les exigences du corps médical en rapport avec le paiement des frais sont dues, semble-t-il, au fait que beaucoup de malades quittent l'hôpital clandestinement sans avoir honoré leur facture. À cause de ce phénomène, de nombreuses femmes sont retenues à l'hôpital général de Kinshasa après leur accouchement, faute de frais. Elles passent souvent six à neuf mois dans cette « détention hospitalière ». Le gage des biens par les malades est courant dans les structures de santé à Kinshasa, à cause notamment de la pauvreté. Dans les campagnes, en revanche, c'est soit une poule, soit une chèvre qui est mise sous caution pour garantir l'issue du traitement.

Ainsi, à l'échec et à l'inefficacité de la médecine vient s'ajouter la prescription trop importante de médicaments et d'examens cliniques. Notre enquêtée renchérit dans son discours comme suit :

« *Quand cette maladie a commencé, je suis allée voir un médecin, il m'a prescrit des médicaments et des examens à faire. J'ai suivi cette cure pendant trois mois, il n'y avait aucun changement. J'ai pris la décision de changer de médecin. Je suis allée rencontrer un autre médecin, il a procédé de la même façon que le premier. Mais il n'y a pas eu de changement. Après, je suis allée voir un troisième médecin. Ce dernier m'a recommandée au centre de dépistage, et c'est à partir de cette structure que l'on a découvert le VIH/Sida dans mon sang.* »

La prise de médicaments à excès et l'accumulation d'examens donnent parfois l'impression au patient d'avoir eu recours au mauvais thérapeute. Mais l'une des principales raisons pour laquelle le malade recherche à tout prix une aide est la souffrance. Madeleine Moulin et Aldo Perissimo, dans leur article « Pour comprendre le recours : recours à la compréhension », texte tiré du livre *Comprendre le recours aux médecines parallèles* (Colloque international de Bruxelles), soulignent qu'il n'y a pas de machine à mesurer la souffrance, mais dès lors qu'elle se dit, cette souffrance devient réalité, acquiert un statut, demande à être prise en charge. Que ses connaissances lui donnent une conviction de la subjectivité du mal, qu'elles lui donnent au contraire la certitude de sa matérialité et parfois son impuissance à le vaincre, le soignant doit continuer à soigner[181].

Face au patient qui souffre, le thérapeute ne peut avouer son manque de savoir : son seul recours est de prescrire des traitements pour tenter de soulager ce patient. Mais dans ce cas aussi, la médecine ne comble pas le patient, les traitements étant trop longs, trop astreignants et souvent inefficaces. La souffrance est alors présentée à l'église qui tentera à son tour de la vaincre ; son atout est qu'il considère la douleur non pas comme un symptôme, mais comme un fait réel qu'il nomme et qu'il admet, diminuant ainsi l'angoisse qu'elle contient toujours.

En ce qui concerne le sida, la longueur du traitement de la médecine est très souvent, semble-t-il, mise en cause (malgré son efficacité). Car selon les discours des chrétiens, la puissance de l'huile sainte se substitue aux anti-inflammatoires, aux fortifiants et aux antibiotiques pour lutter contre les maladies opportunistes. La rapidité des soins avant tout. De ce fait, certains malades du sida qui fréquentent les églises semblent avoir perdu confiance dans la médecine. Découragés, désabusés et attribuant leur séropositivité à la sorcellerie, ils doutent fermement de son efficacité au profit de l'église.

2 – La prise en charge et la médecine populaire

François Laplantine note : « Ce qui caractérise, en revanche, les médecines populaires, hormis le rôle du contact et de la proximité physique de celui qui vous soigne dans un cadre familier en vous touchant et le caractère globalisant de la perception de la maladie (la totalisation homme-nature-culture qui s'oppose à la tendance à la dissociation de l'homme, de la nature et de la culture, dont le corollaire est l'hyperspécialisation) et de la thérapie, c'est surtout l'imbrication étroite de la question du comment étiologico-thérapeutique et d'une interrogation sur le pourquoi rapportée à la subjectivité du malade. En effet, alors que l'intervention médicale officielle prétend seulement fournir une explication expérimentale des mécanismes chimico-biologiques de la morbidité et des moyens efficaces pour les maîtriser, les médecines populaires apportent une réponse intégrale à une série d'insatisfactions (non seulement somatiques, mais psychologiques, sociales, spirituelles pour certains, et existentielles pour tous) que le rationalisme social n'est sans doute pas près d'éponger. Ce qui constitue le succès et la pérennité de ces médecines populaires, c'est que l'individu malade n'arrive jamais à faire le deuil de la question du pourquoi de sa maladie[182] ».

[181] MOULIN M. (dir.), « Colloque international de Bruxelles », Université Libre de Bruxelles, 1995.
[182] LAPLANTINE F., *op. cit.*, p. 353.

En effet, ces types de médecines sont omniprésents à Kinshasa, elles sont proches de la population et facilitent les soins aux usagers qui vivent dans la pauvreté. Leurs thérapeutes se recrutent dans toutes les catégories de la population : hommes, femmes et jeunes. Elles constituent parfois l'héritage d'une famille ou d'un clan. Au cours d'un entretien que nous avons eu avec un jeune vendeur ambulant de médicaments, ce dernier a donné un éclairage sur ce commerce à la sauvette, comme le dévoile son discours :

« *Nous vendons ces médicaments pour aider les gens qui n'ont pas assez de moyens pour aller à la pharmacie. Ces médicaments, nous les achetons à bas prix dans les dépôts pharmaceutiques des Indiens. Nous les revendons à notre tour aux habitants des quartiers reculés, là où les gens n'ont pas accès à la pharmacie et au dispensaire. Parfois, il nous arrive de nous rendre dans les villages qui se trouvent dans le faubourg de Kinshasa. C'est une aide que nous apportons aux populations pauvres de notre ville. Sinon, nous ne gagnons pas grand-chose.* »

Ainsi, pour rejoindre Laplantine, à Kinshasa, les soins des malades se font aussi au niveau de leurs familles, où certains membres sont des guérisseurs. Il semble que ce pouvoir mystique leur a été transmis par les ancêtres lointains. Ces thérapeutes traditionnels gardent cette aura avec beaucoup d'ardeur. De telle sorte que sa transmission aux autres contemporains exige soumission et déférence au dépositaire de cet héritage.

2.1 – L'institution médicale

Le nombre important de médicaments dans les prescriptions de la médecine et le fait que bien souvent le malade les considère comme inefficaces entraînent de nombreux changements dans les recours thérapeutiques. Au cours de nos entretiens au centre des soins Femmes-Plus, nous nous sommes entretenu avec une jeune mère séropositive. Dans son récit, elle a plus insisté sur la régularité des médicaments prescrits par le thérapeute, comme le souligne notre entretien :

« *J'avais des douleurs dans le bas-ventre et je suis allée voir successivement une infirmière, puis un gynécologue, puis un chirurgien, puis un généraliste. Tous m'ont donné le même traitement : de la progestérone et du paracétamol, une cure de 3 semaines, mais je n'ai eu aucun changement. Finalement, j'ai décidé de consulter le guérisseur, puis le pasteur, et je suis revenue vers le gynécologue, c'est ce dernier qui m'a conseillé d'aller faire le dépistage, et on a trouvé le sida dans mon sang.* »

Pendant tous ces recours, les thérapeutes ont prescrit les mêmes médicaments, sauf le guérisseur et le pasteur. Sans examens au préalable, la guérison était incertaine. La maladie dont elle souffrait était le sida, mais les thérapeutes tâtonnaient à tour de rôle. Au final, la jeune femme s'est détournée de la médecine avant d'y revenir, elle est allée voir le guérisseur puis le pasteur à l'église. Cela confirme la notion de temps qui semble très importante pour les malades. En effet, les traitements à long terme où le résultat se fait attendre trop longtemps ne les satisferont pas. Devant ce contraste, le malade peut alors faire appel au pasteur, et c'est là que la médecine populaire prend le dessus sur la médecine officielle. Elle recrute les malades au jour le jour, leur garantit la guérison rapide, diminue les effectifs des malades dans les hôpitaux et explose le taux de mortalité dans la ville.

En outre, le fait de rentrer à l'hôpital pour une longue durée peut provoquer gêne et peur. Le milieu hospitalier lui-même, ses règles, la séparation avec les proches, l'anonymat, etc., repoussent le patient. À ce propos, Danièle Carricaburu note : « L'hôpital est un lieu de résidence et de travail où un grand nombre d'individus, placés dans la même situation, coupés du monde extérieur pour une période relativement longue, mènent ensemble une vie recluse dont les modalités sont explicitement et minutieusement réglées. Il est comparable au couvent, à la caserne ou à la prison. C'est un lieu d'isolement et d'enfermement[183] ».

En effet, le malade interné que nous avons visité éprouvait une telle inquiétude qu'il souffrait d'un effacement partiel de sa propre image, causée par la menace réelle et symbolique, pesant sur le corps. Sa passivité, sa position horizontale, le fait que ses vêtements, tout ce qu'il possède, lui aient été enlevés, que médecins et infirmiers, personnes inconnues de lui, aient libre accès à son corps, le fait qu'il ne puisse pas prévoir ce qui va lui arriver, tous ces facteurs créaient une perte d'identité, du moi. Ainsi, la soumission aux règles de l'institution hospitalière et au pouvoir des médecins faisait de l'hospitalisation une étape à éviter pour certains patients.

Lors de nos multiples passages à l'hôpital et de nos entretiens avec le corps médical, nous avons également entendu des expressions telles que : « Vous n'êtes qu'un numéro de chambre », « Vous êtes un cobaye », « L'homme, c'est comme un animal », « Le corps humain ne représente rien, l'homme c'est le souffle, mais il n'est rien en soi. »

La séparation de certains avec le milieu familial est aussi mal ressentie, à plus forte raison quand il s'agit d'une mère qui a laissé ses enfants et son mari. Cette éventualité d'hospitalisation est souvent repoussée par la consultation d'autres thérapeutes en vue d'éviter cette expérience. Mais pour le cas du VIH/Sida, avec l'évolution de la recherche biomédicale, la prise en charge à domicile a du moins épargné à certains malades de passer un long séjour à l'hôpital.

Une des raisons qui fait que les patients ont peur de se faire dépister serait effectivement ce risque d'enfermement à l'hôpital. La personne refuse d'aller consulter un médecin, malgré la détérioration de son état de santé.

[183] CARRICABURU D. et MENORET M., *Sociologie de la santé, Institutions, professions et maladies*, Paris, Armand Colin, 2012, p. 17.

Elle multiplie les recours entre le médecin, le féticheur, le guérisseur et le pasteur.

Dans notre échantillon, 20 patients ont refusé d'être hospitalisés et 10 ont accepté l'hospitalisation suite aux douleurs atroces et à l'asthénie aggravante. Certains individus, en revanche, préfèrent passer leur temps à l'église, en dépit des douleurs qu'ils ressentent, que d'être hospitalisés. Ils se disent que l'ange de la guérison peut survenir d'un moment à l'autre. L'église tire cette référence du récit de la guérison du paralytique qui a souffert pendant trente-huit ans, et un jour, Jésus-Christ l'a guéri au bord de la piscine[184].

En effet, la séparation du milieu familial et la peur de l'enfermement à l'hôpital sont parmi les raisons qui font que certains malades ne révèlent pas leur séropositivité. À ce propos, une patiente suivie régulièrement par Femmes-Plus nous a expliqué le mobile qui l'avait incitée à ne pas dévoiler sa séropositivité, comme on peut le constater dans les passages de son discours :

« *Quand j'ai commencé à développer les troubles de l'épiderme, j'ai vite pensé au sida parce que lors des campagnes de sensibilisation, on nous a parlé des signes et des symptômes du sida. Et vu que j'ai connu plusieurs partenaires sexuels, j'avais peur d'aller me faire dépister. Je me suis dit que si on trouve le sida dans mon sang, on risque de m'interner à l'hôpital, alors qui prendra soin de mes deux enfants ? Je suis restée sur ma décision, je ne voulais pas que l'on me parle de l'hôpital. Et quand la maladie s'est aggravée, on m'a amenée de force à l'hôpital, et c'est là qu'on a trouvé le sida. J'ai donc passé six mois à l'hôpital.* »

2.2 – Le traitement spirituel, une étape dans la voie du salut

Le traitement spirituel est conçu comme un élément de la voie du salut par les thérapeutes spirituels (pasteurs, religieux, guérisseurs). De ce fait, il ne peut être considéré comme une opération magique, contrairement au magicien qui utilise des moyens non empiriques pour produire des effets empiriques sans se soucier du salut intérieur car ne disposant pas d'une entreprise culturelle permanente. Le pasteur ou encore le guérisseur considère le traitement spirituel comme une voie du salut qui vient prouver et valider selon lui l'efficacité de sa croyance.

Certaines personnes qui n'obtiennent pas la guérison remettent en cause la « voie du salut ». Or, pour le pasteur, la « foi » ferait retrouver la « vérité » de l'enseignement de Jésus-Christ/guérisseur qui conduit au salut. Le traitement spirituel est une expérience spirituelle au sens où elle propose selon les thérapeutes spirituels un rapport direct avec Dieu ou avec les forces

[184] Bible, Livre de Jean. 5:1-9.

surnaturelles. Il s'inscrit dans ce sens dans une « voie du salut », la prière étant avant tout une expérience d'« autodivination ».

En effet, il ne s'agit pas d'un mysticisme qui retranche les fidèles du monde. Au contraire, le fidèle veut gagner un mieux-être qui se traduit par un habitus permanent, spécifiquement religieux ; cet habitus va dans le sens d'une « plus grande intensité vitale » pour reprendre l'expression de Max Weber : « Il se traduit par un bonheur de vivre pour œuvrer dans la société dont les valeurs ne sont pas remises en question. Donc, on peut qualifier cette attitude de mysticisme intramondain[185] ».

Toutefois, le thérapeute religieux peut fonctionner comme un prestataire de services que l'on consulte occasionnellement. Cela signifie que ces personnes tentent de bénéficier de temps en temps de la virtuosité religieuse, des compétences du pasteur, sans qu'une conversion s'ensuive. Nous voulons appeler ces personnes des « utilisateurs » de la thérapie religieuse. Ce fait est accepté parce que le pasteur considère ces consultations comme un pas dans la direction du salut, même si l'engagement tarde à venir ou ne vient jamais.

Cette pratique rejoint ce que Max Weber appelle la « cure d'âme », « le véritable instrument de la puissance des prêtres, et cela précisément dans la vie de chaque jour » qui est : soit la distribution de la grâce, soit l'instruction des devoirs religieux, soit encore l'apport de la consolation religieuse à un individu dans la détresse intime ou extérieure.

Lors de nos entretiens avec les pasteurs, ils se sont autoproclamés « médecins spirituels » et l'église est considérée par eux comme l'« hôpital de Dieu ». Cette conception est omniprésente dans la ville de Kinshasa par le fait que d'après la vision kongo, la cause de la maladie est à rechercher non pas dans les microbes, les virus ou les agents pathogènes, mais dans le réseau dynamique et changeant de relations qui rattachent chaque individu à ses croyances. Dans ce sens, la maladie est souvent considérée comme l'œuvre d'un sorcier, d'un ancêtre, d'un esprit, d'un défunt ou la sanction découlant de la transgression des us et coutumes.

Dans la Bible, la maladie n'est jamais accidentelle, elle a toujours un sens. Elle s'inscrit au nombre des maux qui assaillent l'humanité, tant que l'homme est en relation avec Dieu. En d'autres termes, la maladie signifie, à côté d'autres malheurs, un certain état de la relation conflictuelle avec Dieu. La conception chrétienne donne à la maladie une signification théologique. C'est plutôt dans le cadre de l'alliance et dans un « monde » où tout trouve sa source en Dieu, que le chrétien situe la maladie et la comprend.

C'est pourquoi, dans une ville comme Kinshasa, dont les habitants sont confrontés au problème du mal, de la souffrance et de la maladie, nombreux sont des chrétiens qui cherchent dans la prière une guérison, un réconfort moral et matériel (sur le plan familial, conjugal, professionnel), un refuge

185 WEBER M., *Économie et société*, Paris, Plon, 1971, p. 550.

contre les actions maléfiques des sorciers, etc. Selon cette conception, un pasteur d'une église de réveil que nous avons interrogé sur son lieu de culte a livré son opinion en rapport avec cette assertion. Notre rencontre avec ce pasteur s'est passée dans son église, dans la commune de Ngaba. Il est responsable de cette église depuis plus d'une décennie, selon ses propos. Avant de le rencontrer, nous avons sollicité un rendez-vous, et trois jours après, le pasteur nous l'a confirmé au téléphone. Notre entretien a eu lieu exactement le vendredi 25 juillet 2014 à son église, vers 16 heures. Nous étions reçu par le pasteur. Au cours de notre entretien, il nous a expliqué le sens qu'il donne à la guérison, comme on peut le lire dans les extraits de son discours :

« *Dieu m'a investi d'un pouvoir à travers sa parole : "Voici les signes qui accompagneront ceux qui auront cru : en mon nom, ils chasseront les démons, ils parleront en langues nouvelles, ils saisiront des serpents, et s'ils boivent quelque poison mortel, il ne leur fera pas de mal ; ils imposeront les mains aux infirmes et ceux-ci seront guéris." Je suis le médecin spirituel établi par Dieu, cette église est l'hôpital de Dieu. Le fait de mettre les pieds ici, on a la guérison, il faut seulement avoir la foi. Beaucoup de frères et de sœurs ont eu la guérison dans notre église, aujourd'hui, ils sont en très bonne santé. C'est pour confirmer que la main de Dieu est ici et si tu crois, tu auras la guérison.* »

Dans cette même logique, un adepte de la même église que nous avons rencontré nous a déclaré ce qui suit :

« *Si je suis encore en vie, c'est grâce à la prière et à mon église. Cette église est ma famille. Malgré que je ne travaille plus, mon église m'apporte un grand soutien. Aujourd'hui à Kinshasa, la vie n'est plus ce qu'elle était il y a vingt ans. Nous ne savons pas ce que sera le lendemain. Nos enfants ne mangent plus à leur faim ! En cas de maladie, on n'arrive pas à se rendre à l'hôpital faute de moyens ! Tout cela montre que le retour du Christ est proche. Ce sont les signes de la fin du monde ; car la mort est devenue notre quotidien, les maladies graves sont présentes, la faim gagne du terrain, l'argent est difficile, le travail n'existe plus, les parents ne peuvent plus supporter leurs foyers, la prostitution devient un métier lucratif et autorisé par tous. Où allons-nous finalement ? C'est pourquoi, moi et ma famille, nous avons trouvé refuge à l'église. Depuis que nous sommes ici à l'église, si un enfant est malade, on recourt à la prière et il a la guérison, et si nous avons un problème d'argent, les frères qui travaillent nous aident aussi facilement et parfois, ils nous donnent des vêtements. La charité règne parmi nous.* »

L'église devient, à cet effet, une « nouvelle forme mutualiste de la solidarité mécanique », où les membres développent l'entraide, l'assistance réciproque, la vitalité des relations fraternelles et les dons de soi en son sein. Elle est aussi considérée, comme le souligne le pasteur dans l'entretien précédent, l'« hôpital de Dieu » et lui-même le « médecin spirituel » ou

« guérisseur des malades ». Mais le pasteur se considère également comme un leader qui incarne une vision divine et politique. Non seulement il se proclame « guérisseur des malades », mais il devient aussi un médiateur et ses paroles ont, selon lui, force de loi. Selon lui, il peut redresser un mariage déjeté, ou interdire une union entre deux partenaires, mais aussi jouer le rôle de juge dans certains conflits entre les membres de son église. Les instructions données par le pasteur seraient fidèlement respectées, ni les parents, ni le conseil de famille, moins encore les institutions publiques ont le pouvoir de désavouer ce qu'il a déjà décidé ou instruit.

Jacques Mpia Bekina note : « Partant de diverses situations de crise, les églises répandent leur doctrine sans grande peine. L'essentiel de leur enseignement revient plus ou moins à ceci : ça va mal dans le monde : monde corrompu, omniprésence du mal. Non-correspondance de l'homme, des institutions sociales, des religions, à la volonté de Dieu. Il n'y a rien à attendre de ce monde, ça ne peut plus durer, la fin de ce monde est proche. Des prophètes entrevoient les "apocalypses", mais de ce monde inique va naître un monde nouveau. Il faut se préparer dès aujourd'hui. D'où la nécessité de se convertir : rompre avec le mal et le monde. Se recentrer sur Dieu et se soumettre à la loi "du royaume de Dieu qui vient" en appartenant au groupe. Le groupe est "l'arche du salut"[186] ».

Selon l'auteur, le ministère de prière pour obtenir de Dieu la guérison tel qu'il est exercé actuellement à Kinshasa ne donne pas satisfaction. On peut lui reprocher d'être à la base de nombreux conflits qui opposent les individus et divisent les familles. Ces assemblées ont tendance à se substituer au monde médical, contribuent à l'exploitation de la crédulité et à l'établissement des relations de soumission ainsi qu'au culte de personnalité qui dénaturent la vraie prière. Pour Patrick Tacussel, avec la postmodernité, les familles entières sont plongées dans le désespoir d'un lendemain meilleur, l'homme est désemparé, il a perdu l'espoir longtemps investi dans les progrès de la science et de nouvelles technologies, la parole du pasteur a force de loi, elle est la plus respectée et écoutée[187].

2.2.1 – La légitimité doctrinale du traitement spirituel

Selon la conception des églises de réveil, la guérison repose toujours sur un système de croyances dans lequel la thérapie spirituelle puise sa légitimité. La doctrine de cette église, nous l'avons vu, fournit une conception unitaire de l'univers comportant une conception de l'homme qui dépasse les limites de la vie humaine. Selon Weber, cela suffit à les qualifier de religieuses, même si notre affirmation renvoie à une définition

[186] MPIA BEKINA J., *L'Évangélisation du Mai-Ndombe au Congo-Kinshasa, Histoire, difficultés présentes et inculturation*, Paris, L'Harmattan, 2010, p. 133.

[187] TACUSSEL P., *Notes de cours de sociologie générale*, Master 1 en sociologie, Département de sociologie UFR5, Université Paul Valéry, Montpellier, 2010, p. 22.

minimaliste de la religion. Cette doctrine est l'enseignement d'un prophète exemplaire, c'est-à-dire d'un personnage qui s'adresse « à l'intérêt personnel de ceux qui éprouvent l'ardent besoin d'être sauvés et les engage à suivre la même voie que lui[188] ».

En effet, par la crucifixion du Christ, les chrétiens ont hérité de toutes les promesses du bien-être tant matériel que spirituel que Dieu a faites à Abraham, le seul obstacle étant le manque de foi des chrétiens dans la possibilité d'obtenir ce qui leur appartient en toute justice.

Dès lors, nous pouvons distinguer deux types d'approche religieuse de la guérison : celle qui se caractérise par une attitude passive (intercession et attente du résultat) et celle qui se caractérise par une attitude active (participation à une démarche méthodologique pour remédier aux troubles).

Cette conception des églises fait que les associations peinent à faire respecter les instructions médicales sur la prise des médicaments par les malades du sida. Nombreux sont ceux qui interrompent le traitement suite à leur foi ou encore à un enseignement suivi à l'église. Mais quand les infections opportunistes réapparaissent et le taux de CD4 diminue, la personne reprend discrètement son traitement.

La responsable du centre des soins de Femmes-Plus nous a présenté une malade qui a été victime d'une telle attitude. Elle a d'ailleurs échappé à la mort suite à ces erreurs. Lors de notre entretien, la rescapée a expliqué ce qui l'a motivée à arrêter son traitement antirétroviral, comme le dévoilent les passages de notre entretien :

« *J'étais sous traitement, mais un jour, après la prière du soir, le prédicateur nous a parlé de la foi. Il nous a dit que si tu as la foi, tout ce que tu peux demander à Dieu, tu l'auras. Dès mon retour à la maison, j'ai pris la décision d'arrêter mon traitement, j'ai commencé à prier pour avoir la guérison miraculeuse. Mais quelques jours plus tard, j'ai commencé à faire de fortes fièvres comme au début de la maladie. J'ai perdu encore du poids, et quand nos responsables de l'association ont vu cela, ils m'ont convoquée au bureau, et je leur ai dit la vérité. Finalement, ils ont exigé que je reprenne mon traitement.* »

Les associations jouent un rôle d'auto-support auprès des malades, car ces derniers sont confrontés à de nombreuses épreuves pendant qu'ils cherchent la guérison. Ce rôle dévolu aux associations se fonde davantage sur la mise en place du soutien émotionnel dont ont besoin les personnes atteintes. Toutefois, il faut aussitôt noter que la difficulté éprouvée par les associations n'est pas seulement due à l'emprise des églises de réveil sur les malades, elle est aussi liée en partie à la conception de la guérison dans la tradition du peuple kongo de Kinshasa. Néanmoins, la dynamique sociale est aussi l'un des facteurs qui fait que l'homme est désemparé, perdu et

---

188 WEBER M., *op. cit.*, p. 80.

insatisfait. C'est le désordre, le désenchantement du monde. L'homme se bat seul face à la mort et à la maladie.

Devant cette évolution sans issue, le peuple kongo recourt à la science et au pouvoir de ses guérisseurs pour la guérison de ses maladies. La maladie offre à cet effet, aux uns et aux autres, l'occasion de faire le point sur l'état des relations dans la communauté. De son origine et de sa gravité dépend la stratégie thérapeutique. Les soins prodigués peuvent être relativement longs, nécessiter des sacrifices et comprendre de nombreux interdits. S'engage souvent une épreuve de force entre le praticien et l'esprit ou encore entre le praticien et les sorciers, auteurs de la maladie. C'est ainsi qu'un guérisseur ne peut pas soigner n'importe quelle maladie. Il en va même, dit-on, de sa propre vie. Il n'y a pas de place à l'improvisation et à l'amateurisme. C'est le monde des initiés.

Dans certains cas, la guérison n'est tout simplement pas envisageable sans réparation ou réconciliation avec la partie lésée. Dans bien d'autres, malgré le luxe des précautions, le malade succombe à sa maladie. Commencent alors d'interminables palabres qui n'aboutissent pas toujours à la paix, mais qui attisent la haine et nourrissent les sentiments de vengeance. C'est ainsi que les associations sont à la croisée des chemins, d'une part, la tradition qui s'impose pour traiter des maladies et les représentations qu'ont les patients de leurs maladies, et d'autre part, l'omniprésence des églises de réveil et leurs prières de guérison. À cet effet, les propos d'un encadreur d'une association de malades du sida nous en disent plus. Notre rencontre a eu lieu lors d'une réunion sur les stratégies de la prise en charge des malades du sida en milieux ruraux, organisée conjointement par L'Unicef et L'ONUSIDA, le mardi 31 septembre 2014. Les informations fournies par notre interlocuteur figurent dans ce passage de notre entretien :

« *Tout le travail fait pour le mieux-être des malades du sida est saboté par les églises qui pullulent dans la ville de Kinshasa. Ces églises disent aux malades de refuser le traitement ou de jeter les médicaments qu'ils prennent et d'avoir la foi, car ils seront guéris. Parfois, les malades refusent de venir assister à nos réunions à cause des prédications qu'ils suivent dans leurs églises. Un autre aspect, c'est le recours aux guérisseurs. Ces gens retiennent beaucoup de malades chez eux, ils disent que "le sida est un mauvais sort jeté par les ancêtres et les sorciers, ça ne vaut pas la peine d'aller à l'hôpital, car tu ne seras jamais guéri avec ce traitement, il faut venir chez moi, je vais chasser les esprits qui ont provoqué le sida". Ces facilitateurs de soins de mauvaise qualité causent du tort aux malades du sida. C'est ça notre grand combat. Malgré les réunions tenues, certains malades croient encore aux enseignements des églises et aux promesses des guérisseurs.* »

Face au comportement des thérapeutes spirituels, il est recommandé en cas d'infections opportunistes de traiter en urgence cette infection dans un premier temps. Le traitement antirétroviral doit être entamé dans les meilleurs délais (2 semaines) afin d'éviter la survenue d'autres complications et réduire la morbidité[189]. Le fait de retarder les malades chez les thérapeutes spirituels (guérisseurs, féticheurs, pasteurs) a des conséquences délétères en termes de développement de résistance, due à la mauvaise adhésion au traitement. Il est important que le médecin référent travaille davantage avec les associations et les thérapeutes spirituels, afin de libérer les patients cloîtrés chez ces derniers. Ceci permettra au médecin de préparer le patient aux modalités du traitement avant même que l'indication d'un traitement ne soit posée.

2.2.2 – Le mode opératoire du traitement spirituel

La thérapie religieuse comporte toujours un protocole commun à toute autre forme de thérapie : une démarche provoquée par une souffrance ou une détresse adressée à un thérapeute accrédité par la communauté, une relation teintée d'espoir (« l'attente anxieuse ») avec celui-ci, une théorie de la maladie et son traitement qui peut être mis en cause par l'échec éventuel de la thérapie. Il faut y ajouter une dette qui se traduit par une gratitude ou une conversion. Selon Luc de Heusch, la thérapie religieuse passe par une théorie de la maladie, une opération médiatrice. Et dès lors que l'on est convaincu par une théorie religieuse de la maladie, même de façon minime, c'est-à-dire dès qu'on a l'idée que la santé entretient des rapports avec le domaine spirituel et ne se réduit ni à des causes biologiques ni à une cause psychique, on est accessible, même avec l'alibi de la curiosité, à la cure spirituelle des maladies. Celle-ci oscille entre un pôle exorciste et un pôle adorciste[190]. Le premier qualifié d'une intercession destinée à débarrasser immédiatement la personne de la difficulté, le second signifie que la personne souffrante intègre son problème, le fait sien, l'accepte et y remédie en s'engageant dans une spiritualité.

Le pôle adorciste semble correspondre à ce que Luc de Heusch appelle « le travail de la maladie » ou « le travail de la souffrance ». L'homme malade se sent diminué et ne comprend pas pourquoi cela lui arrive. Le pasteur lui permet d'inscrire sa maladie dans une théorie, de prendre le corps « les mailles de la parole et du fantasme », de s'approprier la maladie en élaborant un texte qui dépasse le cadre de sa vie terrestre. Sa maladie est expliquée par une métaphysique et un mythe qui convoquent le sujet à un rendez-vous avec l'histoire. Le patient devient alors le sujet de sa souffrance et il peut s'occuper à guérir, comme le dit Claudine Herzlich pour définir la maladie-métier[191].

Par rapport au travail des associations, le malade acquiert une expertise sur sa maladie, il obtient un plus. S'il est en face du médecin, le malade sait

[189] KATLAMA C. (dir.), *op. cit.*, p. 82.
[190] Luc de HEUSCH, *Pourquoi l'épouser*, Paris, Gallimard, 1972, p. 230.
[191] Luc de HEUSCH, *op. cit.*, p. 112.

de quoi il est atteint. Mais le pasteur, quant à lui, évoque des causes extérieures, des éléments biographiques liés à une cosmologie.

Au cours de l'analyse du double modèle étiologique, nous avons dégagé les causes a priori de la maladie, c'est-à-dire les causes prises hors de leur contexte d'énonciation. La gestion socioreligieuse de la maladie est un concept s'inspirant de diverses analyses, sociologique et anthropologique. Elle consiste à prendre en compte d'une part la causalité a posteriori, c'est-à-dire le contexte intersubjectif et social dans lequel les causes de la maladie sont énoncées, et d'autre part les relations et rapports existants entre thérapeute et patient. Quatre aspects permettent d'en rendre compte :

1) Tout d'abord, considérant l'individu comme responsable de sa propre maladie, le pasteur suscite chez le patient un sentiment de « toute-puissance », à la limite de la divination, sentiment permettant à la fois d'avoir prise sur un événement ayant un caractère aléatoire et de se mobiliser pour lutter contre la maladie. Lorsque ce sentiment n'est pas assez prégnant, le thérapeute peut jouer de son pouvoir pour faire évoluer la situation. En effet, dans la mesure où la maladie est envisagée dans l'église comme inconduite sociale, un manquement aux normes chrétiennes, le savoir obtenu par les thérapeutes au cours de l'énonciation étiologique (il est question de « repentance ») devient une forme de pouvoir. Un pouvoir leur permettant de faire pression sur l'adepte ou le patient pour susciter en lui un changement de comportement et donc le désir de guérir. De ce fait, le langage de la toute-puissance n'est pas le résidu d'une pensée « pré-rationnelle » mais fait partie, selon Jacques Maître, de la dialectique de la modernité : « Disons en bref, explique cet auteur, que la modernité suscite plus d'espoir en la réalisation des désirs qu'elle ne peut en réaliser effectivement, ce qui induit un surplus pour lequel les promesses ne peuvent venir que d'ailleurs[192] ».

Les églises de réveil font partie de ces groupes où le sentiment de « toute-puissance », sentiment en partie suscité par les « miracles » de la médecine, participerait à la cure thérapeutique.

2) Par ailleurs, et comme le souligne Claudine Herzlich : « La maladie entraîne toujours la formulation de questions ayant trait à ses causes […] et plus encore à son sens : "pourquoi moi", "pourquoi lui", "pourquoi ici, pourquoi maintenant". Si la médecine allopathique ne peut répondre à cette quête de sens dans la mesure où, reposant sur la méthode anato-clinique, elle ne s'inscrit pas dans une démarche de compréhension du sujet malade, la méthode du thérapeute spirituel (pasteur) consiste à aider le fidèle ou le patient à trouver l'origine ou la cause de sa maladie, à la rapporter à son expérience quotidienne et ainsi à donner sens à cet événement. D'autre part,

[192] LAUTMAN F. et MAÎTRE J., *Gestion religieuse de la santé*, Paris, Harmattan, 1995, p. 61.

l'apparition de la maladie peut s'accompagner d'autres événements néfastes (chômage, décès d'un proche, pratique d'un rituel traditionnel, divorce[193] ».

En effet, contrairement au fonctionnement de la société (c'est-à-dire à la segmentation et à la rationalisation des différentes sphères sociales), la particularité de l'église de réveil est de considérer ces événements comme autant d'effets d'une même chaîne causale. Ainsi, cette construction sociale de la réalité s'inscrit dans une gestion globale du malheur : le fidèle ou le patient n'est pas partagé ou renvoyé d'un professionnel à un autre (médecin, psychologue ou psychiatre), mais il reçoit d'une même personne une vision cohérente et unitaire de ses malheurs, une vision permettant de donner du sens et de juguler les angoisses.

3) Le troisième élément de la gestion socioreligieuse de la maladie concerne les rapports « affectifs » liant le fidèle ou le patient au thérapeute. L'irruption de la maladie et a fortiori d'une maladie grave suscite toujours un impact émotionnel fort. La prise en charge par le thérapeute de cette dimension émotionnelle, notamment par une gestion affective, permet d'évacuer les craintes du fidèle ou du patient. L'attitude d'écoute, de disponibilité, voire d'empathie des thérapeutes, fait également partie de cette gestion. En faisant allusion à cette prise en charge, une malade avec qui nous avons eu un entretien à l'hôpital antituberculeux de Kabinda a tenu un discours assez cohérent, comme on peut le lire dans les extraits de notre entretien :

« *Au lieu d'être un simple objet dans un hôpital, où n'importe qui vient te consulter, voire te déshabiller, même un médecin qui a l'âge de mon fils, je préfère suivre ma délivrance à l'église, là où j'ai de la considération par rapport à mon âge. Je reçois une affection qu'on ne peut trouver dans aucun des hôpitaux. Il y a toujours quelqu'un de disponible pour faire une prière ensemble avec moi. Quel amour ! Je me sens rassurée à jamais. C'est un cadre où règnent le respect et la compassion.* »

4) Enfin, le dernier aspect consiste en une gestion personnalisée de la maladie. La maladie, comme nous l'avons souligné précédemment, peut être rattachée aux autres événements néfastes intervenus dans la vie du fidèle ou du patient. Le lien entre ces événements n'étant pas toujours apparent, l'anamnèse et l'introspection provoquées par le pasteur peuvent être utiles au fidèle ou au patient pour déceler les causes latentes de sa maladie et comprendre les « bénéfices secondaires » qu'elle permet. Le pasteur s'engage alors à gérer les aspects spirituels, psychologiques, sociaux et affectifs résultant de cette situation. Par exemple, au cours d'un témoignage, un fidèle a expliqué comment il a plus confiance en son pasteur qu'à d'autres thérapeutes, comme on peut le constater dans l'entretien suivant :

[193] HERZLICH C., *Le sens du mal. Anthropologie, histoire, sociologie de la maladie*, Paris-Montreux, EAC, 1986, p. 37.

« Quand j'ai commencé à souffrir, je suis allé voir le pasteur. Il a exigé que je pardonne à toute personne avec qui j'étais en conflit, aussitôt, je me suis rendu chez ma tante, avec qui je ne parlais plus depuis deux ans, pour me réconcilier avec elle. J'ai continué avec mes prières, et quelque temps après, j'ai fait la prise du sang, le CD4 avait augmenté. Depuis ce jour, je respecte tout ce que l'homme de Dieu me demande de faire. »

Dans ce cas de figure, nous pouvons estimer que le patient ne s'adresse pas nécessairement à la personne de sa tante par sa volonté, mais il est outré par la morale religieuse, une dimension qui transcende son être. Aussi, la psychologie individuelle du malade semble, selon lui, mobiliser une attente de guérison avec d'éventuels effets thérapeutiques dans le cadre d'une socialisation religieuse. L'institution thérapeutique s'inscrirait alors dans le champ symbolique à travers la signification sociale de l'acte religion-thérapeutique. Selon cette conception chrétienne, les pasteurs sont accrédités par la communauté parce qu'ils possèdent le don de guérison. Ils agissent le plus souvent comme médiateurs entre le malade et le devin ou ces forces surnaturelles.

Du point de vue wébérien, on peut considérer ces praticiens comme des « équilibristes religieux », à la différence des guérisseurs individuels, car ils exercent au nom d'une institution de salut ou de délivrance. Ces pasteurs ont une fonction même s'ils font parfois appel à un charisme personnel privé. Les guérisons obtenues sont censées prouver l'existence de forces suprasensibles ou réveiller la foi, voire donner accès à l'illumination ou à la lumière.

2.2.3 – Le face-à-face malade-thérapeute

D'abord, s'agit-il d'une relation médecin-malade ou d'une relation malade-médecin ? Il semble logique que la place initiale soit accordée au malade. C'est lui qui souffre, c'est lui qui appelle le médecin ; celui-ci est à la disposition du malade[194].

La relation de médecin à son malade, comme nous l'avons souligné ci-dessus, existe depuis toujours. Elle a été codifiée par Hippocrate. En effet, les malades que nous avons visités se plaignaient souvent de l'incompréhension du médecin et réciproquement. Les médecins n'aiment pas s'appesantir sur cet échec. Il est possible que les responsabilités soient partagées. Mais ce n'est pas au malade de prendre une partie de ces responsabilités. Il souffre, on ne lui demande pas de comprendre. C'est au médecin de faire les pas d'approche et de comprendre ce que le malade attend de lui, et voir comment il pourra le satisfaire.

Un autre aspect dans les rapports soignants-soignés mérite d'être évoqué. On ne parle pas de la même manière de la maladie si l'on se place du point

[194] BALINT M., *Le médecin, son malade et la maladie*, Paris, PUF, 1960, p. 283.

de vue du médecin ou de l'infirmier, qui eux-mêmes réagissent à ce qui leur arrive par des comportements extrêmement diversifiés. La première distorsion se manifeste d'abord au niveau du vocabulaire. Pour être compris du médecin, le malade exprime ce qu'il éprouve dans un langage imagé et en utilisant également la culture médicale diffuse qui est la sienne, une simplification de son savoir, ce qui conduit le médecin à utiliser à son tour des métaphores. Mais, ayant interrogé des « patients » avant et après leur passage dans le cabinet de consultation, nous nous sommes aperçu qu'il y a bien acculturation au savoir médical. Ainsi, dans les entretiens que nous avons effectués sur le terrain, un très grand nombre de malades se plaignent de n'avoir pas été bien accueillis par le médecin, et ils croient à la malchance, à la fatalité, au destin et au sort. Alors que ces notions sont majoritairement rejetées par les médecins, du moins en tant que médecins.

Un autre clivage apparaît au niveau de la démarche thérapeutique envisagée. Nombre des malades demandent et même souvent exigent d'être soulagés immédiatement. Le médecin, quant à lui, ne pouvant jamais totalement assimiler la suppression du symptôme à la guérison, sait qu'il doit envisager l'inconvénient d'une riposte au travers d'un traitement qui pourrait être radical. Il existe surtout entre le médecin et son client une distorsion beaucoup plus fondamentale que celles que nous venons d'évoquer : la maladie est d'abord, voire exclusivement, pour le premier, d'ordre anatomo-physiologique, alors que cette altération ou cette altérité biologique est essentiellement appréhendée par le second comme un événement psychologique et social.

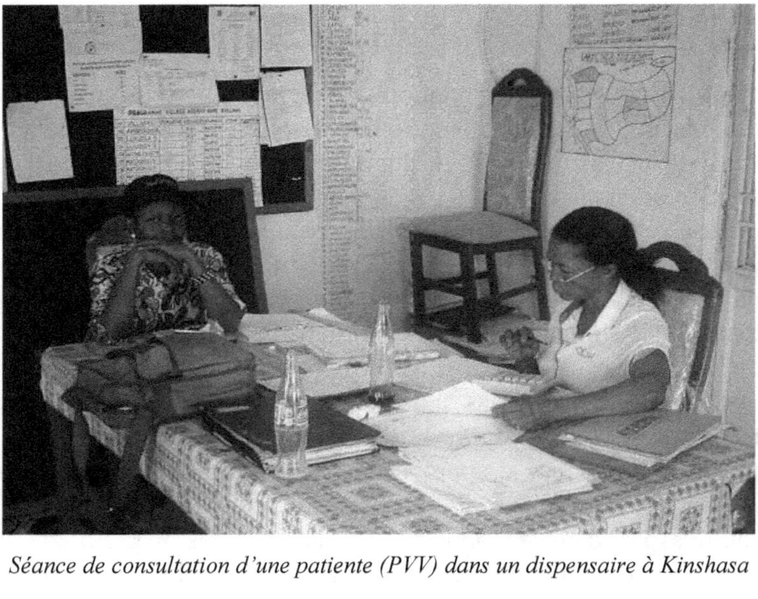

Séance de consultation d'une patiente (PVV) dans un dispensaire à Kinshasa

Sans doute, ce que le malade réclame d'abord, c'est la guérison. C'est le don qu'il réclame du médecin. La manière de donner, dans ce domaine, accroît encore la force de ce qu'on donne. Et pour établir une relation malade-médecin correcte, c'est-à-dire où le malade ne se sent plus « objet » et pour que le médecin puisse adapter son attitude à la situation totale du malade, c'est le médecin qu'il faut éduquer et non le malade. Lorsque la relation est établie de cette manière, lorsque le médecin est instruit dans les mécanismes psychologiques, l'expérience montre que si la discussion entre le médecin et le malade fait surgir des résistances et des conflits, la patience du médecin finit par les lever. En réalité, la levée des blocages est le fait du malade qui modifie consciemment ou inconsciemment sa position ; les conflits diminuent d'intensité et se résolvent.

La dialectique en pleine sympathie réciproque entre le médecin et le malade aboutit de la part de celui-ci au phénomène particulier de transfert. Celui-ci s'établit entre le patient et son médecin. Et il appartient à ce dernier de garder le contrôle de ce transfert, instrument à la fois catalyseur et révélateur d'investissements émotionnels oubliés. Le médecin doit exercer ce contrôle sur lui-même, car le jeu de transfert est réciproque, mais en général le médecin est davantage maître de son contre-transfert affectif. Le transfert est un phénomène général de lien interhumain dans ses ressorts d'identification, de projection, d'introspection. Dans la relation malade-médecin, il aboutit au sentiment qui est essentiel dans l'application d'une thérapeutique, la confiance. Il appartient alors au médecin de ne pas en abuser. La confiance du malade est inséparable de la conscience morale du médecin.

En effet, le malade voit dans le thérapeute un guide, un confident, un soutien moral. Ce rôle de confident est celui du médecin de famille, véritable « remède-médecin ». Michael Balint souligne que seule la relation privilégiée du praticien avec son malade, l'écoute attentive de celui-ci, peut permettre de déterminer les troubles émotionnels qui sont à l'origine du mal. L'écoute et l'attention portée au patient peuvent guérir au même titre qu'un médicament[195]. À ce sujet, un séropositif que nous avons rencontré à l'hôpital général de Kinshasa a tenu le discours suivant :

« *Après avoir été dépisté, le conseiller social m'a recommandé auprès d'un médecin pour suivre le traitement contre le sida. À l'époque, je n'avais pas encore connu l'association Femmes-Plus. Quand le médecin m'a reçu, il a commencé à m'engueuler : "Pourquoi as-tu le sida ? Tu ne sais pas utiliser les préservatifs ? Tu vas mourir, car tu sais qu'on n'a pas encore trouvé les médicaments contre le sida. Tu n'étais pas prudent. Pourquoi ? Voilà maintenant, tes enfants deviendront orphelins à cause de tes bêtises !" Ce jour-là, j'ai pensé à me suicider. Cette journée a été pour moi la pire depuis que je suis sur cette terre. Ses paroles m'ont totalement découragé, depuis ce jour-là, j'ai aussi commencé à haïr tous les médecins. J'avais complètement perdu confiance aux médecins et j'ai décidé d'arrêter le*

[195] BALINT M., *op. cit.*, p. 74.

traitement contre le sida. Mais quand j'ai rencontré les membres de l'association Femmes-Plus, ils m'ont encouragé et j'ai tout oublié. »

Du côté des médecins, les opinions sont divergentes, certains reconnaissent leurs fautes, en revanche, d'autres chargent les malades. Ils les accusent de ne pas avoir un niveau intellectuel suffisant pour répondre aux questions posées, et cela agace souvent les médecins. À ce propos, un médecin que nous avons rencontré à l'hôpital général, le jour même de l'entretien avec le malade cité ci-dessus, a livré certaines raisons qui seraient à la base de ce climat de tension, comme on peut le découvrir dans certains passages de notre entretien :

« *Les malades que nous recevons viennent de milieux très pauvres, nombreux n'ont jamais été à l'école. Et quand vous commencez à les diagnostiquer, ils répondent difficilement aux questions et cela nous fait perdre du temps, on oublie souvent d'autres malades qui font la queue à l'extérieur. Cette attitude des patients nous incite parfois à la colère, vu le nombre de consultations que nous avons durant une journée de travail. Il arrive souvent de ne plus écouter le malade avec attention à cause notamment de ce comportement irresponsable de certains patients. C'est ce qui fait que nos rapports se détériorent souvent, et les malades sont de ce fait mal diagnostiqués et mal suivis.* »

En effet, ce climat de tension né lors des recours à un thérapeute altère la relation que peuvent avoir le soignant et le soigné. La confiance du patient au thérapeute qui doit l'aider tend à s'émousser. Mais cette perte de confiance peut aussi intervenir au travers de la relation thérapeutique, qui est aussi étroitement liée au résultat. Ici, deux possibilités se présentent : le patient n'a pas confiance car le traitement n'a pas été efficace, ou bien il n'a pas été soulagé car il n'a pas confiance au médecin. Ce désagrément incite les séropositifs à se replier vers les églises et d'aller voir le pasteur. Car le recours au pasteur peut être influencé par la quête d'une relation thérapeutique solide et enthousiasmée. De ce point de vue, le patient se sent respecté, considéré, et la guérison aussi semble être rassurée.

Françoise Bouchayer note que la personnalisation de l'approche et de la conduite thérapeutiques a très largement séduit et accroché. Le malade hors-circuit avec la médecine classique peut devenir acteur avec le guérisseur[196]. Ce même effet, on le retrouve fréquemment chez nos enquêtés qui traduisent bien ce sentiment dans leurs rapports avec le pasteur. De plus, le calme, la sérénité apparaissent chez le pasteur, alors que tension et gêne hantent le cabinet médical. Aucun des pasteurs rencontrés ne portait la blouse blanche, accessoire médical marquant le fossé entre profanes et professionnels. Le pasteur, lui, est un homme comme nous, bien que représentant Dieu dans ses fonctions. Le contact en sera d'autant plus facilité. Le statut social du pasteur

[196] BOUCHAYER F., *op. cit.*, p. 50.

par rapport à celui du médecin est beaucoup plus proche du statut social du patient.

Ainsi, la force de nombreux pasteurs consiste en ce supplément psychologique et social qui est d'accepter, d'écouter. Car être malade, c'est pouvoir être aimé, être protégé, trouver en face de soi quelqu'un qui ne doute pas, qui partage la douleur avec soi et affiche de la compassion.

En rapport avec cet aspect, le responsable d'une association des malades du sida nous a révélé les méthodes et techniques utilisées pour former les médecins et les infirmiers qui assurent la prise en charge médicale des séropositifs. Voici son témoignage :

« *Nous leur apprenons à être courtois, humbles et gentils envers les malades. Parce que nombreux ont été rejetés par leur famille et de ce fait, nous représentons pour eux des membres de la famille à part entière. Même s'ils se comportent maladroitement, il faut les comprendre, ils ont perdu l'espoir de vivre comme tout le monde, c'est pourquoi ils posent souvent des actes inacceptables. On apprend à nos médecins et infirmiers à être patients, compréhensifs, tolérants, attentifs à leur égard.* »

Ainsi, la relation médecin-malade est régie par des règles abstraites fondées sur une compétence technique et en aucun cas sur des liens personnels. Quand on se trouve à l'intérieur du cabinet du médecin, ce dernier est a priori dépositaire d'un maximum de contrôle et d'autorité. En revanche, dès que l'on franchit les portes de ce bureau, nombre d'acteurs vont émerger dans la gestion des affaires de maladie. Mais au domicile du patient ensuite, cette relation censée organiser la maladie peut également varier en fonction du patient lui-même, ou de sa famille, ou de ses proches.

Enfin, la relation médecin-malade n'a pas le même impact selon qu'elle vise à guérir un patient, ou par exemple, à changer son comportement de prostituée. Dans les situations de prévention, le médecin est un acteur de santé qui ne peut qu'espérer être persuasif plutôt qu'autoritaire, dans la mesure où il ne dispose pas de moyens de contrôler son autorité sur le patient et, plus largement, sur la population dont il a la charge en termes de santé publique.

3 – Sida : discours et pratiques de la guérison à Kinshasa

La société congolaise est une société qui fonctionne selon deux registres culturels : un registre traditionnel et un registre culturel moderne. Nous entendons ici par registre culturel un ensemble de valeurs, de normes, de modèles, de rôles, de manière d'agir et de réagir à partir desquels les acteurs sociaux orientent leurs habitudes comportementales, leur vécu quotidien[197].

[197] MOUKILOU M. B., *La gestion de la maladie par le recours aux églises pentecôtistes en République du Congo : le cas des églises de Brazzaville*, Mémoire de Master 1 en sociologie, Université Toulouse le MIRAIL, p. 23.

À la lumière de ces deux registres, la maladie et la guérison sont vécues et pensées par les Congolais de façon traditionnelle et moderne. Et ces deux registres s'imbriquent dans l'imaginaire du Congolais et c'est la notion du temps qui fait passer d'un registre à un autre.

Ainsi, en rapport avec le registre traditionnel, les itinéraires thérapeutiques suivis par les malades du sida à Kinshasa prouvent que cette posture est tributaire d'un héritage culturel. Ils sont liés aux mœurs et coutumes de ces populations. Ceci étant, un individu malade consulte le médecin parce qu'il se représente la maladie comme étant une entité intérieure à lui : un microbe, un virus. Si cet individu est guéri, c'est-à-dire si sa biophysique est soigné(e), il s'arrêtera à cette forme de médecine. Selon la biomédecine, la maladie est un désordre biophysique causé par une entité impersonnelle, organique, intérieure à l'homme, et la guérison est un palliatif à ce désordre.

Au cas où, la biomédecine tarde à guérir l'individu, il aurait recours à une autre forme de médecine traditionnelle ou religieuse. Comme indiqué ci-dessus, dans ce cas précis, on se représente la maladie comme étant une sanction venue de Dieu ou des ancêtres. C'est à cause du péché que l'individu est tombé malade, il faut donc soigner la relation avec Dieu ou avec les ancêtres pour prétendre guérir. Cette relation est soignée en changeant de comportement (en faisant du bien). On est guéri si psychologiquement on ne se sent plus persécuté, plus malade.

En effet, dans ce registre, les spécialistes du pouvoir traditionnel et du religieux qui travaillent sur la guérison concentrent tous les pouvoirs, notamment pour lutter contre la sorcellerie et les fétiches. Les féticheurs travaillent de façon indépendante, ils utilisent les plantes et d'autres substances médicinales d'origine minérale et recourent aux incantations pour guérir les malades. Il semble que ces thérapeutes soignent plus les maladies courantes, qui datent de l'époque traditionnelle. Quant aux pathologies récentes, leurs techniques sont qualifiées de bricolage et de cultures inventées. Car, dit-on, ces thérapeutes ont été pour la plupart initiés il y a de cela belle lurette. Ils ne s'adaptent plus aux réalités médicales présentes, à cause de l'évolution de la société et de la concurrence vis-à-vis de la science.

Lors d'un entretien avec un guérisseur sur le traitement traditionnel du sida, ce dernier nous a révélé ses limites face au VIH, comme on peut le découvrir dans cet extrait de notre entretien :

« *À notre époque, quand j'ai été initié par mon père pour soigner les malades, vers les années 1950, le sida n'existait pas encore. Mais si on vient avec un malade du sida, je soigne d'abord les maladies qui se voient à l'œil nu comme : la diarrhée, la toux chronique, la gale, le mal de ventre. Jusqu'à présent, je n'ai pas encore vu un seul guérisseur qui guérit le sida, c'est une nouvelle maladie pour nous les guérisseurs. Si un guérisseur te dit qu'il soigne le sida, ce n'est pas vrai, aucun guérisseur, ni féticheur n'a jusque-là guéri un malade du sida. Cette maladie est née avec la modernité, à notre époque, on ne l'avait jamais connue.* »

Dans son récit, le guérisseur montre clairement que la pathologie du sida ne peut pas être soignée traditionnellement. Car c'est une nouvelle maladie qu'ils n'ont pas connue jadis. Cependant, ceux qui prétendent soigner cette maladie font du bricolage pour satisfaire leurs clients. C'est le cas notamment de certains hommes d'Église qui ont une connaissance erronée du sida. Ces pasteurs se considèrent comme des médecins spirituels, qui auraient reçu le don et le charisme de guérir toutes les maladies. Ils recourent à la prière et à l'imposition des mains, aux séances de délivrance et d'exorcisme, à l'administration des plantes révélées, à la lecture de la Bible, etc. Ils utilisent les passages bibliques ayant trait à la guérison. Par exemple : « C'est Lui qui pardonne toutes tes iniquités, qui guérit toutes tes maladies[198] ».

En rapport avec cette assertion, nous avons contacté un pasteur sur son lieu de culte. Celui-ci est responsable de l'église « Viens et vois » et spécialiste de la délivrance. Dans son récit, il légitime son pouvoir divin, comme on peut le constater dans cet extrait de notre entretien :

« *Je suis un oint de Dieu, tout pouvoir m'a été donné dans les cieux, sur la terre et sous la terre, et en vertu de ce pouvoir, je proclame la guérison sur les patients du sida sans difficulté, car c'est Jésus-Christ qui guérit et non pas moi. Je suis un simple ouvrier du Christ. Je suis un canal par lequel Jésus guérit les patients du sida et aucune maladie ne peut Lui résister.* »

Cependant, c'est en écoutant son discours et surtout en l'observant pratiquer sa religion que l'on parvient à appréhender les subtilités du savoir-faire du pasteur, par rapport aux féticheurs. Il a mis en place une véritable adaptation aux réalités locales, sans pour autant perdre de vue le recours à sa doctrine.

Le travail du pasteur est porté à la connaissance des adeptes à travers les tracts et la publicité qu'il utilise pour attirer des foules. Car en réalité, le patient rentre souvent déçu. Mais comme les enseignements suivis redonnent l'espoir au regard des passages bibliques exploités, la personne continue à garder sa crédulité. Les pratiques utilisées par le pasteur ne sont pas éloignées de ce que font le guérisseur, le féticheur, etc. Tous recourent souvent à la parole et aux gestes des mains, le diable, le démon et les esprits auteurs de la maladie semblent pendant ces instants de prière prendre une forme physique.

Lors de nos enquêtes de terrain, à Kinshasa au mois d'août 2013, nous avons assisté à un culte de guérison au ministère du Combat spirituel, dans la commune de Limeté, où étaient réunies environ 2 000 personnes. Le culte a commencé à 9 heures, pour finir à 13 heures. Le prédicateur était assisté de quatre autres officiants. Dans son discours, il a mis l'accent sur les récits et

[198] Bible, le Livre des Psaumes 103 : 3.

les promesses bibliques de guérison. Avant cela, il y a eu un moment de louange et d'adoration. Après sa prédication, il a prié pour les malades et leur a demandé de se repentir et d'invoquer la présence de Jésus-Christ. Pendant le moment de la délivrance, il a exhorté les malades à répéter cette prière :

« *Toi, maladie, tu t'appelles sida, diabète, hypertension, tuberculose, écoute ma voix, aujourd'hui, je prends la décision de te refuser, de te déloger et de te refouler dans mon corps, dans mon âme et dans mon esprit. Toi, maladie, tu t'appelles sida, diabète, hypertension, tuberculose, à partir de ce moment, quelle que soit ton origine : que tu proviennes du monde animal, du monde végétal, des lieux célestes, du cimetière ou du monde des humains, aujourd'hui, je marche sur ta puissance et sur ton pouvoir dans ma vie. Maladie, quitte ma vie, dans le nom de Jésus-Christ, amen, retourne à l'expéditeur avec effet immédiat dans le nom de Jésus-Christ.* »

Pendant cette longue prière de délivrance collective où les gens entraient en transe, roulaient par terre, se cognaient les uns contre les autres et poussaient des cris accompagnés de pleurs, il semblait que c'était la visitation du Saint-Esprit. Le prédicateur se promenait dans la foule et leur imposait les mains. À la fin de cette étape, l'officiant a demandé à ceux qui ont été visités par Jésus de passer devant l'assemblée pour témoigner. Une femme est passée devant, sous les applaudissements de la foule, pour témoigner de la manifestation de Dieu. Et pendant ce temps, les autres sont restés assis. Elle a commencé à raconter l'expérience de sa séropositivité et les itinéraires thérapeutiques qu'elle a suivis, la souffrance endurée pendant qu'elle était malade et la façon dont elle a cru à la guérison divine.

Selon les chrétiens, ce témoignage est considéré comme une preuve de l'efficacité de Dieu, car il est de sa volonté de guérir les hommes. Et après avoir clôturé la séance, ils ont procédé à la collecte des offrandes, en guise de remerciement à Dieu. Les malades ont à cette occasion déposé une somme d'argent importante appelée « sacrifice » pour expier les maladies qui leur ont été infligées par les sorciers. Pendant ce temps, le pasteur recevait d'autres malades pour leur donner des instructions sur la façon de prier. Lors de ces entretiens (appelés cure d'âme), il discernait la nature spirituelle des maladies de chacune des personnes. Aidé par un ou deux membres du ministère, le pasteur écoutait attentivement la personne, qui exposait sa vie, celle de sa famille restreinte et élargie et tout ce qu'elle avait commis comme péchés dans sa vie. Le pasteur accueillait individuellement vingt à vingt-cinq personnes par jour.

Lors de cette consultation, si la maladie apparaît nettement provoquée par la malveillance et l'envoûtement des sorciers, le pasteur prie à haute voix devant le malade pour chasser les mauvais esprits responsables de la maladie. Ce jour-là, il a fait la prière suivante :

« *Toi, esprit impur qui a amené la maladie dans la vie de ma sœur, écoute bien ma voix, je te parle en qualité de serviteur de Dieu, et je te dis que tout pouvoir m'a été donné par Jésus-Christ pour chasser les démons. En vertu de cette autorité, je t'ordonne de libérer cet enfant d'Abraham, il a été racheté par le prix du sang de Jésus-Christ sur la croix de Golgotha, il y a de cela deux mille ans. Sors maintenant dans le nom de Jésus-Christ, va dans les abîmes sans fond et cela dans le nom de Jésus-Christ, amen.* »

Une fois la prière terminée, il a demandé à la personne de bondir trois fois et de remercier Dieu. Car selon lui, sa prière fut exaucée par Dieu. Le malade doit seulement avoir la foi, la guérison viendra certainement.

Après cette séance de délivrance, nous avons aussi contacté une femme qui nous a parlé de sa guérison. Selon son récit, elle a suivi le traitement contre le sida dans les hôpitaux de Kinshasa pendant deux ans. La quadragénaire a aussi fréquenté sans relâche de nombreux guérisseurs et féticheurs, offert des sacrifices, participé à des rituels, bu toutes sortes de potions et brûlé des bougies de différentes couleurs à des heures précises, sans malheureusement trouver la guérison à sa maladie. Malgré les moqueries des gens du quartier, elle n'a pas cédé à ces humiliations. Un jour, la femme éprouva le désir d'aller se confier à un pasteur, elle, qui auparavant n'avait jamais mis les pieds dans une église. Les membres de sa famille l'ont encouragée à aller consulter le pasteur du ministère du Combat spirituel qui animait tous les mardis des séances de prières. C'est ainsi qu'un mardi, la femme alla consulter le pasteur qui aborda la situation des patients du sida pendant sa prédication, tout en rassurant son auditoire que rien n'est impossible à Dieu. Lorsque le pasteur appela devant l'assemblée ceux qui étaient venus pour la première fois à ses séances de prières, et qui voulaient se convertir, afin qu'il prie pour eux, la femme s'avança. Elle dit qu'à cet instant, lorsqu'elle s'avança, elle demanda dans son intérieur à Dieu son dernier recours pour une guérison. Lorsque le pasteur a commencé à leur imposer les mains, la femme dit que quelque chose de particulier s'est produit dès qu'elle fut touchée par ce pasteur. Elle aurait senti un choc dans son corps comme si elle était électrocutée, et elle s'écroula sur le sol. Quand elle s'est relevée, nous dit-elle, elle eut l'impression qu'une chose sortait de son bas-ventre et quittait son corps par ses jambes. Elle fut paralysée pendant quelques minutes, mais plus tard, elle a cependant pu marcher et rentrer à la maison.

Dans le témoignage de cette femme, nous avons relevé trois aspects : la présence d'une maladie incurable, les itinéraires thérapeutiques suivis pour avoir la guérison et la guérison obtenue à travers la prière selon ses propres déclarations.

En ce qui concerne le VIH/Sida, les recherches biomédicales révèlent que cette pathologie n'a pas encore été soignée complètement, mais elle peut être vaincue comme toutes les autres qui ont existé. Actuellement, les chercheurs sont parvenus du moins à réduire la nuisance du virus. Le VIH ne détruit plus les cellules comme c'était le cas il y a dix ans. Selon les scientifiques, il y a de l'espoir, le sida sera vaincu, peut-être éradiqué un jour comme l'a été la variole. Quant aux itinéraires thérapeutiques empruntés par la femme, cela démontre sa détermination à obtenir la guérison. Car selon les chrétiens, la guérison est l'œuvre de Dieu. Elle ne se limite pas au recouvrement de la santé physique, mais elle se veut globale et intégrale. La guérison transfigure l'homme et lui permet de vivre ses relations avec Dieu, avec les autres, avec lui-même et avec le monde sous un nouveau regard[199].

4 – La question des stigmates chez les malades du sida

Danièle Carricaburu note que la question du stigmate a régulièrement suscité l'intérêt des sociologues, que ce soit dans le cas de la lèpre, de l'hémophilie, de l'épilepsie, du cancer ou plus récemment du sida. Le stigmate étant défini comme un « attribut qui jette un discrédit profond » sur la personne qui le détient[200], l'auteure explique que ce n'est pas l'attribut lui-même qui est problématique, ce sont les relations sociales qu'il induit, en particulier dans les « contacts mixtes », c'est-à-dire entre le porteur du stigmate et les « normaux ». L'intérêt qu'elle porte aux usages sociaux des handicaps n'est pas particulièrement focalisé sur la maladie ; ainsi, distingue-t-elle trois types de stigmate : les « monstruosités du corps », les « tares du caractère » – dans lesquelles elle inclut le fait d'avoir été ou d'être « emprisonné, drogué, alcoolique, homosexuel, chômeur, suicidaire ou d'extrême gauche » – et enfin, les « stigmates tribaux que sont la race, la nationalité et la religion ».

Selon l'analyse de Danièle Carricaburu, le « contrôle de l'information » relative au stigmate s'appuie sur quatre techniques : la dissimulation, l'imputation à une autre origine des éventuels signes, le maintien d'une certaine distance sociale afin d'éviter les confidences, et le dévoilement volontaire, c'est-à-dire que l'individu préfère prendre le risque d'être discrédité plutôt que de continuer à gérer un secret devenu trop lourd à porter. Toujours selon l'auteure, l'interaction entre stigmate et secret est particulièrement cruciale dans le cas du sida, et ce, d'autant plus qu'un discours social a été élaboré avant même que l'expérience de la maladie ne puisse exister au niveau individuel. Le contrôle de l'information sur la séropositivité au VIH est un enjeu commun à l'ensemble des personnes contaminées, quelle que soit l'origine de leur contamination.

Soulignons que le maintien du secret sur la contamination par le VIH est au cœur de la gestion de la vie quotidienne, autant pour soi-même que pour les relations avec l'entourage. Plus de trente ans après le début de l'épidémie, le sida demeure une maladie stigmatisée. Toute personne contaminée se retrouve confrontée à une alternative difficile, pour prendre le risque d'être stigmatisée ou stigmatisable. À ce propos, une malade

[199] MPIA BEKINA J., *op. cit.*, p. 119.
[200] CARRICABURU D. et MENORET M., *op. cit.*, p. 115.

séropositive prise en charge par Femmes-Plus, nous a rapporté la façon dont elle a été traitée par son entourage, au début de sa séropositivité. À ce sujet, nous pouvons lire ses inquiétudes dans son discours :

« *Quand j'ai commencé à faire des fièvres régulièrement, j'avais beaucoup maigri. Un jour, je suis allée voir le médecin, et après l'avoir consulté, on m'a envoyée au laboratoire pour une prise de sang, et c'est là que j'ai appris que j'étais séropositive. Arrivée à la maison, j'ai gardé ce secret parce que j'avais déjà vu comment une voisine qui était séropositive était maltraitée et humiliée par tous dans notre quartier. Alors pour ne pas revivre son sort, je me suis résolue à garder ce secret et à ne rien dire à personne, même pas à mon mari. J'ai évolué avec la maladie sans savoir que mon mari était aussi atteint.*

Mais malgré le traitement suivi discrètement, il n'y a pas eu un grand changement. Finalement un jour, l'infirmière m'a demandé de venir avec mon mari au centre des soins, après avoir appris que j'étais mariée Quand mon mari est arrivé au centre des soins, on lui a parlé de mon statut sérologique, et il a fait le test rapide, il était également malade. Tout d'un coup, il a commencé à m'insulter devant les gens : "Prostituée, tu m'as contaminé, je vais dire ça à ma famille". Et après avoir longtemps crié, l'infirmière a commencé à le calmer et à le conseiller. Mais dès que nous sommes arrivés à notre domicile, il a recommencé à m'insulter et il a invité les membres de sa famille pour les informer sur notre état de santé. Ma belle-famille a commencé aussi à me crier dessus et m'a qualifiée de prostituée, quelque chose que je n'ai jamais fait dans ma vie. Et après m'avoir menacée, ils nous ont demandé, à moi et à mon mari, de continuer avec le traitement, et depuis ce jour, ma belle-famille ne me supporte plus. »

Dans ce récit, on se rend compte que la patiente avait la crainte de vivre le « stigmate imposé » par les siens, et surtout, elle avait honte de dévoiler sa maladie au risque d'être rejetée par son entourage. C'est pourquoi, dès lors que la personne se sent stigmatisable, elle est contrainte de développer une vigilance constante face à son entourage. Elle gère discrètement les informations relatives à sa maladie. Mais malheureusement, cette attitude contribue largement à la propagation du sida, car le fait de gérer soi-même sa maladie nuit aux moyens de lutte et aux informations sur la maladie ainsi qu'au traitement.

Carricaburu note que les répercussions des maladies chroniques touchent aussi l'identité des personnes atteintes et c'est ainsi qu'elles luttent contre ce qu'elles appellent « identity spread » et que l'on peut traduire par « l'identité étendue », c'est-à-dire l'identité que les autres attribuent à la personne en fonction de son handicap ou de sa maladie, alors que les malades chroniques ont une perception d'eux-mêmes beaucoup plus large : même porteurs d'une maladie chronique, ils sont aussi des parents, des maris, des amis, des professionnels. Et malgré que ces maladies provoquent une rupture biographique, les malades chroniques cherchent eux aussi à s'affirmer au niveau des associations de malades, des associations caritatives et des médias[201]. Lors de notre passage au centre de soins de Femmes-Plus, un patient a fait savoir comment il a été traité par son entourage. Voici son discours :

« *Depuis que je suis séropositif, je n'ai plus de considération dans mon quartier, j'ai connu beaucoup d'insultes, mais je ne considère pas ce que les autres racontent sur moi, car je sais une chose : tout le monde peut attraper le sida, je ne suis ni la première, ni la dernière personne à être contaminée, il y aura toujours des victimes. Même sur mon lieu de travail, mes collègues se moquent parfois de moi, tant mieux. Ce qui me préoccupe, c'est mon travail et l'avenir de mes enfants, je me bats pour que mes enfants terminent leurs études et se marient pendant que je suis encore vivant, parce qu'un jour, je quitterai cette terre des hommes, voulu ou pas. Tout ce que les gens racontent sur moi ne me dit absolument rien. Et au niveau de notre association, nous avons appris ce slogan : "Olinga, olinga te, okokufa kaka mokolo moko", (la mort atteint tout le monde). C'est ça notre force au niveau de l'association, on nous a appris à minimiser le sida, mais bien suivre son traitement.* »

Dans son discours, le malade établit une différence entre deux types de « sens » : d'abord, le sens que la maladie prend au travers de ses conséquences pour l'individu. Il évoque ici les effets majeurs de l'apparition de signes de rupture dans la vie quotidienne, dans son quartier ou au travail, comme le temps nécessaire à la gestion des stigmates. Ensuite, il appréhende le sens de la maladie chronique en termes de « signification », différentes conditions qui induisent différentes connotations et représentations. Ces différences peuvent avoir une profonde influence sur la façon dont l'individu se considère lui-même, et pense que les autres les considèrent.

En effet, l'individu malade peut choisir de gérer dans la solitude, l'ensemble des problèmes auxquels il est confronté, ou peut y être contraint. Cependant en dehors des associations, dans la plupart des cas, les malades s'appuient plutôt, s'ils le peuvent, sur le tissu social qui les entoure. Le soutien social leur permet également de mieux gérer leur situation une fois que la maladie est effectivement installée. La fonction de soutien repose sur des niveaux d'implication plus ou moins forts de l'entourage. Dans ce cas précis, notre enquêté n'a pas été soutenu par son entourage. Au contraire, il est de plus en plus rejeté par son entourage. C'est ce qui peut aggraver sa situation. Or pour le cas du sida, il faudrait un « noyau dur » des quelques personnes qui sont prêtes à fournir le principal soutien émotionnel au malade.

Dans ce chapitre, il a été question de traiter les aspects relatifs aux itinéraires thérapeutiques des malades du sida, à la médecine populaire, aux discours et pratiques de la guérison ainsi qu'à la question du stigmate chez

---

[201] CARRICABURU D. et MENORET M., *op. cit.*, p. 117.

les patients du sida. Un accent particulier a été mis sur le recours des malades auprès des thérapeutes : médecin, féticheur, guérisseur et pasteur.

La spécificité de chaque trajectoire thérapeutique peut être due à la trajectoire de maladie du patient. En effet, selon son expérience de la maladie ou de l'église que l'individu a vécue, son choix de thérapeute peut être modifié à tout moment. Certainement conforté par l'espérance de la foi et les témoignages des gens qui se disent guéris par l'église. C'est ce qui fait que le transfert de confiance s'est effectué de la médecine à l'église.

Il faut signaler qu'aucune trajectoire des recours n'était linéaire et que l'efficacité du thérapeute n'est toujours pas centrale dans la définition du parcours, d'autres éléments entrent en jeu. En dehors de la trajectoire « médecin-féticheur-pasteur » majoritairement utilisée, on pouvait en noter d'autres, à savoir : « féticheur-pasteur », « féticheur-guérisseur », « guérisseur-pasteur » ou « médecin-pasteur ».

Chapitre IV
Les associations de lutte contre le sida à Kinshasa

Les initiatives de lutte contre les souffrances et les stigmatisations, mobilisées par les associations de personnes vivant avec le VIH à Kinshasa, s'inscrivent dans une logique de survie. L'enjeu principal de ces associations serait de relayer l'absence des services publics de santé. À ce titre, faire vivre une association, c'est unir les forces, créer un groupe social qui donne une certaine identité aux victimes. C'est aussi un enjeu pour ces associations de se faire entendre du point de vue politique et médiatique.

Constituer une association à Kinshasa, c'est chercher aussi une visibilité sociale, une place dans l'espace public. C'est l'image d'un combat qui n'est pas personnel, les gens se regroupent, leur cohésion forme des masses qui ont quelque chose à dire. Se positionner dans l'espace social, y faire sa place, c'est attirer, par exemple, l'attention du politique sur le sida, qui est leur ennemi.

Danièle Carricaburu note à ce propos : « La maladie en tant que processus organique affecte la façon dont on expérimente le corps. Les associations de santé ont pour fonction, à cet effet, de lier corps biologique et corps social en faisant se rencontrer les attentes d'une société et les espérances d'une personne malade. Et c'est lorsque science et médecine peinent à rendre compte de la maladie de manière compatible avec les expériences des malades, lorsqu'elles offrent des perspectives dans lesquelles les malades ne peuvent s'inclure ou se reconnaître, qu'émerge le plus souvent une mobilisation collective[202] ».

Ces mouvements sociaux de santé s'approprient les connaissances et les pratiques scientifiques et médicales existantes. Ils se retrouvent dans un rapport unique à l'égard de la science dans la mesure où le processus de maladie lui-même, son expérience, sont compris dans la recherche

---

[202] CARRICABURU D. et MENORET M., *op. cit.*, p. 163.

scientifique. Pour recevoir un traitement efficace, les malades et les membres des associations ont composé avec la domination médicale et avec cette dépendance dans laquelle ils se trouvent par rapport à la science et la médecine, qui sont centrales dans les dispositifs de prise en charge. Ces mouvements sociaux offrent à leurs membres des services sociaux, juridiques, financiers, mettent en place un soutien émotionnel avec la création de « groupes de parole ». En effet, les associations fonctionnent comme un lieu d'apprentissage d'un certain mode de vie avec le sida. En tant que groupes de socialisation, elles ont une composante spécifique dans la mesure où elles fonctionnent avec des volontaires atteints eux-mêmes par le virus du sida.

1 – Fondation Femmes-Plus

Femmes-Plus est une organisation congolaise spécialisée dans l'accompagnement psychosocial des personnes vivant avec le VIH (PVV). Créée le 31 août 1984, selon ses statuts, Femmes-Plus serait à cet effet une réponse et une volonté des femmes à s'engager activement à la réduction des souffrances, du rejet et de la stigmatisation dont étaient et sont encore victimes les personnes vivant avec le VIH.

Elle a pour but essentiel, selon la présidente, d'encourager et de soutenir les patients du sida dans leur quête de continuer à mener une vie normale ou les amener à assumer leur séropositivité avec dignité et courage. Parmi les objectifs poursuivis, Femmes-Plus contribue à la prévention du VIH/Sida par le développement des stratégies de réduction de la propagation du VIH. Elle fournit aux patients du sida l'assistance sur le plan psychosocial, prône la solidarité et l'entraide communautaire vis-à-vis des patients et procède au plaidoyer en faveur des patients du sida pour que la communauté et les entreprises reconnaissent leurs droits.

Cette association joue le rôle de groupe d'auto-support, elle défend à cet effet les intérêts des patients auprès de différents interlocuteurs (notamment les pouvoirs publics et les médecins) pour permettre aux malades de sortir de leur dépendance vis-à-vis de l'institution médicale et de se réinsérer dans la société. Femmes-Plus fonctionne aussi comme un lieu d'apprentissage d'un certain mode de vie avec le VIH. En tant que groupe de socialisation, elle a une composante spécifique dans la mesure où elle fonctionne avec des volontaires atteints eux-mêmes par le virus du sida et intervient dans le processus de production des connaissances, en faisant valoir des formes d'expertise qu'elle juge indispensable à l'élaboration d'un savoir spécialisé.

Ces informations ont été livrées par la présidente de cette association lors de nos multiples entretiens, mais curieusement pendant notre descente au centre des soins de Ngiri-ngiri, l'infirmière chargée des soins a tenu un discours différent de celui de sa présidente. Voici ses propos :

« *La prise en charge des malades du sida est un travail que j'aime personnellement parce que j'ai aussi des frères et sœurs qui sont atteints de cette maladie. Mais ce qui est difficile au niveau du centre des soins, c'est surtout le manque de motivation et de matériel de travail. Nous sommes très mal rémunérés et il n'y a pas d'outils pour bien travailler. Par exemple, nous n'avons pas de rétroprojecteur pour visualiser les bandes et les films sur le sida, pas de véhicule pour faire le suivi à domicile des malades, et les antirétroviraux sont fournis difficilement, les réunions de malades ne se tiennent presque plus et la formation des malades sur l'évolution du sida ne se fait plus depuis un long moment. Je pense personnellement que la prise en charge ne se fait plus comme c'était le cas au début de notre organisation. Nous avons perdu bon nombre de partenaires, le financement est rare, les contacts avec les malades ne sont plus fréquents comme avant.* »

L'infirmière démontre à quel point les malades ne sont plus suivis comme il se doit et comment l'association peine de trouver des moyens pour assurer une prise en charge efficace. Les visites à domicile ne sont plus fréquentes, faute de moyens logistiques.

Malgré ces aléas, la présence du personnel volontaire témoigne de cette volonté de secourir les malades, quand bien même ils ne pourraient pas réaliser grand-chose face aux difficultés rencontrées. Et en dépit de cela, ils vivent dans l'espoir de voir un lendemain meilleur. Peut-être par l'octroi d'un financement, comme ce fut le cas au début de l'association.

La rencontre avec le médecin volontaire de cette association a davantage enrichi notre enquête. Elle nous a chaleureusement accueilli dans son cabinet au centre de soins. Le médecin donnait l'impression d'être en présence d'un délégué des bailleurs de fonds, venu pour financer l'association. Nous présentons ci-dessous sa version des faits :

« *Femmes-Plus avait bien commencé au début, mais avec la présence de plus en plus fréquente des organismes humanitaires internationaux en RDC, elle a vu ses actions être récupérées par les autres. N'ayant pas de financement comme ces organismes, Femmes-Plus est réduite à une petite agence qui fait la sensibilisation à domicile faute de moyens. À mon avis, le travail ne se fait plus comme avant, nous devons faire un lobbying pour avoir nos propres ressources, au lieu de continuer à solliciter des fonds auprès des partenaires, qui ne sont plus sensibles à nos demandes.*

Depuis un moment, nous n'organisons plus la rencontre avec les malades régulièrement, ni la formation sur les nouvelles données sur le VIH. Nos malades ne sont plus fidèles comme avant, nombreux sont ceux qui vont maintenant consulter les féticheurs, les guérisseurs et ils ne manifestent plus l'intérêt de prendre les antirétroviraux parce qu'ils croient à ce que les pasteurs leur disent à l'église. Ils comptent sur la foi en Dieu et refusent de continuer le traitement. Mais, à notre niveau, nous faisons l'essentiel, pour continuer la prise en charge médicale, on n'a jamais abandonné notre mission de soigner les patients. »

Touché par ces propos, nous avons organisé une autre rencontre avec le médecin, et cette fois, avec un malade qui avait été sauvé de justesse après l'arrêt de son traitement. Le médecin nous a de nouveau reçu dans son cabinet et elle a invité le patient à se joindre à nous. Elle m'a présenté auprès du malade, comme son collègue médecin, question de s'immerger dans la quête des informations de premières mains. Aussitôt, nous avons posé la question suivante à la personne : « Raconte-nous, pourquoi as-tu arrêté ton traitement ? » Voici la réponse du patient :

« *Certainement ce que le docteur vous a dit, c'est vrai, j'ai commis l'erreur d'avoir arrêté mon traitement. Tout est parti le jour où mon frère est venu me rendre visite à la maison : comme il a constaté que je toussais beaucoup, il m'a demandé si je continuais à prendre les médicaments des blancs, je lui ai dit exactement, je prends toujours ça. Mon frère m'a dit qu'il y a quelqu'un qui lui a dit que ces médicaments ne sont pas efficaces, il faut aller consulter un guérisseur. Une fois chez ce dernier, j'ai commencé à boire le breuvage qu'il m'avait donné, et j'étais contraint d'arrêter mon ancien traitement, et au bout de quelques jours, la maladie s'est aggravée, au lieu de m'amener au centre des soins, il m'a encore proposé d'aller voir leur pasteur. Nous avons passé un mois à l'église, je dormais toujours là-bas. Comme le pasteur nous avait dit de prier et que je serais guéri même sans médicaments, j'ai continué à prier sans aucun autre traitement à part la prière. Finalement, je ne pouvais plus me relever, tout mon corps était couvert des plaies, j'ai commencé à faire la diarrhée dans les habits, je parlais difficilement et j'avais des vertiges à tout moment, tout tournait autour de moi. Mais un jour, j'ai demandé à mon frère de m'accompagner au centre de soins, après avoir beaucoup insisté, il a pu quand même accepter. Quand le docteur m'a vu, elle a pleuré, mais ils ont commencé à me soigner de nouveau, trois mois après, j'ai repris mon poids, 50 kg. Je n'oserai plus refaire ces bêtises.* »

La problématique du financement des associations de lutte contre le sida en RDC constitue un obstacle dans la lutte contre cette pathologie. La crise politique et la mauvaise gouvernance consécutives dans ce pays n'épargnent pas les associations de malades. Le système de santé n'a pas de programmes cohérents, et la lutte contre le VIH/Sida n'est pas intégrée dans les politiques de santé publique. L'accès aux médicaments de qualité est difficile.

Selon nos interlocuteurs, au début, Femmes-Plus a donné une lueur d'espoir, mais actuellement, cette association fait face aux aléas qui compromettent la prise en charge médicale des malades du sida. Malgré les efforts fournis par les volontaires çà et là, les malades n'ont toujours pas accès aux soins de qualité et ne sont plus suivis régulièrement. Leur nombre s'accroît au fil du temps, et les nouveaux patients se recrutent parmi les populations jeunes entre 18 et 20 ans, mais sans traitement de qualité. Le programme national de lutte contre le VIH/Sida qui supervise le stock des antirétroviraux, octroie de quantités insuffisantes à cette association.

Certains malades attendent des jours pour la livraison de médicaments. Ce qui entraîne une rupture dans la prise des médicaments. Face à ces obstacles, les malades ayant développé certaines maladies opportunistes peinent à les soigner et ont trouvé à leur manière d'autres itinéraires thérapeutiques pour contourner cette érosion.

La problématique des itinéraires thérapeutiques au Congo est une véritable contrainte pour la lutte contre la maladie, en l'occurrence les maladies graves (VIH/Sida, Ebola, cancers). Les patients ainsi que leurs proches s'en tiennent aux multiples représentations qui seraient liées à leur environnement social et culturel.

Étant donné que cette question nous a semblé capitale, nous avons sollicité une rencontre avec une haute autorité de la santé. Ce médecin n'a pas tergiversé dans sa prise de position. Ayant respecté l'heure du rendez-vous, il nous a accueilli dans son bureau. Il nous a parlé de différents programmes de santé (programmes de lutte contre le sida, le paludisme, de santé de l'adolescent, de santé de la reproduction, de santé mentale, etc.), mais dans la pratique, il n'y a pas de visibilité. Après avoir fini, il nous a autorisé à lui poser les questions sur le système de santé au Congo. Après un long entretien d'environ une heure et demie, voici le discours de notre interlocuteur :

« *Cette pathologie du sida a contribué à l'accroissement de la mortalité à Kinshasa. Pour faire face à cela, le gouvernement avec l'appui de la Banque mondiale a mis en place deux programmes de lutte contre cette maladie : le Programme national de lutte contre le sida (PNLS) et le Programme multisectoriel de lutte contre le sida (PNMLS). Les difficultés éprouvées dans la gestion de ces programmes, c'est notamment : l'absence de financement et dans le budget du pays, le secteur de la santé ne représente que 0,12 %. Le reste est pris en charge par les partenaires extérieurs. Mais les partenaires proposent leurs propres programmes, basés essentiellement sur les urgences. À propos de la lutte contre le sida, le gouvernement congolais associe les associations locales, qui sont malheureusement concurrencées par les organismes internationaux. Pour les patients du sida, ils tiennent plus aux mœurs et coutumes. Selon ces malades, le sida est dû au pouvoir mystique d'un proche parent. Cela incite les malades à abandonner le traitement à l'hôpital et d'aller se faire soigner chez un féticheur ou chez un guérisseur. Et avec l'avènement des églises dites de réveil, la situation se complique encore davantage, on parle de plus en plus des sorciers qui seraient à la base du sida, du cancer, que sais-je encore ! Nombreux sont ces patients qui restent tout un mois dans l'église en train de prier, sans aucun traitement antirétroviral, et cela cause des dégâts dans notre société. Moi-même en tant médecin, j'ai souvent conseillé aux malades, pendant mes visites à l'hôpital, de ne pas se livrer à de telles pratiques, mais personne ne peut t'écouter. Car dans ce cas de figure, le patient n'agit pas seul, il est appuyé par ses proches le plus souvent. C'est ça la difficulté. On peut importer les antirétroviraux d'une meilleure qualité, mais si la population n'est pas éduquée, la situation restera la même. Devant cette situation, nous devons nous mobiliser et tourner aussi les regards vers Dieu.* »

Dans ce discours, notre interlocuteur revient sur les mêmes éléments autrement évoqués par le médecin et l'infirmier du centre de soins. Ceci prouve la difficulté qu'il y a d'organiser la lutte contre une pathologie comme le VIH/Sida dans une société où, dans l'imaginaire social, la maladie représente une figure donnée. Et devant cette évidence, la réaction des individus, partant de l'homme de la rue jusqu'au lettré, est liée à l'intervention de Dieu. C'est comme si on devait croiser les bras et ne rien faire, pour que Dieu prenne la relève.

Les associations comme les autorités de santé publique semblent être dépassées par les événements. Elles semblent ne plus être en mesure de relever ce défi. L'unique issue de secours, si l'on peut le croire, ce sont les partenaires extérieurs et Dieu. Métaphysique ou réalité ! Que deviendront alors les milliers de patients du sida disséminés à travers le pays ?

2 – Fondation Olangi-Wosho

C'est un organisme chrétien de renom à Kinshasa qui est compartimenté en trois composantes : spirituelle, éducative et sociale. Nous avons axé nos recherches sur la composante spirituelle, qui s'occupe essentiellement des malades du sida et d'autres pathologies courantes. Sa vision est fondée sur des révélations dévoilant les œuvres du diable et spécialement par les liens de la coutume et de la sorcellerie au Congo.

Selon la doctrine du ministère chrétien du Combat spirituel, au Congo chaque personne serait issue de parents directement ou indirectement féticheurs, sorciers, chefs coutumiers, chasseurs, forgerons. Des gens qui de leur vivant étaient au service de Satan, et de ce fait, auraient signé des pactes avec lui pour obtenir quelque chose ayant de la valeur à leurs yeux, notamment la puissance, l'intelligence, la sagesse extraordinaire, le pouvoir de domination, le pouvoir de régner, le pouvoir de recevoir des révélations pour les fétiches, celui de chasser, de battre le fer, de faire la guerre, de se protéger contre la mort et de pêcher d'une manière extraordinaire. D'après ces révélations, ce pouvoir ne pouvait s'obtenir qu'en échange de certains sacrifices sur leur postérité dans divers domaines de la vie. Selon ce nouveau mouvement chrétien, les Congolais sont donc sous une double malédiction : malédiction due à l'engagement des ancêtres au service de Satan, par des pratiques idolâtres que le Dieu de la Bible condamne en ces termes :

« *Tu n'auras pas d'autres dieux devant ma face. Tu ne te feras point d'image taillée, ni une représentation quelconque des choses qui sont en haut dans les cieux, qui sont en bas sur la terre et qui sont dans les eaux plus bas que la terre. Tu ne te prosterneras point devant elles, et tu ne les serviras point ; car Moi, ton Dieu Éternel, Je suis jaloux, qui punis l'iniquité des pères sur les enfants jusqu'à la quatrième génération de ceux qui me haïssent.* »

La deuxième malédiction viendrait de la condamnation décidée par les ancêtres sur leur prospérité pour remplir les termes des contrats qu'ils auraient signés avec Satan. Dans ce cas précis, certains ancêtres congolais auraient sacrifié les richesses, les mariages, la fécondité (progéniture), la stabilité sociale, l'intelligence, la réussite, la santé, la longévité de leurs descendants, etc. Cette conception récuse également la coutume de tout peuple, car semble-t-il, elle correspond à la sorcellerie. Ce mouvement chrétien milite pour l'abolition des pratiques sorcellaires et aliénantes (rituels, cérémonies diverses) qui sont omniprésentes dans les coutumes congolaises et qui dénatureraient le sens et la destinée de l'homme, qui devient à cet effet le prisonnier du diable.

La mission et/ou la vision de ce mouvement, selon leurs prédications, leurs séminaires bibliques, leurs exhortations, est de gagner les âmes pour Jésus-Christ, les délivrer intégralement de l'entreprise de Satan, les former au combat spirituel et en faire une sainte assemblée de vrais adorateurs du Dieu vivant. En d'autres termes, selon leurs discours, faire de toute personne, ayant reçu Jésus-Christ comme Seigneur et sauveur, une personne réellement affranchie par Jésus-Christ, capable de défendre cette liberté acquise au prix de son sang lorsqu'il fut crucifié.

Conformément à sa mission et/ou à sa vision, d'après un des membres de la coordination nationale de Kinshasa, il a été créé, pour l'exercice de sa mission, des organes spécifiques visant à cibler la catégorie de personnes concernées et constituant des cadres appropriés pour rendre son action plus efficiente. Cette organisation dispense différemment le combat spirituel selon qu'il s'agit des femmes, des hommes ou des enfants. Car les tactiques de Satan diffèrent selon cette catégorisation. De ce fait, les femmes suivent leurs enseignements au sein d'un organe spécifique dénommé Communauté internationale des femmes messagères du Christ (CIFMC), les hommes sont formés au sein du Centre Peniel mondial (CPM) et les enfants à la Jeunesse chrétienne combattante (JCC). En effet, les programmes spécifiques sont organisés pour assurer ces séances de formation de façon séparée, hormis le culte d'adoration du dimanche qui réunit toutes les composantes.

Origine des maux selon le ministère chrétien du Combat spirituel

Selon la terminologie religieuse, le mal n'est pas de Dieu, il est venu dans le monde à travers Satan. Cependant, pour le ministère chrétien du Combat spirituel, les maux dont souffrent les individus sont compris comme un état physique, psychologique et social anormal qui traduit les mauvais rapports que l'homme entretient avec Dieu. Donc si Dieu n'arrive pas à protéger les individus de ces maux (infortune, stérilité, chômage, maladie, pauvreté), c'est parce que ceux-ci ne rendent pas possible l'intervention ou l'action de

Dieu, en commettant d'une part, des péchés et d'autre part, en demeurant dans les coutumes et traditions de leurs ancêtres. Il est donc de toute évidence, pour ce nouveau mouvement chrétien, que l'origine des maux dont souffrent les Congolais demeure l'emprise du diable. Les individus qui se comportent de manière à ne pas honorer Dieu sont exposés à des maladies, des échecs dans toutes leurs entreprises. Par ailleurs, toujours selon cette vision, les individus qui continuent à sombrer dans des difficultés de tout genre, parmi lesquelles les malades, doivent s'interroger sur ce qui les lie à ces mauvais sorts. Car de même que Dieu a une armée composée des anges et des hommes, Satan en a une composée des anges déchus, des sorciers, féticheurs, magiciens, etc., qui a pour but d'égarer et de détruire l'homme.

D'après cette organisation chrétienne, le rapport qu'il y a entre Satan et les coutumes congolaises est que Satan se sert d'elles pour aveugler et détruire les Congolais, détruire le plan merveilleux de Dieu (le bonheur de l'homme sur terre). Ce sont les totems qui lient entre eux les individus dans un groupe et qui sont la cause de leurs maux. D'après les révélations de ce ministère chrétien, les membres d'un clan ayant un même totem adhèrent souvent aux mêmes pratiques sociales, aux mêmes tares, et sont généralement victimes des mêmes maux. C'est ainsi que certains maux dont souffrent les individus sont la conséquence des pratiques coutumières héritées de leurs aïeux qui ne connaissaient pas le Seigneur. Un homme ou une femme peut demeurer dans la stérilité, parce qu'il porte le nom d'un ancêtre qui de son vivant n'avait jamais eu d'enfant, parce qu'étant lié à un esprit ou démon de stérilité. C'est donc le péché de cette personne qui finit par se répercuter sur sa descendance. Cela s'explique par le fait que la Bible stipule que : « *En effet, je suis le Seigneur ton Dieu. Si quelqu'un s'oppose à Moi, Je le punis, lui et ses descendants jusqu'à la troisième et à la quatrième génération* ».

Tout ce discours sur l'origine des maux provenant des ancêtres s'illustre par un schéma : un arbre généalogique appelé « arbre de la mort » et sur la « formule de bénédiction », deux enseignements-types au cours desquels l'homme doit revoir sa biographie et interroger le passé de son clan, pour déterminer les causes de sa situation (maladie, stérilité, chômage).

Selon les adeptes du ministère chrétien du Combat spirituel, cet arbre montre combien de fois les individus héritent les malédictions, la sorcellerie et surtout les maladies des aïeux. Ce lien est perçu comme une loi spirituelle qui ôte à une personne son libre arbitre. Ce serait donc le résultat d'un pacte signé avec le diable qui donne à ce dernier le droit légal de maintenir les personnes concernées dans la condamnation. Toujours selon cette doctrine, un des principaux liens des Congolais serait la sorcellerie.

D'après les enseignements de ce mouvement chrétien, la sorcellerie passive présente dans le sang est justifiée par la référence biblique dans le Livre de Jérémie (31.29), qui stipule que « les pères ont mangé les raisins verts, et les dents des enfants en ont été agacées ». Cela signifie pour cette communauté chrétienne que dans le sang humain, il existerait des gènes de sorcellerie hérités des parents et des ancêtres. Une autre forme de sorcellerie qu'ils évoquent est dite consciente ; c'est celle où la personne se reconnaît sorcière. Elle serait initiée volontairement ou involontairement. Elle effectuerait des voyages cosmiques pendant la nuit, s'approprierait la force vitale d'autrui pour accroître la sienne, occasionnant la mort physique, les maladies, des situations difficiles sur les gens.

La sorcellerie est définie ici comme étant des phénomènes, des actes ou des comportements inexplicables ou mystérieux qui n'amènent que la destruction. Celle de la personne elle-même possédée par cet esprit de sorcellerie, celle de son prochain et celle de son environnement.

Selon la vision de ce mouvement chrétien, la personne qui s'engage au combat spirituel, « combattante », doit respecter certains principes de base : quitter sa famille pour mener une vie de discrétion et de prière intense, car le fait de cohabiter avec les membres de sa famille réduit l'efficacité de la prière, parce que la personne sera constamment « envoûtée » et « attaquée » par les esprits de sa famille. La maison familiale constitue à cet effet la « première maison », c'est-à-dire le lieu par excellence de la coutume, l'abri de la sorcellerie. L'abandon de sa famille est mis ici en parallèle avec le départ des captifs hébreux de l'Égypte pour la Terre promise (Canaan). C'est ainsi que le ministère du Combat spirituel héberge des milliers de personnes : adultes, jeunes, personnes âgées, dans ses différents sites pendant de longues périodes pour « chercher » leur délivrance. Nombreux sont ceux qui passent deux à cinq ans dans la recherche de ladite délivrance. Cette catégorie de personnes est dénommée « *ofele ya yesu* », « esclaves de Jésus-Christ ».

Processus de guérison au sein du ministère du Combat spirituel

Le processus de la guérison est la manière par laquelle cette communauté organise le traitement des malades. Dans leurs discours, tout homme qui n'a pas Jésus-Christ dans sa vie est un malade qui s'ignore et une proie du diable. Toujours selon ces discours, pour la guérison, il n'y a pas de prières spécifiques, mais à partir des cours d'affermissement et du combat spirituel, des prières de délivrance, ou encore des réunions de prédication, une personne peut obtenir la guérison miraculeuse. Ainsi, il y a exceptionnellement des séances de prières organisées à l'intention des malades dans un lieu particulier dénommé « royaume des possibilités » ou les « bien-aimés ». Ces séances sont organisées tous les mardis et samedis, des milliers de gens se rassemblent sous des tentes de 9 heures à 13 heures, selon une procédure bien organisée. Ils commencent par écouter les témoignages de ceux qui ont été guéris, ensuite vient le moment de louanges et de repentance, suivi des prières de délivrance. À la fin de la séance, les malades viennent déposer leurs offrandes et sacrifices pour remercier Dieu.

En dehors de ce cadre, ce ministère organise aussi des journées de cure d'âme durant lesquelles les gens qui se disent oppressés par les esprits sorcellaires viennent exposer leurs problèmes aux « cureurs ». Après une séance d'écoute, les « cureurs » les font passer à la délivrance.

Les cours d'affermissement spirituel

Selon la doctrine de ce mouvement chrétien, s'affermir c'est rendre ferme, consolider. Il s'agit d'un enseignement dispensé en vue de permettre aux adeptes de connaître et de recevoir Jésus-Christ comme leur Seigneur et leur Sauveur. Cet enseignement s'appuie sur la Bible et a pour mission d'amener les chrétiens à témoigner de l'existence du Christ par des actes et partager sa parole avec ceux qui ne la connaissent pas. L'enseignement est réparti en modules et sa spécificité est due au fait qu'il renforce la croyance de la personne, en référence avec la Bible.

Les cours du combat spirituel

Il s'agit, selon ce mouvement chrétien, des enseignements qui rendent tout chrétien capable de « combattre » le diable et son armée, de les « chasser » et de se « défendre » contre leurs assauts. La réalité du combat spirituel est justifiée ici par les passages bibliques suivants : « Il y eut une guerre dans le ciel. Michael et ses anges combattirent le dragon. Le dragon combattit, lui et ses anges, mais il ne fut pas le plus fort, et il ne se trouve plus de place pour eux dans le ciel. Il fut précipité, le grand dragon, le serpent ancien, appelé le diable et Satan, celui qui séduit toute la terre habitée ; il fut précipité sur la terre, et ses anges furent précipités avec lui » ; « C'est pourquoi réjouissez-vous, cieux, et vous qui habitez les cieux ! Malheur à la terre et la mer ! Car le diable est descendu vers vous, animé d'une grande colère, sachant qu'il a peu de temps » ; « Soyez sobres, veillez. Votre adversaire, le diable, rôde comme un lion rugissant, cherchant qui il dévorera » ; « Car nous n'avons pas à lutter contre la chair et le sang, contre les dominations, contre les autorités, contre les princes de ce monde de ténèbres, contre les esprits méchants dans les lieux célestes de Dieu et qui ont le témoignage de Jésus » ; « Et il eut guerre dans le ciel ».

Ces textes d'après le ministère du Combat spirituel indiquent clairement les origines, les protagonistes et la nature de la « guerre ». Le combat spirituel, selon le sens qu'on lui donne en rapport avec la Bible, n'est pas un combat physique, mais il se manifeste à travers les prières, les prédications, etc. Le combat spirituel met également l'accent sur les armes spirituelles, dont l'apôtre Paul parle dans la Bible, dans ses Épîtres aux Éphésiens au chapitre 6, verset 10 à 17 : « C'est pourquoi, prenez toutes les armes de Dieu, afin de pouvoir résister dans le mauvais jour et tenir ferme après avoir tout surmonté. Tenez donc ferme : ayez à vos reins la vérité pour ceinture ; revêtez la cuirasse de la justice ; mettez pour chaussures à vos pieds le zèle que donne l'Évangile de paix ; prenez en toutes circonstances, le bouclier de la foi, avec lequel vous pourrez éteindre tous les traits enflammés du malin ; aussi le casque du salut et l'épée de l'Esprit, qui est la parole de Dieu. » Ces termes ont chacun une explication biblique :

– « La vérité comme ceinture » renvoie à l'honnêteté, la transparence, la franchise, la sincérité et l'intégrité que doit avoir tout chrétien.

– « La cuirasse de la justice », c'est la vérité qui permet au chrétien de garder son cœur pur.

– « Les chaussures » représentent le zèle que donne l'Évangile. Ainsi, une femme ou un homme qui prêche l'Évangile du Christ doit être en mesure de parler de Jésus partout.

– « Le bouclier de la foi » : un chrétien qui est en « guerre » contre Satan doit savoir que celui-ci peut réagir de plusieurs manières (séduction, maladies, etc.), afin de le désorienter. Pour faire face à toutes ces manœuvres, il doit avoir une foi ferme.

– « Le casque du salut » est considéré comme un « outil » qui protège la tête. Car le diable est considéré comme celui-là qui est capable d'influencer les pensées.

– « L'épée de l'Esprit » traduit la parole de Dieu, qui est une « arme » pour tout chrétien.

La délivrance au sein du ministère du Combat spirituel

C'est un processus par lequel la personne malade ou ayant un problème s'engage à travers des prières, des jeûnes et d'autres actes de sacrifice pour avoir un résultat favorable (la guérison, le succès, le mariage, etc.). Durant ce moment, l'individu peut faire un jeûne de trois jours sans manger, ni boire ou encore un jeûne de sept jours en prenant des liquides pendant trois ou quatre jours. Pendant le jeûne, pour les malades du sida ou autres maladies, on leur recommande une repentance et le renoncement de leur maladie. Pendant la cure d'âme, l'individu doit indiquer s'il y a de totems dans son clan, car il semble que certaines maladies seraient provoquées par les esprits de ces totems.

Nous avons rencontré une femme qui, depuis son enfance et jusque même dans l'exercice de sa fonction d'hôtesse d'accueil dans une compagnie aérienne à Kinshasa, avait une incontinence urinaire. Selon cette dernière, cette situation lui causait beaucoup de soucis. Elle dit avoir cherché sa guérison partout chez les féticheurs, dans les hôpitaux et dans certaines églises chrétiennes de Kinshasa, sans aucun résultat. Elle s'était fortement endettée au sein de la société qui l'employait pour se soigner, mais en vain. Elle travaillait jour et nuit pour accueillir les passagers. Lors des vols de nuit, elle ne veillait pas au salon d'honneur avec ses collègues, car elle mouillait toujours les fauteuils. Elle s'étendait dans un coin réduit sur le tapis, pour que son état passe apparemment inaperçu, elle portait deux couches comme un bébé. Un jour, alors qu'elle devait accueillir un homme d'affaires, et au moment où elle l'attendait, sa pancarte à la main, elle a subitement mouillé ses habits avec ses urines. Le responsable de son service qui avait beaucoup d'estime pour elle malgré son état, et qui gardait une grande discrétion sur sa situation, afin de la mettre à l'abri d'éventuels ennuis, lui arracha cette pancarte, et elle s'est mise à pleurer devant le visiteur qui ne comprenait rien. Elle était au bord du désespoir, au point, d'après elle, que seul le suicide restait sa dernière issue. Chez elle, tous les matins, elle exposait au soleil des matelas qu'elle mouillait la nuit. Ce qui avait intrigué la propriétaire du logement qu'elle occupait. Cette propriétaire est une femme qui prie au ministère du Combat spirituel. Un jour, elle l'interpella car elle voulait connaître la personne qui mouillait les matelas, c'est ainsi que l'hôtesse lui avoua ce qui se passait. Sa propriétaire lui proposa alors de se joindre à elle, deux fois par semaine, aux réunions de prières au ministère du Combat spirituel. Elle accepta la proposition. Car selon elle, dans sa situation, elle était disposée à suivre toute voie susceptible de la conduire à la guérison. Un jour, pendant les moments de prière, elle fut touchée par la prédication. Elle s'est immédiatement engagée dans le programme des cours d'affermissement. Toujours d'après son témoignage, elle avait rencontré de l'amour, de la compassion et du soutien des femmes et d'hommes. Grâce à leurs encouragements, elle n'avait plus honte de sa maladie. Bien qu'elle en pleurait tout le temps, elle avait le soutien moral et spirituel de son entourage dans cette congrégation, car tout le monde lui disait qu'elle allait bientôt guérir. Entre-temps, pour ne pas gêner ses voisines à la prière, elle évitait de s'asseoir avec elles sur les bancs. Elle étalait son pagne à même le sol pour suivre ses cours d'affermissement. Elle décida d'aller aussi en retraite de prière avec les membres du ministère. C'est durant ces moments, selon elle, qu'elle fut guérie par Jésus-Christ après avoir eu un rêve sur l'origine de ses souffrances. Selon elle, Dieu lui aurait révélé sa maladie, comme le dévoile l'entretien suivant :

« *Dans mon rêve pendant la retraite, Dieu m'a révélé que quand j'étais encore enfant, ma tante était venue me chercher au village après la mort de ma mère pour m'amener en ville. Avant de quitter le village, elle a fait une cérémonie rituelle à travers laquelle elle prit mon sexe et me transmit le sien. Jeune que j'étais, j'avais maintenant le sexe et la figure d'une femme âgée, tandis que ma tante apparaissait comme une jeune fille. Ensuite, j'ai vu une main qui tenait une grosse bouteille de boisson sucrée. Lorsqu'elle déversa le liquide sur mon sexe, une voix me dit : "je te restitue ton sexe".* »

En effet, dans ce registre de traitement des maladies au Combat spirituel, nous avons constaté que les éléments pouvant influencer le recours à l'église sont liés au fait que le patient estime que consulter le pasteur est une chance pour améliorer son état de santé. Les expériences utilisées sont alors : « Pourquoi pas », « Il faut tenter le coup », « Le tout pour le tout ».

Un autre témoignage sur la guérison, avait retenu notre attention, c'est le cas d'un frère qui a été guéri du sida. Il dit ce qui suit :

« *Je venais de perdre deux frères et une sœur, tous sont morts au sida et, quelque temps, j'ai commencé à développer les mêmes symptômes. Je suis arrivé à la dernière phase du sida, et un jour, une tante m'a parlé du Combat spirituel, comme je n'avais plus la force de marcher, elle a pris soin de venir me chercher avec sa voiture. En persévérant dans la prière et les jeûnes, j'ai eu un songe : Dieu me révéla que l'origine de cette maladie est due au fait que notre père avait sacrifié toute la famille pour hériter le pouvoir coutumier laissé par ses ancêtres.* »

Ainsi, comme souligné plus haut, le recours au pasteur est alors le « seul espoir », en désespoir de cause, et la moitié des personnes qui sont allées consulter un pasteur ont des ascendants, des descendants, des conjoints ou des frères et sœurs qui fréquentaient ou fréquentent le ministère du Combat spirituel. Eliot Friedson souligne à ce propos : « L'individu qui est ou se croit malade met au courant son entourage. L'influence de ce dernier se fait au niveau du diagnostic mais aussi au niveau du recours au thérapeute [...]. Les discussions des symptômes et remèdes sont l'affaire de référence autant que de conseils, référence à Untel qui a, lui aussi, présenté les mêmes symptômes et en a été guéri ; référence à une telle autre qui a été infirmière et qui, par conséquent, connaît ce genre de choses ; à un pharmacien qui une fois a guéri quelqu'un avec un merveilleux tonique brun ; à un médecin qui a soigné avec succès exactement le même cas[203] ».

Cependant, tous ces cas illustrent l'importance du rôle du « bouche-à-oreille ». L'entourage peut aussi insister pour que le patient ait recours au pasteur, parce qu'il souffre que la médecine classique a été inefficace ou pour essayer une autre thérapie. Et c'est là où les associations de prise en charge des malades ont des difficultés, malgré la volonté et l'engagement qu'elles manifestent. Les patients se confient le plus souvent à leur entourage pour chercher la guérison, au mépris des informations biologiques sur le sida que leur fournissent les associations.

Majoritairement, les patients déclarent tenir compte de la réaction de leur entourage. Mais ils estiment qu'ils sont les seuls maîtres de leur santé surtout dans un état de grande souffrance comme celui du sida. Quant au ministère du Combat spirituel, il est considéré comme un espace ou un cadre d'assistance aux malades désespérés, sans moyens financiers, sans parents et sans soutien moral. Ce nouveau mouvement chrétien travaille en réseau avec les associations qui peinent à assurer une prise en charge adéquate aux patients, faute de moyens. À cet effet, il dispense les malades de divers frais et éventuelles exigences matérielles. Cet organisme chrétien place la prière au centre de ses actions, afin d'offrir la guérison à tous les patients quels que

---

[203] FRIEDSON E., « Influence du client sur la médecine », in *Médecine, maladie et société*, Paris, PUF, 1996, p. 25-34.

soient leurs origines et leur rang social. Selon son responsable, ce mouvement chrétien est un réseau de solidarité qui prône la paix entre les hommes et avec Dieu.

La notion de réseau, même si elle est ancienne, constitue un nouveau paradigme des sciences sociales. La démarche induite par ce type d'approche est résolument inductive et cherche à rendre compte des relations qui unissent des acteurs individuels et collectifs. Les réseaux des soins ont pour objet d'assurer une meilleure orientation du patient, de favoriser la coordination et la continuité des soins qui lui sont dispensés et de promouvoir la délivrance de soins de proximité de qualité. Ils peuvent associer des médecins libéraux et d'autres professionnels de santé et des organisations à vocation sanitaire et sociale[204].

L'apport de ce nouveau style associatif est pour une part non négligeable lié aux progrès thérapeutiques qui, en leur permettant d'avoir un soutien moral, transforment le rapport des malades et de leurs collectifs au monde médical. Selon les malades, ils sont rassurés par le fait que le pasteur s'occupe d'eux au quotidien et les prières deviennent de ce fait un traitement efficace.

À Kinshasa, les associations de malades du sida se sont constituées en réseau dénommé « Forum sida » (FOSI). Cette plateforme a pour mission de regrouper les associations qui militent dans la lutte contre le sida et la prise en charge des patients. D'après nos enquêtes, il s'est avéré qu'en dépit de la bonne foi de ses animateurs, FOSI est moins actif actuellement sur le terrain, faute de moyens financiers et matériels. L'érection de cette plateforme doit être encouragée, car elle constitue un centre de rayonnement d'actions ciblées sur la lutte contre le sida en RDC.

Hormis ces cadres structurels de prise en charge cités ci-dessus, les malades eux-mêmes ont trouvé quelques palliatifs pour assurer leur survie, car le fait d'être séropositifs les rend moins productifs et sont de ce fait marginalisés par la communauté.

3 – Stratégies de lutte pour la survie des malades du sida

L'expérience du sida comme maladie contemporaine doit être analysée à partir du fait que l'individu malade est soumis aux contraintes normatives ordinaires. Malgré son état, ce qui est à la fois fascinant et terrifiant, le malade du sida est soumis aux mêmes exigences sociales que tout un chacun. Le malade doit relever les mêmes défis que l'individu « bien portant ». D'une manière générale, il se doit de faire mieux et plus. Il s'agit autant d'une exigence ressentie que d'une contrainte. Il existe une forte demande envers ce type de malade auquel on enjoint de faire des projets, de prendre

[204] Les réseaux sociaux in *L'année sociologique*, vol. 47, mars 1997.

son destin en main, de gérer sa maladie. Le malade doit s'intégrer dans le circuit socio-économique de la ville pour survivre.

Mbalanda souligne : « À Kinshasa, la dégradation de la situation sociale a entraîné une précarité des vies allant du naufrage social, pour ceux qui ont perdu tout et ne savent plus garantir leurs besoins de base, aux pratiques de bricolage, pour ceux qui se débrouillent de manière à résister à la gamme de vulnérabilités sociales générées par la paupérisation quotidienne des citadins, et nombreux sont des citadins qui n'ont pas ou plus d'emplois. Même pour la minorité ayant encore la chance de garder un poste de travail rémunéré, le salaire perçu est souvent peu pertinent pour faire face aux obligations fondamentales de la vie. Du coup, l'impression que l'on a de la situation générale des citadins laisse à penser que tous les habitants de cette ville sont fragilisés sur le plan social. Leur existence quotidienne est une menace nourrie par les incertitudes économiques et spatiales[205] ».

En effet, l'activité économique de Kinshasa ne se limite pas au secteur dit moderne. Les activités informelles fourmillent. La majorité d'entre elles sont concentrées dans ce qu'on appelle la cité, un terme hérité de l'époque coloniale, qui désignait alors les quartiers africains. La cité, c'était l'ensemble des communes « noires », par opposition à la ville « blanche ». C'est à la cité que se trouve aujourd'hui « l'âme » de Kinshasa. La cité a sa propre vie, avec sa multitude de petites activités, qui permettent à la population de survivre et d'assurer, tant bien que mal, son fonctionnement au quotidien. Malu Malu nous rejoint lorsqu'il note : « La gamme des activités informelles est large : petite restauration, hôtellerie, ateliers de réparation ou de production alimentaire, comme les boulangeries et les boucheries. [...] L'agriculture est également pratiquée au cœur de la cité, dans les petits jardins ou aux périphéries de la ville, sur les lopins de terre plus ou moins grands[206] ».

Ainsi, dans une agglomération à deux vitesses, où la richesse insolente côtoie l'indigence pure, les patients du sida ont pu développer certaines stratégies individuelles de lutte pour la survie. Elles regroupent prioritairement les activités de vente. Mais, on y enregistre également les petits métiers, le petit commerce et les pratiques agricoles. Nombreux sont les malades du sida qui nous ont affirmé se pencher sur cette économie souterraine comme l'unique cadre de vie.

3.1 – Les stratégies individuelles

3.1.1 – Les activités de vente et le petit commerce

Convenons avec Mbalanda que les activités énumérées ci-dessous constituent des mécanismes de lutte contre la survie au travers desquelles les

---

[205] MBALANDA L. W., *op. cit.*, p. 201.

[206] MALU MALU J. J. A., *Le Congo-Kinshasa*, Paris, Karthala, p. 348.

patients du sida recourent pour faire face au manque d'assistance de la part des pouvoirs publics. En majorité, les acteurs individuels engagés dans les activités de vente sont des femmes. Dans la gamme d'articles que ces acteurs proposent à leurs clients, on peut comptabiliser la cigarette, les cosmétiques, mais surtout les produits vivriers d'usage courant dans l'alimentation quotidienne des Kinois (arachide, courge, pain, épices, œufs, farine de maïs ou de manioc). Cependant, l'exercice d'un petit commerce étendu aux produits vestimentaires a été signalé par un malade.

Dans la plupart des cas, la mise en œuvre d'une initiative individuelle de lutte contre les vulnérabilités suppose une liaison avec un réseau de solidarité à l'échelle familiale. Dans cet ordre, il y a lieu d'observer que l'origine de financement engageant l'acteur individuel dans la lutte lui est souvent extérieure. Ainsi, son fonds de démarrage, comme l'ont révélé les entretiens, peut provenir de l'activité d'un conjoint ou de la rémunération du travail d'un membre de la famille. Il peut être aussi le fait d'assistance d'un enfant ou de parents.

En ce qui concerne l'assistance des parents à un membre de la famille malade, l'aide octroyée ne se traduit pas directement par la remise d'argent en espèce. Disposant souvent d'appartements dans leur concession de résidence, les parents autorisent le membre de la famille en difficulté à trouver un locataire à son compte pour un des appartements. Les frais de loyer qu'il recevra constituent pour lui un capital de départ censé organiser sa défense contre ses vulnérabilités. Les premiers réflexes chez le malade, bénéficiaire désormais des frais de loyer, sont de chercher à investir dans des petites activités lucratives, capables de générer de petits bénéfices. Mais la tâche n'est pas si facile, comme le rapporte l'un de nos interlocuteurs dans ce discours :

« *Je vis chez mes parents depuis la mort de mon mari. Je suis rentrée avec trois enfants chez les parents. Ils m'ont permis de mettre un locataire dans une pièce. Quand le locataire me donne un peu de sous, je me débrouille avec ça. Je fais de mon mieux pour payer une petite quantité des produits alimentaires à vendre, je les mets devant notre parcelle. Mais on fait toujours faillite. Car mes enfants, mes parents et moi, nous mangeons aussi ces mêmes produits. Mais quand on arrive vers la fin du mois, on se rend souvent compte qu'on a fait faillite. Il nous faut attendre encore le loyer du mois suivant pour renouveler le stock de produits à vendre. C'est comme ça que nous vivons.* »

En effet, les activités de l'économie souterraine pratiquées à Kinshasa n'engagent pas de grands fonds de démarrage. Les montants investis au départ, sauf pour de rares exceptions, ne dépassent pas 50 euros. La plupart des malades qui se sont entretenus avec nous vendent des produits vivriers dont la valeur monétaire oscille entre 10 et 50 euros. Dans la condition de ces petits distributeurs, la vente relève elle-même d'une organisation sommaire. Souvent, on dispose d'un petit étal en bois, placé à l'entrée de sa parcelle, pour exposer ses articles de vente. Le paysage général d'une avenue donne souvent l'impression que tout le monde est vendeur. Des étals sont repérés presque partout devant les parcelles. Dans certains quartiers, ces étals sont la cible de la police qui ne cesse de les casser et d'arrêter leurs propriétaires.

Au bout du compte, on comprend que ces activités de vente s'inscrivent dans la logique de la lutte quotidienne contre les vulnérabilités économiques. Le malade résiste grâce à cette économie souterraine, et malgré cela, sa situation ne change pas. Son activité dégage rarement de l'épargne. Il s'en tient à résoudre la situation immédiate, sans planifier sa stabilité dans la durée. Cela dit, dans cette entreprise de réponses aux urgences, le malade se trouve enfermé dans un cycle continu de vulnérabilité. Et après sa mort, ses enfants se retrouvent souvent dans la rue parmi les milliers d'autres orphelins dénommés « *shégués* », pour agrandir leurs rangs.

3.1.2 – Les petits métiers

Dans la lutte individuelle pour la prise en charge, les malades du sida recourent également aux petits métiers indépendants. Pour nous référer aux données de l'enquête, les petits métiers recensés regroupent la couture, la sculpture, la photographie et la bureautique.

Comme dans le cas de la vente, ces petits métiers sont aussi interdépendants à d'autres activités. Pour reprendre en premier lieu l'expérience d'un tailleur, signalons qu'après avoir pris connaissance de son statut sérologique, ce dernier s'est converti en confectionneur d'habits. Métier qu'il maîtrisa pendant qu'il était encore travailleur dans une entreprise de la place. Devenu malade, il met à profit son savoir-faire de tailleur pour se défendre contre la précarité de la vie. Mais son entreprise a pour support, selon lui, le génie de sa femme. C'est cette dernière qui, dans les différents marchés de Kinshasa, s'emploie au tri de vêtements usagers. Les habits, ainsi sélectionnés, sont ramenés au mari comme matériaux de confection des caleçons. Cette nouvelle production est mise en vente, pas seulement pour l'intérêt du tailleur, mais surtout pour la survie de toute sa famille. L'argent généré sert à l'achat de nourriture, à payer les frais de scolarité des enfants, les médicaments en cas de maladies opportunistes et d'autres besoins de la famille. À ce sujet, notre interlocuteur a fait état de sa situation dans les extraits de notre entretien :

« *Je pensais que le fait d'être séropositif allait détruire mon foyer, mais j'ai vite compris qu'il faudrait trouver un moyen pour survivre. C'est comme ça que j'ai commencé dans la couture, un métier que j'avais appris auprès de mon défunt père. Cette activité m'a permis d'assurer ma prise en charge alimentaire et la protection de ma famille. Aujourd'hui, malgré cette maladie qui nous dérange, moi et mon épouse, nous parvenons tant bien que mal à nourrir nos enfants.* »

Nous avons également retenu l'expérience d'un sculpteur interrogé lors de nos enquêtes. Celui-ci est un artisan conscient de la déchéance de son métier. Mais dans le contexte de sa prise en charge, il organise son activité pour appuyer sa femme, reconnue habile dans les activités de vente. En effet, l'écoulement des objets d'art étant très difficile sur le marché kinois, chaque fois que la chance sourit, le revenu obtenu est mis à la disposition de l'épouse pour organiser la débrouillardise à travers des petites activités de vente.

Cela dit, comme on peut le constater, la stratégie individuelle n'est pas strictement autonome. Elle fait toujours appel à la participation d'autres acteurs dans un réseau de solidarité qui, au final, définit l'intérêt collectif à l'échelle de la famille.

Cette logique d'insertion des stratégies individuelles dans l'espace de solidarité familiale traduit à notre avis le point de convergence entre les engagements individuels et collectifs contre les vulnérabilités des malades du sida.

3.1.3 – Les travaux des champs

Dans une situation de crise sociale, la pratique de travaux des champs par les séropositifs habitant la ville peut paraître comme un recours ultime pour celui qui peut encore mobiliser de la force physique, après avoir perdu toutes les autres ressources vitales.

En RD Congo, les hôpitaux n'assurent pas la prise en charge alimentaire des malades, chaque malade interné se fait accompagner d'un ou de plusieurs membres de la famille. Ce sont ces derniers qui préparent la nourriture pour leurs proches malades et lavent leur linge. Pour le cas du sida, les malades sont rarement internés, sauf en cas d'une grave infection opportuniste. Sinon, ils vivent à leur domicile, et les associations s'occupent de l'aspect médical et spirituel de leur prise en charge. Les malades doivent assurer eux-mêmes la gamme des besoins quotidiens (nourriture, vêtement, soins ambulatoires). Quelquefois, les organismes humanitaires, comme Programme alimentaire mondiale (PAM), Action contre la faim (ACF), Caritas international, distribuent des vivres chez les patients du sida, mais à des intervalles très longs, huit mois ou un an.

L'illustration par nos entretiens du cas d'un ancien enseignant séropositif, obligé de recourir souvent aux activités des champs, en dehors de la ville, rend compte de la fragilité de la vie pour la plupart des malades, dépourvus de toute sécurité sociale, après la perte d'emploi. Son témoignage révèle la vulnérabilité dans laquelle vivent les séropositifs, comme on peut le constater dans les passages de notre entretien :

« *J'étais enseignant du primaire. Depuis que le sida m'a attaqué, je ne travaille plus. À l'époque, mon père vivait avec moi, j'ai été contraint de le renvoyer au village, parce que je ne pouvais plus le prendre en charge. Et parfois, quand je me sens un peu fort, je pars au village pour cultiver les champs afin de subvenir aux besoins de ma famille. Je peux passer là-bas 2 à 3 jours. Tout ce que je ramène du village, je le donne à mon épouse pour appuyer son petit commerce. D'habitude, elle prépare des beignets et c'est avec ça qu'on essaie de survivre. Avec la situation d'aujourd'hui, ce sont les femmes qui nous aident. Mais quand bien même elles nous aideraient, elles sont aussi les premières à nous critiquer. Mon épouse me dit souvent : "Es-tu capable de nourrir la famille ?" Si tu oses dire un mot, elle te dira que quand tu travaillais, tu gaspillais l'argent chez les prostituées et aujourd'hui, tu as amené le sida dans le foyer. Parfois, elle ne te parle plus deux jours durant. C'est difficile de vivre avec cette maladie.* »

En effet, ce discours prouve à quel point l'ancien enseignant se trouve discriminé, aussi bien sur le plan matériel que moral. Ainsi, sa stratégie personnelle de survie contre la vulnérabilité s'appuie sur l'activité de sa femme qui, au final, répond à l'intérêt général de sa famille.

3.2 – Les stratégies collectives

3.2.1 – La famille

Face au sida, la famille joue pleinement son rôle d'instance de solidarité. La précarisation des malades (perte d'emploi, fonte des revenus, besoins nouveaux…) est en partie compensée par les membres de la famille qui se substituent à l'aide sociale et qui compensent carences et détails d'intervention. Ce rôle se manifeste sous plusieurs formes qui généralement dépendent de l'âge du patient. Il y a bien entendu l'aide financière et matérielle mais, surtout, la famille apparaît comme un espace de partage et de gestion des émotions[207].

À Kinshasa, la prise en charge des malades du sida se fait pour la plupart des cas à domicile, la famille reste au centre de toute décision en matière de soins. Même si l'hôpital joue un rôle prépondérant, les malades sont le plus souvent soutenus par les membres de la famille. Ces derniers font le suivi médical, accompagnent la personne au centre et prennent soin de son alimentation. Ils peuvent dans la mesure du possible changer l'itinéraire thérapeutique, en proposant une autre alternative de soins, comme nous l'avons indiqué précédemment. Hugues Joublin confirme cette hypothèse quand il note : « L'accompagnement de la personne malade devient une réalité quotidienne, à laquelle les familles ne sont pas nécessairement préparées. Leur contribution à sa prise en charge implique un rôle de surveillance, de participation aux gestes simples de la vie courante, d'alimentation, qui fonde l'intérêt économique de la formule, par un transfert de charges, de la solidarité collective vers la famille[208] ».

---

[207] LANGLOIS E., *op. cit.*, p. 198.

[208] JOUBLIN H., *Le proche de la personne malade dans l'univers des soins, enjeux éthiques*

Les membres de la famille peuvent aussi inciter le malade à arrêter le traitement pour aller chez un guérisseur ou un féticheur, voire chez le pasteur, à cause notamment de la longue durée de la prise en charge. Pour la plupart, ce sont ceux qui ont abandonné le travail pour veiller sur un proche, ou qui n'ont plus le temps nécessaire pour exercer une activité lucrative en dehors de la ville. Cette situation donne un présage d'abandon et de découragement dans la poursuite de la prise en charge du patient. Le plus souvent, ces aidants peuvent brusquement changer d'opinion pour se débarrasser du malade. Le parent d'un patient reçu dans un entretien nous a expliqué comment le traitement du sida s'inscrit dans une sorte de continuité, où la famille doit se mobiliser pour gérer la solitude du malade, comme on peut le lire dans les extraits de notre entretien :

« *Je suis conscient que l'hôpital ne fait pas son travail. Quand mon défunt frère était atteint du sida, les infirmiers nous ont demandé de rentrer avec lui à la maison. Comme tout le monde devait sortir pour aller au travail, il restait parfois seul. Au bout de quelques jours, mon frère est décédé. Je sais que nous avons précipité la mort de notre frère, à cause de la solitude.* »

La famille congolaise estime que le soutien moral apporté au malade peut dans la mesure du possible prolonger sa vie. Les membres de la famille se mobilisent pour assurer sa garde au quotidien. Mais contraints par la débrouille, ils sont obligés de désarmer par la suite. Et le malade pense lui aussi que la présence des siens peut améliorer son état de santé, il a peur de mourir seul. Quand il se tord de douleurs, les siens aussi manifestent la même douleur devant lui. Ceci constitue un moment crucial dans la prise en charge d'un malade. L'entourage de la personne malade est composé d'un ensemble particulièrement hétérogène de personnes, ce qui rend difficile la stricte détermination du champ des individus qu'il regroupe. Pendant ce temps, les membres présents recourent le plus souvent aux palabres interminables. Parfois, certains en viennent aux mains, s'insultent et s'accusent les uns les autres, pendant que la personne est malade. Ce moment constitue, semble-t-il, un temps fort dans les rapports entre le malade et les membres de sa famille. À ce propos, nous avons recueilli le discours d'un aidant naturel :

« *J'ai eu le temps de rester pendant longtemps aux côtés d'un ami malade, mais ce qui m'a le plus touché, c'est le fait que ses frères qui venaient lui rendre visite se disputaient entre eux pendant que leur frère était malade. Ils ne parvenaient pas à désigner celui qui devait garder le malade. Au lieu de trouver une solution pour sauver le malade, ils passaient leur temps à s'insulter. Cela m'a affecté, j'ai compris que les motifs de ces disputes étaient ailleurs, ou parfois, c'était le manque d'entente ou la*

---

de proximologie, Toulouse, Érès, 2010.

succession des biens de mon ami, ou ils n'étaient pas préparés pour une telle situation. »

Cette question de l'entourage proche ou celle de l'entourage familier pose problème dans la prise en charge de la personne malade. Souvent les individus ont du mal à protéger le malade, parce qu'il pose le problème de la sémantique « entourage proche ».

Joublin revient là-dessus : « La proximité de nos vrais proches résiderait dans l'affection plus encore que dans les liens du sang ou l'institution du mariage. Ainsi, que faut-il entendre par la "personne entretenant avec l'intéressé des liens étroits et stables" ? L'étroitesse et la stabilité des relations renvoient-elles à un cercle d'affects qui ferait la vraie proximité ? Ou traduisent-elles un embarras du législateur devant des évolutions de la structure familiale moderne qui ne lui permettent plus de délimiter le cercle des tiers autour de la personne malade[209] ? »

Face à ces interrogations, l'auteur estime qu'il faut alors laisser au malade le soin de désigner lui-même, lorsque cela est possible, celle ou celui qu'il considère comme son proche, garant de ses intérêts et sujets de droits. Autrement dit, les droits et devoirs qui sont associés à ce statut ne dépendent plus des liens du sang ou d'une proximité affective. Pourtant, ils restent relativement limités. Et tout au plus, il faut dire que la désignation suggère un lien qualifié « étroit », « stable » ou « de confiance ».

En effet, à Kinshasa, l'aidant naturel qui n'est pas de la famille du malade ne bénéficie pas assez de déférence, par le fait que si le malade a un rang social considérable, les membres de sa famille, semble-t-il, se méfient le plus souvent de ses amis. Ils préfèrent garder leur frère ou sœur malade à leur gré, car cela leur éviterait la moindre manipulation de tiers sur l'éventuel héritage. Quoi qu'il en soit, le conseil de famille désigne un proche pour s'occuper du patient. Ce dernier devra impérativement prendre soin de lui, avec générosité jusqu'à la fin de ses jours.

Un séropositif que nous avons eu le privilège de visiter dans un centre hospitalier de Kinshasa a révélé ses inquiétudes en rapport avec le malentendu entre ses frères et ses amis, comme le dévoilent certains passages de notre entretien :

« *Depuis que je suis malade ici à l'hôpital, mes frères et sœurs ne veulent pas que mes amis restent trop longtemps à discuter avec moi. Mais ils ignorent que mes amis ont beaucoup de connaissances, ils peuvent facilement m'aider à sortir de cette situation difficile, ou m'envoyer dans un hôpital à l'étranger ou encore me trouver des médicaments très efficaces pour guérir cette maladie. Mais hélas, ils ne sont pas les bienvenus dans ma famille. Je sais bien que tout ça est dû à ma fortune, c'est pourquoi mes frères et sœurs sont agités et bouleversés.* »

---

[209] JOUBLIN H., *Réinventer la solidarité de proximité. Manifeste de proximologie*, Paris, Albin Michel, 2005, p. 29.

Ce récit indique le comportement des proches d'un malade, engagés dans une course effrénée de succession, hésitant à désigner un ou des aidants naturels. Mais avant cela, Joublin note que s'il y a deux éléments de consensus pour l'ensemble des acteurs interrogés dans ses études, ce sont à la fois la conscience de la dynamique de développement de l'aide informelle et l'importance que le proche peut jouer auprès des personnes malades[210].

Ainsi, dans notre enquête, les professionnels de santé interrogés ont estimé que l'entourage prenait une part active dans la prise en charge des patients du sida et d'autres maladies chroniques. Selon eux, cet entourage constitue un véritable partenaire des soins et joue un rôle bénéfique en termes d'économie de la santé. Raison pour laquelle les professionnels de santé se sont prononcés majoritairement en faveur d'une reconnaissance institutionnelle de l'entourage à plusieurs niveaux :

– 87 % estiment que les autorités de santé devraient engager une politique plus volontariste en vue de mieux reconnaître le rôle de l'entourage (droits, statuts, aides…) ;

– 90 % estiment qu'une formation appropriée proposée à l'entourage permettrait d'accroître la qualité de vie des patients et l'efficacité des soins ;

– 72 % des médecins estiment enfin qu'il devrait y avoir un volet spécifique « entourage » dans le futur dossier médical informatisé du patient, notamment pour les patients du VIH/Sida.

En rapport avec cette assertion, nous avons aussi recueilli le discours d'un infirmier formé dans la prise en charge des patients du sida. Ce membre du personnel médical affirme en termes de sécurisation des malades la nécessité d'un aidant naturel aux côtés du patient, comme on peut le découvrir dans certains extraits de notre entretien :

« *Les membres de la famille ont plus le temps de s'occuper de leur frère ou sœur malade. Dans notre centre hospitalier, ce sont le plus souvent ces gardes-malades qui nous donnent les informations sur les malades, au cas où nous aurions négligé un détail important sur la fiche du malade.* »

Ce récit prouve à suffisance la nécessité qu'ont les autorités de santé d'associer les proches du malade dans ce processus de prise en charge des patients du sida ou d'autres pathologies chroniques. Car l'entourage est considéré dans ce contexte comme un « facilitateur » du quotidien de la personne malade, par le fait qu'il accompagne le patient dans sa vie quotidienne.

Selon le discours du corps médical, l'entourage du patient constitue à cet effet, un « lien » avec la structure médicale, une sorte de « médiateur » qui renseigne, traduit, assure et répète. On le définit à travers sa fonction comme l'« aide » à la prise en charge thérapeutique, une « aide » psychologique.

Selon les discours des professionnels de santé, ceux-ci subissent davantage la présence du tiers accompagnant, plutôt qu'ils ne la sollicitent.

---

[210] JOUBLIN H., *op. cit.*, p. 147.

D'ailleurs, les situations qui amènent le plus à rechercher l'implication du proche auprès de la personne malade sont principalement la nécessité d'une vigilance, l'impossibilité pour le patient d'exprimer son opinion, la nécessité de traitement pour lesquelles la participation de l'entourage serait utile. Mais en revanche, les questionnements du proche accompagnant n'éveillent que très peu l'intérêt du thérapeute pour tenter d'impliquer celui ou celle qui fait preuve de curiosité.

À cet effet, les soignants expriment ainsi une vision instrumentale du proche. La situation du malade, son état de vulnérabilité et la complexité d'une prise en charge sont autant d'éléments qui amènent le corps médical à rechercher l'implication du proche dans les soins. Mais la tradition autoritaire médicale reste vivace, elle étouffe l'aide apportée par les proches. Car cette aide ne prend d'intérêt aux yeux des professionnels que s'ils la décident ou que si les conditions l'imposent. En revanche, la volonté participative de l'entourage, son intérêt exprimé dans la relation de soins, ses questionnements, sa relation à la personne vulnérable apparaissent comme des facteurs secondaires[211].

En effet, dans cet épisode d'accompagnement du malade, il n'y a pas que l'entourage de la personne malade ou sa famille qui entre en ligne de compte, d'autres partenaires aussi méritent d'être cités. C'est le cas notamment des confessions religieuses : pasteur, religieux, adeptes de l'église.

3.2.2 – Les confessions religieuses

Kaaniche note que la maladie peut devenir pour un patient l'occasion de repartir sur des bases plus saines et d'établir de nouvelles relations avec son entourage. Plus encore, celle-ci peut déboucher sur un renouveau spirituel. La présence des représentants des religions auprès des personnes hospitalisées se fait quant à elle plus forte, et se modifie. L'accompagnement spirituel revêt désormais des formes nouvelles. De nouveaux types d'aidants apparaissent également aux côtés des aumôniers. L'accompagnement spirituel est une « personne » qui s'associe au malade afin de pouvoir le soutenir dans ses moments d'angoisse et de souffrance. Accompagner, c'est se joindre à quelqu'un pour aller où il va en même temps que lui[212].

Dans la scène médicale congolaise, le malade a toujours bénéficié d'une attention inouïe de la communauté. En dehors de ses proches, sa famille et les associations, les églises s'impliquent davantage dans l'accompagnement de la personne malade. Les pasteurs, les évangélistes, les frères et sœurs en Christ passent des moments de prières intenses aux côtés des malades. Des visites régulières sont organisées aux domiciles comme dans les hôpitaux où

[211] JOUBLIN H., *op. cit.*, p. 148.

[212] KAANICHE H. S., *L'accompagnement spirituel en milieu hospitalier*, Paris, L'Harmattan, 2005, p. 7.

se trouvent ces patients. Durant ces rencontres, l'équipe spirituelle place souvent le malade au milieu, et des prières de délivrance sont organisées, suivies d'imposition des mains par les pasteurs. Les démons des maladies et l'esprit de mort sont généralement chassés.

Nous avons au cours de nos enquêtes assisté à des séances de prière sur l'accompagnement spirituel d'une patiente du sida par une équipe spirituelle. L'exemple ci-dessous donne les détails sur la manière dont l'équipe d'accompagnement spirituel procède. C'était pendant la soirée, au coucher du soleil, l'atmosphère était agréable. Le pasteur et son équipe sont arrivés au domicile de la femme séropositive, veuve de son état et mère de quatre enfants, tous non scolarisés. La femme n'allait presque plus à l'église à cause de son état de santé. Ce jour-là, les membres de l'église se sont donné rendez-vous à son domicile. Nous avons précédé l'équipe de quelques minutes, son fils aîné nous a accueilli avec une prière.

Dès l'arrivée du pasteur, tout le monde s'est mis debout pour lui tendre la main ; la paume gauche entrelacée au bras droit, signe de politesse pour un supérieur chez le peuple kongo. Ce signe marque aussi la considération dont bénéficie le pasteur au sein d'une société où les désespoirs d'un peuple et la précarité des soins de santé font qu'il se tourne vers le religieux, qui dorénavant joue le rôle du médecin de famille.

Après une longue prière d'environ dix minutes, le pasteur nous a demandé des nouvelles de la journée et s'est excusé aussi pour le retard qu'il a eu par rapport à l'heure convenue, à cause notamment des difficultés de transport. Aussitôt arrive le moment de la cérémonie. Il a exigé que la patiente quitte son lit et se tienne au milieu de l'équipe, les deux genoux par terre. Exercice difficile pour une personne qui ne pesait qu'à peine 50 kilos. Son fils aîné et sa fille âgée de 14 ans l'ont soulevée jusqu'au lieu de la cérémonie. Mais elle ne pouvait pas se tenir seule. Ses deux enfants étaient contraints de la soutenir pendant toute la séance. Avant de prier, le pasteur a parlé avec elle pendant quelques minutes. L'équipe a commencé par entonner un cantique invoquant la présence de Jésus-Christ et du Saint-Esprit, durant environ dix minutes. À travers une courte prière, le pasteur a sollicité la miséricorde de Dieu pour la femme, puis il a poursuivi avec la lecture du Livre de Luc, au chapitre 10 du verset 19 : « Voici, je vous ai donné le pouvoir de marcher sur les serpents et les scorpions, et sur toute la puissance de l'ennemi ; et rien ne pourra vous nuire », « Vous imposerez les mains sur les malades et ils seront guéris. »

Le récit du pasteur révèle le rôle du spirituel dans l'imaginaire des thérapeutes : pasteurs, prêtres, magiciens, etc. À ce sujet, Annie Mollier note : « La spiritualité est un ensemble de croyances et de pratiques propres à l'esprit et à l'âme [...]. La spiritualité fait référence à la relation transcendantale entre une personne et l'être suprême et dépasse l'affiliation religieuse qui donne des réponses sur l'infini. La spiritualité est inhérente à l'homme. Elle se situe bien au-delà d'un langage, d'un rituel ou d'un quelconque dogmatique. Pourtant, les différentes religions l'ont interprétée, organisée, ont proposé une vision de l'homme et de son rapport au monde[213] ».

En effet, un mois après notre passage, la femme était décédée après sa longue et pénible maladie, laissant derrière elle quatre orphelins. Le jour où nous sommes retourné pour présenter les condoléances à la famille, nous avons été reçu par son fils aîné, qui nous a dépeint la manière dont les obsèques furent organisées par la famille, y compris l'aide de l'entourage. Son témoignage se résume en ces termes :

« *C'est triste, si je me souviens encore de cet événement. Après votre passage ici, maman était toujours faible, elle ne mangeait presque plus. Elle avait pris du courage seulement au moment où le pasteur priait, mais après la prière, elle s'est replongée dans sa maladie. Une nuit, elle a commencé à gémir et à vomir, et c'était ses derniers moments. Excusez-moi, docteur, ça fait très mal quand je pense encore à cet événement, car nous sommes maintenant orphelins de deux parents. Quand nous avons constaté qu'elle était morte, nous avons cherché une voiture taxi pour amener le corps à la morgue, il a fallu débourser 50 dollars américains pour payer la course. Nous avons à l'instant appelé le pasteur qui n'a pas tardé de venir, il a prié et ensuite, il nous a remis la somme que le chauffeur exigeait. De retour de la morgue, nous avons organisé le deuil, les frères et les sœurs de l'église ainsi que les membres de la famille se sont joints à nous pendant une semaine.*

La seule difficulté que nous avons connue, c'est la préparation des obsèques ; nous n'avions pas d'argent à ce moment. Mais Dieu soit loué, les gens nous ont aidés à réunir le montant prévu. Pendant son enterrement, le pasteur a fait une prière, moi aussi j'ai parlé, et je me suis adressé à ma défunte mère pour qu'elle me donne la force de chercher l'argent pour aider mes petits, et enfin, l'oncle maternel qui est le chef de notre famille, au lieu de parler comme nous l'avons fait, s'est adressé aux ancêtres, chose qui ne nous a pas plu. Car ce sont ces esprits des ancêtres qui ont amené la maladie dans la vie de nos parents. Les évoquer, ça fait bizarre. »

Dans ce récit, on se rend vite à l'évidence que l'accompagnement spirituel à Kinshasa ne s'arrête pas seulement aux visites et divers services que l'on apporte aux malades, mais la communauté se charge d'accompagner la personne jusqu'à ses derniers moments de vie. Ce qui est intéressant dans ce discours, ce sont les cérémonies et les discours dont les proches du défunt font usage avant de se séparer avec lui. Selon les coutumes kongo, lors de l'enterrement, les proches accompagnent le défunt vers l'Au-delà pour rejoindre les autres membres de la famille. La personne n'est pas morte définitivement, elle continue à vivre, mais cette fois-ci dans

[213] MOLLIER A. et LECOMTE C., *Quelques enjeux autour de la notion spiritualité*, Paris, L'Harmattan, 2005, p. 28.

un autre univers. Le défunt peut toujours aider ceux qui sont restés en vie. Tempels confirme cette thèse dans son ouvrage *La Philosophie bantoue* : « Selon les Bantous, les morts ne sont pas morts, ils sont dans les endroits de repos tels que : les seins des femmes, la forêt, les eaux profondes, la brousse, le vent, l'air. Ils continuent à vivre paisiblement même après avoir quitté cette terre. Les morts parlent aux vivants à travers les rêves, les songes et les visions. Ils communiquent aux vivants sur tout ce dont ils ont besoin : les remèdes pour soigner les épidémies meurtrières et d'autres pathologies graves, le calendrier agricole. Ils participent à la chasse et à la pêche, favorisent la moisson et font pleuvoir la pluie en cas de sécheresse[214] ».

Selon notre enquêté, leur chef de famille aurait mal agi quand il s'est adressé aux ancêtres pendant l'enterrement. Mais en sa qualité de chef de famille, il semble qu'il en a le droit. Cet imaginaire rejoint également la conception de Tempels, lorsqu'il note : « L'aîné d'un groupement ou d'un clan est pour les Bantous, de par la loi divine, le chaînon de renforcement de vie reliant les ancêtres à leur descendance. C'est lui qui "renforce" la vie de ses gens et de toutes les forces inférieures, forces animales, végétales ou inorganiques, qui existent, croissent ou vivent sur fond pour le bénéfice de ses gens […], il y a influences vitales des morts sur les vivants, tous vivent en communauté[215] ».

L'adresse du chef de famille aux ancêtres en vue, semble-t-il, d'un éventuel accueil de la défunte qui arrive bientôt dans l'Au-delà, est selon le peuple kongo la manifestation du désir de voir l'invisible, d'avoir la preuve de ce à quoi il croit, c'est-à-dire la continuité de la vie après la mort. Dans ce contexte, le chef de famille serait porté à substituer « sa parole » à la réalité invisible. Une vision à laquelle, semble-t-il, son neveu chrétien n'adhère pas.

3.2.3 – Accompagnement et rituels des patients en fin de vie

La mort est une réalité biologique qui laisse un résidu, le cadavre, avec lequel il faut composer. Mais elle est avant tout un fait culturel par les représentations qu'elle induit, quant à sa nature et à ses origines, par les fantasmes et images qu'elle suscite et les moyens mis en œuvre pour l'accepter, la refuser ou la dépasser. Le rituel funéraire qui en découle est une pratique spécifiquement humaine qui semble coïncider avec l'apparition de l'humanité.

Nous ferons d'abord allusion aux rituels funéraires d'accompagnement des malades en fin de vie. « La multiplicité des facteurs qui interviennent dans les conduites funéraires en dénotent la complexité et expliquent qu'elles soient révélatrices des options du système socioculturel […]. Elle nous introduit dans l'imaginaire mécanique, où le traitement des morts, alors

[214] TEMPELS P. F., *La philosophie bantoue*, Libreville, Présence Africaine, 1944-1945 (2e édition, 2009).
[215] TEMPELS P. F., *op. cit.*, p. 55.

qu'il devrait avant tout répondre aux exigences de l'inconscient, n'est recevable que s'il s'intègre dans le circuit de la rentabilité[216] ».

« L'accompagnement des patients est un vaste champ qui renferme des réalités sociologiques innombrables. L'hôpital institution, c'est-à-dire comme organe de régulation sociale, s'est emparé de la maladie et de la mort pour les exclure du social et les neutraliser symboliquement. Les "traces de mort" disparaissent ou sont effacées. Autour du sida, de nouveaux rituels ont vu le jour et font sens pour la plupart des malades. Ces rituels entretiennent et construisent une mémoire de la maladie [...]. La mort est remise publiquement en scène à travers une sorte de cérémonies sécularisée du souvenir. Et ces rituels sécularisés réinjectent une dimension spirituelle qui par ailleurs est largement défendue en tant que dimension exclue de l'approche globale du malade[217]. »

« Quant au rite, il apparaît comme une assurance qu'on s'invente pour maîtriser l'épisodique et l'aléatoire. Il permet de dépasser l'angoisse de l'incertitude face à une entreprise ou à une situation dont l'issue engage la sécurité de l'individu ou du groupe [...], il convient donc de négocier avec l'altérité qu'il représente pour que son apport soit positif et fonde un ordre meilleur. Telle est la fonction du rite : à partir d'un système de formes et de symboles, il dicte les recettes et les conduites à tenir pour purger les doutes et canaliser la réussite[218]. »

3.2.3.1 – ACCOMPAGNEMENT ET RITUELS DES PATIENTS EN FIN DE VIE PAR LA MÉDECINE MODERNE

Les rituels d'accompagnement d'un patient en fin de vie tels qu'appliqués par la médecine moderne prouvent à suffisance que de par sa déontologie et son appréciation sur un état de santé anormal, le médecin prend toutes les dispositions pour accompagner le patient en fin de vie. Dès que le tableau médical de ce dernier présente beaucoup d'incohérences : chute brusque de la température ou de la tension artérielle, augmentation du rythme cardiaque, pulsation insuffisante du sang dans les artères, etc., on peut l'isoler dans un local privé. À cet effet, les visites du médecin deviennent moins fréquentes. Pendant ces instants, on passe plus du temps à l'observation qu'au traitement. Quand le battement du cœur s'arrête, on peut déclarer cliniquement une mort. Un rapport sanctionnant ce décès est immédiatement dressé par le médecin légiste, et le corps est couvert d'un linge, un numéro lui est attribué et s'ensuit le dépôt à la morgue. C'est à ce moment que la famille du défunt peut être informée du décès de leur proche.

Pendant ces moments, bien qu'ayant des connaissances sur la maladie et la mort, le médecin éprouve de la douleur face à la mort, en tant qu'humain.

---

216 THOMAS L. V., *Rites de mort pour la paix des vivants*, Paris, Fayard, 1985, p. 106.
217 LANGROIS E., *op. cit.*, p. 264.
218 THOMAS L. V., *op. cit.*, p. 7.

Il développe aussi des émotions, et peut même se culpabiliser de n'avoir pas sauvé cette vie. Dans son imaginaire, la mort prend une dimension de supériorité vis-à-vis de son savoir. La mort désarme le médecin, malgré les efforts fournis.

3.2.3.2 – ACCOMPAGNEMENT ET RITUELS DES PATIENTS EN FIN DE VIE PAR L'ÉGLISE DE RÉVEIL

En rapport avec l'accompagnement spirituel, de nombreux malades s'identifient pleinement dans le système de croyances de leur religion et en suivent par conséquent les préceptes et rituels. Ces malades acceptent qu'ils soient assistés par la prière jusqu'au dernier moment de leur vie.

Cet accompagnement spirituel varie en fonction de la pathologie. Les personnes qui se savent atteintes d'un mal incurable comme le VIH/Sida, ou extrêmement grave, se trouvent dans le besoin. Nous avons aussi sollicité une rencontre avec le pasteur d'une église de réveil afin de discuter sur la question. Le mercredi 20 août 2014, le pasteur nous a reçu dans son bureau, dans un des quartiers populaires de la ville. Notre première question était la suivante : Quelle formation avez-vous ? Comment faites-vous pour accompagner les malades du sida en fin de vie ?

« *J'ai une licence en théologie depuis l'an 2001. Il faut noter que la tâche n'est pas facile, car l'État ne s'occupe presque pas de ces patients, la charge revient aux pasteurs. L'amélioration des relations soignants/soignés ne fait pas encore partie des préoccupations de nos services de santé au Congo. Quand on arrive chez un patient du sida en fin de vie, par exemple, on pose souvent des questions sur sa vie spirituelle. Par là, nous cherchons à connaître ses croyances sur l'origine de sa maladie, les rituels qu'il a utilisés pendant son parcours, les rêves qu'il a eus régulièrement, les cas de décès connus dans sa famille, le nom qu'il porte s'il a hérité ça d'un parent qui est mort du sida, ses règles alimentaires.*

Ensuite, on s'intéresse à son état spirituel profond, c'est-à-dire les interrogations qu'il a sur sa vie dans les circonstances où il se trouve, son état d'esprit et les sentiments qui l'animent compte tenu de sa situation et de son éventuelle appartenance religieuse : doute, colère, culpabilité, dépression, peur de mourir, le soutien spirituel qu'il puise dans sa foi, son implication spirituelle véritable, son désir d'être accompagné, le rejet des visiteurs. Après ce diagnostic spirituel, nous avons le tableau complet du patient, et le travail peut commencer. On procède souvent à la lecture de textes bibliques : la confession des péchés, la prière de supplication auprès du Père céleste. On peut encore organiser des prières de délivrance : le malade doit d'abord renoncer à sa maladie dans la foi, refuser qu'il est malade et retourner la maladie à son expéditeur qui est le diable à travers les sorciers. »

Étant donné que sa démarche nous a paru intéressante, nous avons sollicité un autre rendez-vous, cette fois-ci auprès d'un patient. Le pasteur a accepté notre proposition. Une semaine plus tard, on s'est retrouvé chez une femme séropositive du quartier Matongé. Nous étions toujours habillé en blouse blanche pour s'immerger, et nous nous faisions passer pour un médecin. Les membres de la famille étaient surpris de recevoir au même moment un médecin et un pasteur chez eux. Nous nous sommes mis côte à côte avec le pasteur, et comme le local était exigu, nous avons demandé à certains membres de la famille de quitter l'endroit. Nous sommes restés six personnes, y compris la patiente. Aussitôt, le pasteur a commencé à poser des questions à la femme séropositive, avant de faire sa prière. Parmi ces questions, on peut retenir celles-ci : « Quel est ton nom ? », « Tu as hérité ce nom de quel parent ? », « Il est mort de quelle maladie ? », « Tu connais la maladie dont tu souffres ? », « Crois-tu que Jésus peut te guérir de cette maladie ? », « Qu'est-ce que tu vois dans tes rêves le plus souvent ? », « Quelle nourriture as-tu l'habitude de manger dans tes rêves ? », « Peux-tu m'énumérer quelques péchés que tu as commis dans ta vie ? », « As-tu gardé une haine contre quelqu'un ? », « As-tu une fois fréquenté les maisons des féticheurs ? »

Après cette longue étape, le pasteur nous confia que ce sida est un mauvais sort, donc la patiente ne peut pas être guérie par les antirétroviraux, mais seulement par des prières de délivrance. Il a commencé à prier à haute voix dans un autre langage, appelé dans les églises de réveil le « parler en langue », faisant le tour de la pièce. À la fin de la séance de délivrance, nous avons pris soin de noter soigneusement l'identité de la patiente et le jour suivant, nous l'avons communiquée à Femmes-Plus pour un suivi médical.

En rapport avec l'accompagnement des malades en fin de vie, pendant notre séjour de recherche à Kinshasa, nous avons également assisté aux funérailles d'un malade du VIH/Sida qui était régulièrement suivi par la fondation Femmes-Plus, et avec qui nous avions d'ailleurs eu des entretiens. C'est la responsable du centre de soins qui nous avait annoncé la nouvelle de son décès le samedi 13 septembre 2014. Nous avons assisté aux obsèques, au terrain municipal de la commune de Bandalungwa, où était exposée la dépouille. Comme cela est de coutume à Kinshasa, ces terrains municipaux sont transformés en lieux de deuil. Après avoir passé six heures d'affilée à cet endroit, nous avons finalement accompagné le corps au cimetière de Kinkole, à environ 40 kilomètres du centre-ville. Le cortège funéraire constitué d'environ cinq véhicules, dont deux gros bus et trois voitures, se dirigea vers l'est de Kinshasa. Nous avons pris place avec le pasteur à bord d'un pick-up de marque Nissan, de couleur bleue de nuit. Sur le chemin, les occupants de deux gros bus, en majorité les frères et les sœurs de l'église, entonnaient des cantiques. Un refrain de ces chants religieux disait ceci : « *Va dans la paix, nous allons nous rencontrer un jour au paradis.* » Une façon, selon les chrétiens, d'accompagner les leurs à leur dernière demeure, avec la ferme conviction qu'ils se retrouveront un jour ou l'autre au ciel.

Dans leur imaginaire, la mort n'est qu'une étape de la vie, une séparation provisoire avec les vivants et un retour auprès de Dieu.

Une fois au cimetière, une bande de jeunes gens « vendeurs des tombes », vingt au total, a envahi le cortège pour nous proposer d'acheter un caveau. Ainsi vint le moment de l'enterrement, le cercueil est descendu lentement dans le caveau préalablement préparé. Un moment très émouvant, coloré d'une tristesse inouïe. Les pleurs venaient de tous les côtés, à dix mètres de là, le même scénario était perceptible. Sur cette étendue de 200 mètres carrés, les cris, les pleurs et les cantiques donnaient une atmosphère morose. C'est le « samedi des morts », une journée unique où les familles de Kinshasa viennent enterrer leurs proches décédés, car pendant la semaine, les gens travaillent. Arrive le moment des discours pour dire adieu à la défunte. Dans la culture kongo, on ne peut pas enterrer un proche sans lui dire un dernier mot. C'est pourquoi, chez les Kongo, ce moment, si douloureux soit-il, est marqué par diverses cérémonies. Dans ce contexte, les Congolais revivent leurs croyances pendant ces moments de douleur ou de contrariété. Non seulement ils sentent la douleur, mais ils croient que le défunt est toujours parmi eux au travers de ses enfants, ses biens, son esprit. Ou il reviendra pendant la couche d'une sœur, d'une cousine, d'une belle-sœur. D'où l'importance accordée à ces instants.

Après avoir déposé le cercueil au fond du trou, le pasteur de l'église a prononcé une courte prière. Après un cantique, chaque membre de l'église a jeté une fleur dans le trou et ils se sont retirés du lieu. Vient le tour de la famille de la défunte de dire ses adieux. Ses deux sœurs et son jeune frère ont parlé successivement. Un jet de sable fut exécuté concomitamment par les trois. Et c'est au tour de l'oncle de prendre la parole. Il sortit une corne d'antilope de sa poche et siffla trois fois, son regard dirigé vers l'est. Selon le peuple kongo, ce geste pendant l'enterrement d'un proche signifie simplement l'annonce de l'arrivée imminente d'un être cher au village ou au pays des ancêtres (*mboka bawa*). D'où il faudra dorénavant les informer pour préparer son accueil. Ensuite, le chef de famille remit la corne dans sa poche et prit la parole : « *Ma fille, merci, tu nous as quittés, va en paix, je viens d'annoncer ton arrivée au village des ancêtres, ils vont t'accueillir chaleureusement, salue-les, et ne nous oublie jamais, va en paix* ».

Après ces mots, l'oncle éleva ses deux mains comme pour dire adieu à la défunte, véritable symbole de séparation. Mais à quelques dizaines de mètres, les membres de l'église observaient ces gestes de l'oncle avec beaucoup de mépris, les autres dans le même groupe priaient à voix basse. Un confident que nous avons approché nous a laissé entendre que les membres de l'église n'étaient pas d'accord avec ces cérémonies, car c'est une façon de souiller le corps de leur sœur. Et c'est pourquoi ils ont désapprouvé cela par la prière.

En effet, en rapport avec l'accompagnement des malades en fin de vie, les croyances que les chrétiens et les passeurs de mémoires kongo véhiculent, leur conception de la maladie, de la mort ou encore leur approche du malade, sont toutes particulières et presque connues de tous. Mais pour ce qui est des rituels liés à la mort, ce travail est réservé à une catégorie d'« initiés ».

Pour les chrétiens, il ressort de la Bible que toute mort peut avoir une origine spirituelle. C'est pourquoi les chrétiens malades sont encouragés à se placer face à leurs responsabilités et à rechercher les causes profondes de leurs maux, y compris dans l'état de leur relation avec Dieu. Mais selon eux, la mort est aussi évoquée comme un éventuel retour auprès de Dieu le Créateur. Il appartient au chrétien de l'affronter de la meilleure manière possible avec l'aide de Dieu. Dans cette démarche, le rôle du pasteur n'est donc pas à négliger, celui des autres chrétiens non plus.

Dans leurs discours, les chrétiens font référence à Jésus qui invite ses fidèles à assister ceux qui sont affligés. Dans l'Épître aux Romains (12.15), il déclare : « *Réjouissez-vous avec ceux qui se réjouissent ; pleurez avec ceux qui pleurent.* »

D'une manière générale, les chrétiens se sentent concernés par les réalités sociales et culturelles et s'impliquent dans le domaine de la mort et de la maladie. Par exemple, dans les sacrements et dans l'éducation sanitaire des populations. À cet effet, l'Église catholique du Congo a mis en place un ensemble de structures qui lui permettent de participer aux réflexions éthiques et également d'être présente dans le monde de la santé.

Lors de notre entretien avec le curé de la paroisse Saint-Bernard Mawagali, dans la commune de Mont-Ngafula, celui-ci nous a indiqué que les œuvres médicales catholiques sont implantées dans le pays : les hôpitaux de référence, les centres de santé gérés par les diocèses. C'est grâce à ça que les populations se font soigner librement dans l'arrière-pays. Selon le prélat catholique, leur accompagnement spirituel se fait à travers les sacrements de l'extrême-onction et la prière dès lors que la mort se confirme.

Certaines églises dites de réveil, en revanche, mettent un accent particulier sur la prière de guérison miracle. Car selon ce mouvement spirituel, Dieu est un être vivant, directement présent et actif dans la vie des fidèles. Un être qui peut intervenir spontanément dès qu'on l'invoque, un être avec qui il est possible d'entretenir des relations personnelles. Il ne s'agit donc en aucune manière d'une entité lointaine, abstraite et inaccessible. Le rôle du Saint-Esprit est aussi largement mis en avant. L'homme de Dieu sollicite l'esprit de Dieu pour la miséricorde de la personne qui est en fin de vie.

Lors d'un entretien avec un pasteur responsable de l'église « Viens et Vois », dans la commune de Ngaba, celui-ci nous a expliqué comment l'église de réveil accompagne un malade en fin de vie et la raison pour laquelle les chrétiens malades désespérés ont beaucoup plus confiance en Dieu qu'en la médecine. D'après le pasteur, la maladie serait un châtiment que Dieu infligerait à ses enfants en raison de leurs infidélités et des atteintes qu'ils ont portées aux divers interdits posés par la Bible. Selon lui, le chrétien doit accepter sa maladie avec espérance.

Il en est de même des rites et pratiques en fin de vie dans la tradition chrétienne. Le pasteur avec qui nous avons eu un entretien pense que les chrétiens considèrent le malade en fin de vie comme un être vivant à part entière. Par conséquent, toute tentative pour accélérer sa mort est considérée comme un crime. Selon lui, on doit plus intercéder auprès de Dieu, qui est le seul capable de le sauver même là où les hommes ont perdu l'espoir. Cette vision chrétienne interdit aussi de penser avant la mort aux préparatifs funéraires.

De ce point de vue, on constate que les chrétiens s'en tiennent à leur foi, malgré que le malade n'ait plus l'espoir de vivre. C'est un devoir religieux de l'accompagner jusqu'au dernier jour. Les chrétiens pensent que la meilleure façon d'accompagner le malade en fin de vie, c'est la prière, contrairement aux pleurs qui seraient pour eux une façon de troubler les derniers moments du malade. Ce qui était chez les catholiques le sacrement d'extrême-onction devient ici une sorte d'arsenal disponible pour l'accompagnement spirituel du chrétien en fin de vie et il comporte quatre items :

1) La lecture de la Bible. Elle se pratique dans le cadre d'une rédemption à Dieu, afin de solliciter sa miséricorde. La lecture est faite à haute voix, commentée ou non, jusqu'après l'enterrement.

2) La présence. Qu'elle soit individuelle ou communautaire, elle peut être spontanée ou préparée. L'imposition des mains se fait aussi à l'occasion. Elle consiste à poser et maintenir les mains sur la tête et les épaules du malade en sorte que la communion spirituelle devient littéralement palpable physiquement.

3) La prière. Elle est dite par le pasteur ou les anciens de l'église. Elle est le plus souvent organisée par une équipe d'au moins deux personnes, voire plus, qui d'ailleurs, accompagnent le pasteur à l'hôpital ou au domicile du patient.

4) L'onction d'huile. Cette pratique consiste à oindre de l'huile sur le front de la personne malade, à prier pour elle, en lui imposant également les mains.

* Rituels au moment du décès chez les chrétiens

Concernant la toilette et l'habillage, aucun geste particulier, que ce soit dans le sens d'une impérative nécessité ou dans celui d'un interdit formel. La position du corps importe peu, les doigts ou les mains peuvent être croisés ou non. La maison mortuaire doit être sobre avant tout : à la rigueur, des bougies sont placées autour du cercueil, voire une Bible ouverte sur un lutrin. Pas d'objection de principe concernant l'autopsie, dès lors qu'elle est souhaitable ou nécessaire.

* Rituels pendant le deuil chez les chrétiens

Qu'elle ait lieu à la maison mortuaire, à la chapelle du dépositoire, à l'église ou même ailleurs, la cérémonie funéraire reste simple et dépouillée. C'est un culte qui a pour seule spécificité d'être célébré à l'occasion d'un décès. La prédication, centre du culte, s'adresse d'abord à l'assemblée. Ce service funèbre redevient le lieu d'une parole qui affirme publiquement la réalité de la mort. Ce service a pour but d'annoncer l'Évangile de la Résurrection en vue de la consolidation des affligés. C'est aussi un moment où l'on amène les gens à prendre aussi conscience de leur propre mort. C'est pourquoi la prédication prend l'allure d'un message d'évangélisation, où l'assistance profite des instants pour écouter la parole de Dieu.

La musique religieuse agrémente toute la période de deuil. Les chants religieux sont également entonnés par les adeptes de l'église. Ils dansent en contournant le cercueil. Les proches du défunt sont assis autour du cercueil, chacun tient une fleur dans sa main et la balance au rythme de la musique, et tous habillés en tissu unique, la photo du défunt suspendue au cou. Pendant ce temps, les amis et connaissances, qui arrivent, s'inclinent devant le corps, avant de s'asseoir. Chacun s'approche avec une gerbe de fleurs. Un service protocolaire est ainsi organisé pour la circonstance. Au cas où la personne décédée serait une personnalité importante, on doit mobiliser deux ou trois policiers pour assurer la sécurité du lieu.

* Rituels liés à l'inhumation chez les chrétiens

Quelques instants avant la levée du corps pour le cimetière, une adresse est faite à l'assemblée, pour savoir si le défunt avait contracté des dettes, et les personnes concernées peuvent éventuellement contacter la famille après l'enterrement. On demande également à l'occasion aux membres de la famille et aux amis de dire adieu au défunt : le tour du cercueil est fait par ces derniers, avant de le fermer définitivement. Au cimetière, les cérémonies ne durent pas longtemps, hormis la prière dite par le pasteur, quelques cantiques sont entonnés par l'assistance, suivis de jet de fleurs dans la tombe et finalement, on couvre la tombe.

Thomas note que pendant ce moment, l'accent est mis sur l'insignifiance du cadavre. Au cimetière, le pasteur dit : « Seigneur, notre frère (notre sœur) quitte maintenant sa demeure terrestre », « Au moment où nous rendons à la terre ce qui est poussière... ». Le mort est donc ici un « il », personnifié et sexué. Une formulation qui dit clairement que l'objet est réellement neutre, chosifié : un ça[219].

Selon les adeptes des églises de réveil, le rituel funéraire ne revêt pas l'importance que lui accordent les autres religions, et ceci pour plusieurs raisons, dont la plus importante est le fait que cette religion ne sacralise rien

[219] THOMAS L. V., *op. cit.*, p. 146.

d'autre hormis Dieu. Quel que soit le point de vue, le rite fonctionne toujours comme une médiation entre l'homme et le réel ou comme intermédiaire entre l'humain et le divin. Il constitue une « passerelle » permettant de franchir l'abîme qui sépare le profane du sacré. Or, pour le chrétien, Dieu seul est sacré.

Les rituels faits à l'occasion de la mort sont un fait universellement répandu et répondent à une exigence fondamentale de la conscience. On ne peut s'en passer qu'en poussant plus loin encore la symbolisation pour inventer quelque substitut aux rituels.

3.2.3.3 – Accompagnement et rituels des patients en fin de vie chez le peuple kongo

Sans qu'on puisse juger de leurs incidences sur le rituel funéraire, les croyances relatives à l'Au-delà de la mort sont en train de changer ; on assiste en effet à des mutations de la conception traditionnelle de la mort et à l'irruption de croyances nouvelles ou remises à l'honneur. Le cas de la ville de Kinshasa à prédominance kongo illustre bien cette situation. Ici, la coutume côtoie la modernité pendant le deuil. Dans les familles pauvres, non chrétiennes et encore proches du village, ce sont les rituels traditionnels qui prennent le dessus. Tandis que dans les familles nanties, intellectuelles, on observe souvent une image tout autre : cérémonies raccourcies, convois motorisés, condoléances manuscrites, deuils à caractère festif, assistance pittoresque, etc. Mais dans l'ensemble, la lutte semble être ouverte entre la tradition et la modernité. La religion constitue aussi un autre accélérateur qui dérange la coutume à Kinshasa.

Pendant notre séjour d'enquête, nous avons assisté aux différents types de deuils. Mais les deuils à caractère chrétien et traditionnel ont davantage retenu notre attention, dans la mesure où nous avions plus besoin de saisir les différents imaginaires que traduisent les individus.

Selon le peuple kongo, l'origine de la mort ne fait pas de doute même si le lien de cause à effet n'apparaît pas toujours évident. Elle peut tout d'abord consister en une épreuve infligée par un ancêtre, un parent, un sorcier jaloux, ou peut être retrouvée dans ses relations professionnelles et amoureuses, ou encore le non-respect des prescrits d'un féticheur qu'il avait consulté, ou découle de l'action d'esprits malins (*kindoki*).

* Rituels avant le décès

Au regard de la tradition kongo, on ne doit en aucun cas laisser seule une personne en fin de vie, c'est un commandement de la coutume. Par ménagement, on dissimule au malade la réalité de sa mort prochaine. Comme il s'agit de quitter ce monde, autant partir en paix avec le sentiment de la « mission accomplie » et surtout de régler toutes ses « affaires ». L'entourage doit favoriser ce temps d'introspection et de bilan personnel.

C'est aussi un moment où tout le monde lui témoigne amour, affection et bienveillance. Le plus souvent, le malade est étalé sur son lit et placé au milieu de ses proches, tous assis à même le sol. Une façon d'exprimer leur consternation. Tout le monde devient attentif au moindre geste du patient. Pendant ces instants, les féticheurs sont parfois invités à faire des incantations, afin de sauver le patient. Ils font des révélations et parlent aux esprits qui veulent tuer la personne. Au cas où la mort s'annoncerait, les proches peuvent encore appeler un guérisseur. Ce dernier arrive le plus souvent avec un tas de feuilles, d'écorces ou de racines pour tenter de soigner un patient déjà asthénique, incapable même de secouer son propre bras. Car selon le peuple kongo, les ancêtres peuvent aussi libérer le mourant après de multiples supplications faites par le chef de lignage. C'est pourquoi pendant ces moments de fin de vie, le chef du groupe se déploie à implorer la miséricorde des ancêtres, quand bien même la personne serait agonisante. Une poule est immolée, sa viande est aussitôt préparée sans y mettre d'ingrédients, on associe à ce culte dédié aux ancêtres quelques billets de banque et un pagne neuf. Le chef du groupe dépose ces biens sur une table dans la maison du malade, un culte entier y est célébré à l'honneur des ancêtres. Ici, le chef veut sauver la vie du malade, car semble-t-il, il y a une influence vitale des morts sur les vivants. Cet imaginaire social kongo fait que les vivants considèrent les morts comme des pourvoyeurs des biens, source de leur bonheur. À cet effet, les vivants sont contraints de vivre en harmonie avec eux, pour bénéficier de leur assistance.

* Rituels au moment du décès

Quand la personne est morte, il est recommandé de faire sa toilette. Si c'est une femme, on désigne deux jeunes filles de la quatrième génération. Celles-ci sont considérées comme ses *nkoko* (ses arrière-petites-filles), en l'absence de ces jeunes, la plus âgée de toutes les femmes peut exercer cette tâche. Après ce bain, on fait des tresses, on coupe les ongles. Van Gennep note : « La coutume universelle des soins au corps mort est lourdement chargée de fantasmes et surdéterminée dans ses fonctions. Sans doute, sa finalité fondamentale est d'épargner et de rassurer les vivants […], la toilette mortuaire se propose d'effacer les signes qui feraient injure à celui qui n'est plus[220] ».

D'autres membres, pendant leurs pleurs, font les éloges du défunt en soulignant sa contribution positive au bien-être de sa famille et du groupe. Les bras et les mains sont étendus le long du corps, la mâchoire inférieure relevée et attachée juste avec un linge blanc. Le défunt est habillé en blanc et le corps est également recouvert d'un drap blanc. Si le défunt est issu du clan royal, son visage est couvert complètement par la peau du léopard ou un pagne en raphia. Après avoir terminé ce travail, on demande alors aux personnes présentes (femmes) de pousser des cris à haute voix et très distinctement en kikongo : « *Oh, oh, oh, oh yandi me kwenda* », c'est-à-dire :

---

[220] VAN GENNEP A., « Du berceau à la tombe », in *Manuel du folklore français contemporain*, Paris, 1976, p. 25.

« Oh, oh, oh, oh il est parti ». On peut les répéter trois ou quatre fois. Une façon d'alerter toute la communauté. Les enfants ne sont pas autorisés à regarder le cadavre, parce que les Kongo considèrent qu'ils rêveraient du mort pendant leur sommeil. Pendant ces instants, les adultes, hommes et femmes, se servent de bâtons pour chasser l'esprit de la personne, qui pour eux semble être encore présent dans la maison. Des cris et coups de bâtons sur les murs de la maison vont se succéder pendant une dizaine des minutes : « *Kwenda, kwenda, kwenda...* », C'est-à-dire : « Vas-y ».

Pendant ces instants, on traite également des cotisations. À cet effet, une casserole est placée au milieu du lieu de deuil pour y déposer quelques billets de banque. De temps à autre, la personne chargée de la tâche récupère la casserole pour faire la comptabilité, et quand on se rend compte qu'on a totalisé une somme importante, un conseil de famille est aussitôt convoqué pour discuter des modalités de l'enterrement. Ensuite, la somme récoltée est annoncée aux participants qui décident de son utilisation. Le plus souvent, on présente l'état de besoins suivant : frais de cercueil, de caveau, de location des véhicules, de cocktails pour les invités, de location des chaises. Toute cette organisation est souvent confiée aux amis du défunt et à quelques membres de la famille ; une façon de témoigner leur affection au défunt.

* Rituels pendant la veillée mortuaire

Le corps ne reste pas seul dans la pièce, il doit être veillé en permanence. Pendant la veillée mortuaire, les femmes de la communauté esquissent des pas de danse en formant un cercle, leurs pleurs sont dominés par des cris et le nom du défunt est régulièrement cité. Le plus souvent, on cite les noms de ses enfants, ses exploits, ses bonnes œuvres, son travail, ses talents et ses photos se retrouvent entre les mains des pleureuses. Certaines femmes pleurent en courant, elles se dirigent le plus souvent vers l'est, là où le soleil se lève. Selon la tradition kongo, cela signifie que le soleil de ce jour n'était pas clément envers la personne.

Si c'est un parent, ses enfants en bas âge sont immédiatement éloignés du lieu de deuil et sont pris en charge par un membre de la famille durant le deuil. Mais les aînés restent autour du corps pour pleurer. Par moments, un ami ou un proche vient les chercher pour boire de l'eau ou prendre un repas. Chaque membre de la famille porte, sur son bras, un morceau du drap avec lequel on a couvert le corps. Le folklore agrémente la veillée mortuaire. Par moments arrivent quelques proches qui ont appris la nouvelle du décès en retard. Dès qu'ils s'approchent du corps, ils poussent de grands cris, ceux qui étaient autour du corps les embrassent, et les nouveaux venus se mettent à interroger le défunt : « Pourquoi es-tu mort ? Qui t'a tué ? Pourquoi ne nous as-tu pas informés ? » Comme s'ils s'adressaient à un vivant.

La veillée mortuaire constitue aussi un moment où certains problèmes de la famille sont réglés, une occasion pour les proches de se retrouver, car la vie urbaine ne leur permet plus de se rencontrer comme c'était le cas au village. Si bien que les pleurs alternent çà et là. À quelques mètres de là, des petits groupes se constituent spontanément, signe de retrouvailles, et certains interrogent les proches sur la cause du décès de la personne. Au cœur de ces conversations, chaque personne a sa version des faits et la sorcellerie est souvent citée comme cause de la mort.

En effet, dans la tradition kongo, l'enterrement se fait souvent les après-midi, car avant la levée, il y a des pourparlers qui interviennent. De plus, les proches qui ont veillé toute la nuit sont de ce fait fatigués. Ils sont aussi convaincus que le défunt vient de passer une journée entière avec eux et la consternation qu'ils ont éprouvée a été suffisamment exprimée. Thomas pense que : « Honorer le défunt, lui exprimer l'attachement qu'on lui portait, correspond aux exigences de l'inconscient : cela répond au désir de se le concilier et, au plus profond de soi, de se déculpabiliser à son endroit. On veut retenir et materner son corps dans lequel l'imaginaire s'obstine à reconnaître le signe tangible de l'*être toujours là*. Ces manifestations d'affection et de respect témoignent des regrets qu'il laisse. Autant de sentiments que nous aimerions voir exprimés après notre mort.[221] »

Mais avant la levée du corps, le chef du lignage s'adresse au public pour savoir si le défunt avait contracté des dettes. Les personnes concernées sont immédiatement reçues par le comité d'organisation du deuil. On invite les enfants du défunt à regarder leur parent pour la dernière fois. Après cet instant, on procède à la fermeture du cercueil. Et quand il s'agit d'une personne âgée, ses gendres soulèvent le cercueil et le posent dans le véhicule. Une façon pour eux de témoigner leur gratitude à sa personne.

* Rituels liés à l'inhumation

Selon les usages rituels des Kongo (par exemple, dans les villages), les morts doivent être enterrés le plus tôt possible, dans les vingt-quatre heures suivant le décès. Le cercueil doit être transporté de manière que les pieds du défunt soient toujours devant. On veillera à mettre les habits utilisés par le défunt dans le cercueil, sauf si les proches désirent en prendre quelques-uns. À l'arrivée au cimetière, le cercueil est déposé lentement dans la tombe, signe du respect envers le mort. Le chef du groupe prend la parole pour annoncer l'arrivée du défunt au pays des ancêtres en ces termes : « *Beno bambuta, beno yamba mwana me kwisa vutuka na bwala, yamba yandi mbote, pesa yandi inzo ti bisalulu yonso, beno tanina mpi beto ya me bikala na bwala, matondo* », c'est-à-dire : « Je m'adresse à vous les ancêtres, recevez l'enfant qui vient de rentrer au village, recevez-le à bras ouverts, donnez-lui sa maison et tout ce dont il a besoin, veillez sur nous qui sommes en vie, merci. »

Après cette prise de parole, les autres membres de la famille peuvent à tour de rôle prendre la parole et s'adresser au défunt. Ensuite, chacun d'eux

[221] THOMAS L. V., *La terre africaine et ses religions*, Paris, L'Harmattan, 1980, p. 141.

jette une petite quantité de sable sur le cercueil pour dire adieu. La tête du défunt est placée toujours à l'est.

Au retour du cimetière, la famille doit servir la boisson et un repas à l'assistance, pour témoigner de leur gratitude. Le chef du groupe prend enfin la parole pour clôturer le deuil. Mais les plus proches continuent la veillée au domicile du défunt pendant une semaine environ. Toutefois, certains amis vont continuer à visiter la famille, jusqu'au quarantième jour prévu pour la levée du deuil. Après ces quarante jours, la date du retrait de deuil est fixée et c'est souvent au premier anniversaire du décès de la personne. Pendant toute cette période, ses proches adultes porteront les vêtements de couleur noire, ce qui signifie qu'ils ont perdu un être cher.

En effet, le peuple kongo est lié à la solidarité clanique, il estime que l'homme ne peut pas vivre sans les autres. Et chaque fois qu'un malheur lui arrive, le Kongo compte sur le concours du groupe pour avoir un soutien moral. C'est pourquoi dans son récit après l'enterrement, le chef du groupe est dans l'obligation de s'adresser au public qui a assisté la famille éprouvée. Signe de reconnaissance et de fraternité.

Dans ce dernier chapitre de cette étude, il était question d'analyser le travail des associations de lutte contre le sida à Kinshasa : la manière dont elles assurent la prise en charge médicale des séropositifs, les difficultés qu'elles éprouvent face aux coutumes et à certaines représentations des patients du sida. De ce fait, les fondations Femmes-Plus et Olangi-Wosho ont été retenues comme associations types pour bien cerner cette problématique de la prise en charge. Nous avons également épinglé les stratégies qui soutiennent les malades du sida et la façon dont l'accompagnement des malades en fin de vie se fait chez les chrétiens des églises de réveil et chez le peuple kongo.

Ce chapitre a eu le mérite de saisir la difficulté qu'éprouvent les associations de malades pour bien garantir le traitement antirétroviral aux patients. Le problème des rapports entre représentation et action, concernant le sida, s'est fréquemment posé. Les modifications de comportements des malades reposent sur des croyances sous-jacentes, en fait sur l'adhésion à des informations fournies par leur entourage, croyance liée à l'origine de la maladie, par exemple. Selon nos analyses, leurs représentations et croyances se rapportent aux contraintes quotidiennes de la vie des patients et aux caractéristiques de leurs relations sociales. Les éléments de leur structuration sociale ainsi que les systèmes de valeur et les références culturelles de leur communauté jouent également un rôle. Les associations de malades au Congo n'ont pas été bien informées sur ces éléments, elles ont plus privilégié la trithérapie. C'est ça la cause de leur échec. Il a fallu focaliser les actions sur les implications relationnelles modelées par la culture du groupe auquel le patient appartient.

Conclusion générale

Cette recherche axée sur la sociologie de la maladie et de la prise en charge des patients du sida à Kinshasa avait pour but d'analyser la façon dont les associations s'organisent pour assurer cette prise en charge, les croyances et les représentations que les malades se font sur leur pathologie, les causes de l'expansion de ce fléau dans la ville de Kinshasa, ainsi que les itinéraires thérapeutiques empruntés par ces patients en quête de guérison.

Soulignons que les associations de lutte contre le sida s'organisent de deux manières différentes, les unes recourent à la prise en charge médicale au travers du traitement antirétroviral et les autres pratiquent la prière comme mode de guérison. Et parmi les causes ayant favorisé l'expansion du sida à Kinshasa, on note : l'immigration des populations des pays limitrophes de la RDC (en l'occurrence l'Angola, le Congo-Brazzaville, le Rwanda, le Burundi, etc.), les flux migratoires des populations venant d'autres régions du Congo suite à des guerres à répétition, les croyances sociales et culturelles des populations locales, la prostitution des jeunes filles en quête de survie, l'utilisation abusive des produits aphrodisiaques, l'absence d'une éducation sanitaire et le taux de croissance exponentiel des jeunes filles et garçons ayant atteint l'âge nuptial.

Bien que le gouvernement congolais cherche des stratégies pour « la santé pour tous », afin de créer des conditions permettant à ses populations de posséder et de conserver le meilleur état de santé, l'apparition du VIH réveille des peurs disparues. Le VIH/Sida pose aujourd'hui un grave problème de santé publique et constitue une menace au développement économique de la RDC. Depuis son apparition, le VIH/Sida a entraîné des pertes cumulées en vies humaines allant de 3 540 000 en 2006 jusqu'à 4 250 000 en 2010, soit une diminution de 6 % de la population. Le nombre des personnes vivant avec cette pathologie a atteint 1,23 million en 2006 et 1,39 million en 2010. De même, l'espérance de vie est tombée à 42 ans en 2010. Son impact démographique semble considérable, car entre 2006 et 2010, la tranche d'âge de 20 à 49 ans a connu une surmortalité allant de 73 890 à 79 170 décès, soit 27 % chaque année. À cause du sida, le nombre d'orphelins de père et de mère a atteint 950 000, soit une augmentation de 83 % d'orphelins. Ce nombre élevé d'orphelins constitue un sérieux problème dans le pays car jusque-là, l'État peine à mettre en place un réel système de protection sociale en faveur de ces derniers.

C'est ainsi que, pour bien cerner la réalité de cette thématique, nous avons subdivisé ce travail en deux parties. La première traite des considérations théoriques sur l'étude et comporte quatre chapitres. La seconde partie, structurée en cinq chapitres, porte sur la présentation du milieu d'étude et des résultats de l'enquête. Cette thèse s'articule sur neuf chapitres.

Le chapitre 1 précise le cadre théorique des concepts de base utilisés dans ce travail. À ce sujet, nous nous sommes employé à préciser le sens des concepts de : sociologie de la maladie, VIH/Sida, santé publique, paternalisme aux droits des malades et de la prise en charge. Le chapitre 2 rend compte du cadre théorique sur le VIH, du mythe, des légendes et des représentations sociales qui entourent cette épidémie. Le chapitre 3 aborde la question relative à la médecine traditionnelle au Congo-Kinshasa. Le chapitre 4 traite de la construction des modèles d'analyse de la maladie dans la société congolaise. Il présente le schéma de notre cadre théorique et le rend flexible à travers ces différents modèles.

La deuxième partie, relative à la présentation du milieu d'étude et aux résultats de l'enquête, est constituée de cinq chapitres : Le chapitre 1 présente notre milieu d'enquête à travers ses différentes caractéristiques. Le chapitre 2 est axé sur la transformation urbaine et le système de santé dans la ville de Kinshasa. Le chapitre 3 porte sur les itinéraires thérapeutiques des patients du sida à Kinshasa. Le chapitre 4 traite des associations de lutte contre le VIH/Sida à Kinshasa.

En définitive, l'examen de la littérature scientifique sur la sociologie de la maladie et plus particulièrement sur la prise en charge des patients du VIH/Sida démontre que les travaux s'identifiant à cette thématique peuvent être regroupés sous trois approches différentes : les « droits des malades », la « lutte contre la maladie » et les « croyances sociales et culturelles de la maladie ».

Ainsi, est-il important de souligner que les entretiens, les interviews, exposés, considérations et conceptions présentés au fil de ce travail ont soulevé nombre de questionnements et d'inquiétudes et que, compte tenu de sa complexité, nous avons eu recours ici à un éclairage théorique basé sur les savoirs sociologiques, anthropologiques, médicaux et juridiques. Notre questionnement était articulé autour des interrogations suivantes :

– Comment les associations et les médecins se défendent-ils pour se maintenir, en dépit des moyens précaires dont ils disposent, et pour assurer la prise en charge des patients du sida ?

– Pourquoi et comment le désespoir face à la maladie du sida amène-t-il les malades à rechercher d'autres itinéraires thérapeutiques ?

L'objectif de cette étude était celui d'éclairer sur les réalités sociales auxquelles sont confrontés les médecins et les associations de malades du sida, et aussi face aux représentations et croyances des patients du sida. Elle voulait à l'occasion donner une compréhension sur les différents itinéraires thérapeutiques suivis par les malades face au désespoir de cette pathologie du sida.

Dans ce contexte d'un sujet de recherche complexe et mobilisant plusieurs acteurs, la méthode qualitative soutenue par une observation participante a été nécessaire. Le questionnaire, les interviews et les entretiens ont été utilisés comme outils de recueil des données sur le terrain.

Le cheminement de l'élaboration de cette thèse s'est déroulé durant une période de quatre ans, au travers des missions de collecte de données sur Kinshasa en République démocratique du Congo et s'est poursuivi jusqu'à nos jours. Le Centre des recherches en sciences humaines (CRESH) nous a servi de cadre d'accueil à Kinshasa. Nous avons également travaillé avec les structures telles que : cliniques Rapha, Centre hospitalier kimbanguiste, Croix-Rouge du Congo, Inspection provinciale de la santé-ville de Kinshasa, PNMLS, Zone de santé de Mont-Ngafula II, pour enrichir les informations recueillies sur le terrain.

Nous avons opté pour deux associations de lutte contre le sida : les fondations Femmes-Plus et Olangi-Wosho. La première assure la prise en charge médicale tandis que la seconde association est spécialisée dans l'accompagnement spirituel, au travers des séances de prières et de délivrance. Nous avons à cette occasion consulté les agences des Nations Unies (Unicef, PNUD, OMS, ONUSIDA), le ministère de la Santé du Congo et ses différentes directions, le Centre d'études médicales de l'Université de Bruxelles en Afrique centrale, délégation de Kinshasa et d'autres partenaires impliqués dans la lutte contre le VIH au Congo.

Durant cette période, nous avons bâti des fondements théoriques et conceptuels à partir d'une sélection bibliographique variée, d'une lecture ciblée de documents spécifiques et de récits des patients du sida, des professionnels de santé et des associations intéressées par cette thématique.

Notre réflexion sur la prise en charge des malades du sida nous a amené à identifier cinq catégories de discours : ceux des populations locales, des associations, des médecins, des guérisseurs et des hommes d'Église (pasteurs, chrétiens). Selon les populations locales, le sida est dû aux pratiques ancestrales, c'est-à-dire que le sida serait provoqué par le venin du serpent ancien qui aurait mordu certains parents. De ce fait, les descendants auraient eux aussi développé la même maladie contenue dans les gènes des parents. Dans ce registre interprétatif du sida dans la société congolaise, on peut aussi ranger la conception populaire émise par une certaine opinion sur le cycle maladie-malédiction et maladie-punition, qualifiée de « naturalisme médical ». Cette conception tente de placer la cause du sida dans le quotidien des individus. La personne malade se soustrait à sa maladie et trouve un bouc émissaire pour justifier son incapacité face au désespoir. Le fait de responsabiliser l'autre lui permet d'acquérir le statut de victime au sein de la communauté.

Pour les associations de lutte contre le sida, les discours des malades sont empreints de croyances et de représentations vis-à-vis de l'infection du VIH/Sida. En dépit de l'information médicale et biologique fournie par ces leaders, de nombreux malades choisissent d'adhérer aux thèses des féticheurs, des guérisseurs et des hommes d'Église. En outre, les leaders des associations notent que l'avènement des églises de réveil a porté une entrave à leurs actions. De ce fait, les patients ont créé à leur gré des itinéraires thérapeutiques. Ils consultent simultanément : féticheurs, guérisseurs, médecins et hommes d'Église.

Selon les médecins congolais que nous avons interrogés, le sida se propage à Kinshasa à cause de l'ignorance des populations, de la paupérisation des familles, du comportement sexuel irresponsable des populations, des croyances sociales et culturelles de certaines communautés de Kinshasa. Ils notent, par exemple, que les cas de lévirat et de sororat constituent une preuve éloquente. En outre, le recours aux médecins traditionnels permet au VIH de provoquer des maladies opportunistes telles que : la tuberculose, le paludisme chronique, la dysenterie bactérienne, etc. De ce fait, les médecins estiment que le système de santé congolais doit développer des modalités de réponse au malheur que constituent le sida et des formes de prise en charge des malades. Il est donc indispensable, selon eux, d'impliquer également les déterminants sous-jacents de la santé du point de vue intersectoriel pour améliorer la santé des populations kinoises de façon soutenue. Ils pensent que la prise en compte des principaux déterminants environnementaux tels que : l'eau et l'assainissement, l'éducation, l'emploi, le logement, les modes de vie urbain et rural peuvent être essentiels.

Pour les féticheurs et/ou guérisseurs, le sida est une nouvelle maladie dont ils ignorent la thérapie. Partant de son étiologie, certains guérisseurs pensent que le sida est une sanction que les ancêtres auraient infligée à leurs descendants, et de ce fait, pour le guérir, les patients devraient offrir des sacrifices aux ancêtres à travers la main experte de ces féticheurs. D'autres, en revanche, estiment que le sida n'a pas encore une médication traditionnelle, car les initiés de la pharmacopée ancienne ne l'ont point connu. À cet effet, quand le malade se présente, ces féticheurs recourent le plus souvent aux incantations et soumettent la personne à une potion préparée à base des feuilles pour arrêter la fièvre ou la diarrhée, mais sans s'attaquer au virus.

D'autres tradipraticiens encore ont avancé une thèse contraire à la première. Selon eux, le sida a son origine dans la volonté mauvaise d'un sorcier, des génies, des esprits, du diable. C'est un mauvais sort auquel les sorciers auraient souvent recours, pour nuire aux membres de la famille et ceux qui transgressent les normes établies par les ancêtres. Selon leurs discours, le sida est une rupture d'équilibre entre l'homme et son milieu social.

Pour les hommes de Dieu, le sida est une punition divine. Il est à la fois un avertissement qui laisse supposer qu'une infraction (volontaire ou involontaire) a été commise, un rappel à l'ordre qui exige une réparation, une injonction à restaurer la relation entre l'homme et Dieu. De ce fait, sa guérison appelle l'offrande de sacrifice et le patient doit subir une cure d'âme suivie de prières de délivrance, d'imposition des mains, et doit être oint d'huile d'onction.

L'importance accordée par la population de Kinshasa à la préservation de ses traditions culturelles devrait être prise en compte dans la lutte contre cette pathologie : les conditions socio-économiques, la prédominance ou l'infériorité des groupes de populations concernés, les conditions de stabilité ou d'instabilité de la vie quotidienne. Car les ignorer amènerait la communauté à réagir le plus souvent négativement. Ses membres risqueraient de faire preuve de résistance.

Les actions des associations sur le changement du comportement sexuel ont quelquefois échoué, à cause notamment de l'ignorance de ces traditions culturelles par les leaders de ces collectifs. Il ressort que les collectifs peinent à imposer l'usage des préservatifs aux populations à risque, suite à l'absence d'une information sur la pathologie et du fait que cette population n'a pas la conscience de la réalité du sida. L'imaginaire social, les croyances et les représentations de cette population auraient une influence sur les actions associatives. Les constats de terrain montrent également que les associations n'ont pas de moyens conséquents pour mobiliser les actions de grande envergure, pouvant toucher une large opinion. Elles se contentent d'actions à moindre portée, limitées à un nombre réduit de patients.

Le changement de comportement sexuel se heurte à une résistance au sein de l'opinion. Dans les discours populaires à Kinshasa, le sida serait un « syndrome imaginaire pour décourager les amoureux », « on ne peut pas sucer le bonbon avec son emballage », « le sida n'est pas une fatalité », « l'homme finira un jour par mourir, même sans le sida », « montez sur le cheval sans tenir compte du prix », c'est-à-dire le prix de la passe est au plus bas possible. Ces discours ont largement contribué à la prostitution des Kinois, stimulée par la boisson, les aphrodisiaques, l'accoutrement sexy des femmes, la musique et les danses obscènes, la pauvreté, etc. Dans cet univers pervers, les parents et les aînés n'ont plus l'autorité suffisante pour réprimander un fils ou un cadet, car tout le monde réclame son émancipation.

Nous estimons que la question de la sexualité est trop rarement abordée lors des consultations médicales et des campagnes de sensibilisation, elle devrait être débattue lors de l'annonce de la séropositivité. Dès les premières consultations, les modalités de mise en application des règles du « sexe sans risque » sont nécessaires, même dans un couple où les deux partenaires sont séropositifs.

Il est souvent utile d'expliquer une telle démarche, d'exposer les éléments constitutifs chez un couple séropositif de la protection au sein du couple : risque de transmission des souches résistantes, transmission de souches plus virulentes… De même, il est fréquemment nécessaire de s'assurer dans les couples sérodifférents ou dans les couples séropositifs que les patients savent utiliser les préservatifs et éviter les risques de rupture. Chez les couples dont l'un est séropositif, le praticien doit savoir répondre aux questions concernant les rapports sexuels. Il doit être capable d'aborder, notamment, la question des rapports oro-génitaux en précisant que certaines pratiques augmentent considérablement l'exposition au VIH : les rapports traumatiques, les rapports durant les règles, la pratique de la sodomie et toute la sexualité insertive sans préservatif. À cet effet, il est parfois nécessaire d'aborder les questions autour de la vie sexuelle en recevant le patient et son partenaire régulier ou irrégulier, séparément ou ensemble. À ce titre, les groupes de support et les groupes de parole qui ont été mis en place au sein des associations de patients sont d'une grande utilité, car ils permettent la validation et l'échange des expériences. Il est essentiel de prendre en compte les éventuelles modifications de la sexualité induites par les traitements antirétroviraux, par exemple, l'utilisation de gels lors des rapports sexuels par le couple sérodifférent.

Nous avons également constaté que d'autres patients, en revanche, arrêtent volontiers leur traitement antirétroviral à cause de leur crédulité et des enseignements dispensés à l'église. Ils se soumettent à l'épreuve de la foi chrétienne, pour expérimenter la guérison miracle tant prêchée par les hommes de Dieu.

L'hétérogénéité culturelle observée à Kinshasa rend la tâche difficile quant aux actions des associations. À titre illustratif, on croit que la polygamie est un frein à l'infidélité, puisque l'homme qui a plusieurs femmes ne peut plus en chercher d'autres. Mais par rapport au sida, la vie sexuelle de ces partenaires n'est pas contrôlée, ni l'homme, ni ses femmes ne sont soumis au dépistage. Chacun d'eux est exposé à l'infection, à cause notamment de leur sexualité débridée.

S'inscrivant dans une logique d'imputation du VIH/Sida assez largement observée à Kinshasa, il ressort que l'appréhension qu'ont les malades de leur pathologie relève elle-même des représentations de type persécutif de la maladie assez générales à Kinshasa. Les attaques des sorciers seraient l'une des figures centrales qui s'inscrit dans ce double registre de la régulation biologique et sociale du sida. Car il semble qu'avec l'apparition du sida, les malades fréquentent de plus en plus le féticheur, le guérisseur et le pasteur pour chercher la guérison, mais aussi la cause et l'auteur de la maladie. Ils se rendent auprès des médecins lorsqu'ils sont complètement désarmés par la maladie. Nombreux sont également ceux qui refusent d'accepter leur statut sérologique, à cause de leur foi chrétienne.

Devant le désespoir face à une pathologie qui ne se guérit pas, les patients ont créé à leur gré des itinéraires thérapeutiques, qui sont « féticheur-guérisseur-médecin-pasteur ». Mais ils ne sont pas du tout linéaires, car ils peuvent varier selon les circonstances. Dans ces trajectoires, le pasteur constitue le référent le plus sollicité, à cause notamment des croyances qu'ont les malades sur le sida. Ces derniers ne se décident pas seuls, ils sont souvent conduits par leurs proches qui ont l'habitude de fréquenter ces églises. Ces patients sont également convaincus par les témoignages et les échanges qu'offre ce cadre entre les individus affectés par la même situation.

Dans le cadre de cette recherche, nous avons vu que la prise en charge des patients du sida ne s'est pas limitée au traitement et à la prière, elle a aussi abouti à l'accompagnement des personnes en fin de vie, selon leurs traditions (chrétienne et coutumière). Dans l'accompagnement spirituel, de nombreux malades, lors de notre étude, se sont identifiés dans le système de croyances de leur religion et ont suivi par conséquent les préceptes et rituels de l'église. Ces malades ont accepté d'être assistés par les membres de leur communauté chrétienne (pasteurs, anciens, diacres et d'autres membres), et accompagnés par des prières jusqu'au dernier instant de leur vie. Au regard des traditions kongo, toute personne en fin de vie est toujours entourée des siens. On dissimule au malade la réalité de sa mort prochaine.

Nous avons constaté que les rapports médecin-malade dans les structures médicales que nous avons visitées sont entachés de conflits et de résistances. De nombreux patients déclarent n'avoir pas été bien reçus par le personnel médical, suite au non-paiement des frais de consultation. Bien qu'ils soient admis dans le cabinet du médecin, la consultation n'a pas assez duré. Le médecin était soit fâché à l'avance, soit il a diagnostiqué le malade d'une façon futile. En revanche, certains médecins que nous avons interrogés se plaignent d'avoir eu en face d'eux des patients qui n'étaient pas en mesure de communiquer efficacement avec eux.

L'absence d'un système de santé efficace et la recrudescence de nouveaux cas de sida en RDC font qu'aujourd'hui, Kinshasa supporte le poids de l'exode massif d'une population sans couverture médicale, occasionné par des flux migratoires des populations des provinces. Cette ville donne toute la mesure de la complexité des difficultés socio-économiques du pays. Estimée à 400 000 habitants en 1950, la population kinoise est passée à 12 millions en 2014. Avec un système de santé hérité de l'époque coloniale, Kinshasa compte 94 hôpitaux, presque tous mal équipés. De plus, les ressources financières allouées au secteur de la santé sont continuellement réduites, les ressources humaines sont insuffisantes et inadaptées, la participation communautaire est inexistante, et le secteur hospitalier privé est mal organisé. Ceci se traduit par des taux élevés de mortalité constatés dans les groupes pauvres et vulnérables que sont les populations suburbaines, les femmes en âge de procréer et les enfants de moins de 5 ans.

Nous avons également constaté la détérioration des principaux indicateurs de l'état de santé (espérance de vie à la naissance, mortalité maternelle, taux de séropositivité de l'infection au VIH/Sida) et la persistance de fortes disparités dans la répartition géographique des ressources sanitaires. Les soins de santé sont financés à 70 % par la population. Selon les statistiques de l'ONUSIDA, la prévalence du sida dans la tranche d'âge de 20 à 49 ans, est estimée à 3,2 %. Elle est évaluée entre 3,2 % et 3,8 % chez les femmes enceintes. On compte 95 000 cas de séropositifs à Kinshasa.

Les constats de terrain montrent qu'aujourd'hui, à Kinshasa, le cadre formel de la société est vidé de toute idée de l'action gouvernementale, les politiques se sont inscrits, d'une façon générale, dans la course d'enrichissement non productif, oubliant leur contrat social avec la société globale. La production de biens collectifs est devenue marginale et leur gestion calamiteuse. Ce qui favorise parfois le recours à l'invention de la vie collective dans les réseaux informels. Les associations qui assurent la relève sont, elles aussi, en proie aux difficultés. Ces collectifs s'organisent dans la précarité et le dénuement total. De ce fait, leurs actions ne sont pas visibles. Aujourd'hui, ces « innovateurs » des actions publiques, qui veulent remettre sur la scène les liens sociaux longtemps brisés dans la ville de Kinshasa, se heurtent violemment à la contrainte bureaucratique. Celle-ci, par ses représentants, ne limite pas seulement l'action associative, mais se met souvent à l'exploiter à son profit, afin de redorer son image face à une opinion publique découragée.

Le système de santé congolais étant moins performant, il nécessite une série de réformes, parmi lesquelles l'implication des proches du malade dans le système des soins hospitaliers. Car ces derniers ont fait montre de certaines capacités face à la déficience du personnel médical. L'impulsion d'un observatoire de la santé pourrait également favoriser l'émergence de l'éthique et de la déontologie auprès du corps médical démotivé ; le renforcement de l'éducation sanitaire dans le circuit hospitalier, en vue de contrôler le recours des malades aux multiples itinéraires thérapeutiques et la prise en compte des traditions culturelles des malades dans la lutte contre le sida.

Il faudrait aussi créer un cadre de dialogue permanent entre les différents thérapeutes (guérisseurs, féticheurs, médecins, pasteurs) impliqués dans la prise en charge des patients du sida, et impliquer le dépistage général dans la chaîne des soins cliniques dans les structures médicales à Kinshasa et au Congo.

Ainsi, au terme de ce travail, nous osons croire que les objectifs assignés ont été atteints et nos hypothèses vérifiées. Toutefois, cette étude n'a pas la prétention d'avoir prospecté toutes les dimensions de la prise en charge des patients du sida dans la ville de Kinshasa. Les observations qu'elle pourra susciter seront prises en compte et pourront enrichir nos recherches postérieures, ou même motiver d'autres pistes de recherche, ou encore éclairer d'autres chercheurs, compte tenu de la complexité de la question de la prise en charge des patients du sida à Kinshasa et en République démocratique du Congo.

Bibliographie

I. Ouvrages

- ADAM Philippe et HERZLICH Claudine, *Sociologie de la maladie et de la médecine*, Paris, Armand Colin, 2012, 127 p.
- AUGE Marc (dir.) et HERZLICH Claudine, *Le sens du mal, Anthropologie, histoire, sociologie de la maladie*, Paris-Montreux, Éditions des archives contemporaines, 1986.
- AVENEL Cyprien, *Sociologie « des quartiers sensibles »*, Paris, Armand Colin, 3e édition, 2005, 128 p.
- BALINT Michael, *Le médecin, son malade et sa maladie*, Paris, PUF, 1960.
- BÉLANGER Michel, *La mondialisation du droit de la santé*, Bordeaux, Les Études Hospitalières, 2011, 174 p.
- BERCHE Thierry, *Anthropologie et santé publique en pays dogon*, Paris, Karthala, 1998.
- BINET Jean-René, *Droit médical*, Montchrestien, Lextonso, 2010.
- BRUNETAUX Patrick et TERROLE Daniel, *L'arrière-cour de la mondialisation, Ethnographie des paupérisés*, Clamecy, imprimerie de Laballery, 2010, 395 p.
- CAPRACA Andréa, *Transmettre la maladie : représentation de la contagion chez les Alladian de la Côte d'Ivoire*, Paris, Karthala, 2000.
- CARDINAL Marie, *Les mots pour le dire*, Paris, le livre de poche, 1981.
- CARRICABURU Danièle et MENORET Marie, *Sociologie de la santé, Institutions, professions et maladies*, Paris, Armand Colin, 2012, 235 p.
- CONGUILHEM Georges, *Le normal et le pathologique*, Paris, PUF, 1966.
- DAVID Van Reybrouk, *Congo, une histoire*, Paris, Actes Sud, 2012, 771 p.

– DESPLANQUES Guy, « L'inégalité sociale devant la mort », INSEE, in *Données sociales*, 1993.
– DOUTTÉ Edmond, *Magie et religion en Afrique du Nord*, Algérie, Sn, 1908.
– DURKHEIM Émile, *Les formes élémentaires de la vie religieuse*, Paris, CNRS, 2007.
– FAINZANG Sylvie, *Pour une anthropologie de la maladie en France*, Paris, EHESS, 1989.
– FAURE Véronique, *Dynamiques religieuses en Afrique australe*, Paris, Karthala, 2000.
– FONTENEAU Jean-Louis (dir.) *et all.*, *Occasions manquées : prévention et dépistage du VIH*, Paris, Bardet-Souchard, 2012.
– FREIDSON Eliot, *Influence du climat sur la médecine, in médecine, maladie et société*, Paris, PUF, 1996.
– FREIDSON Eliot, *La profession de la médicale*, Paris, PUF, 1966.
– de HEUSCH Luc, *Pourquoi l'épouser*, Paris, Gallimard, 1972.
– HOLCMAN Robert, *Management hospitalier : manuel de gouvernance et de droit de l'hospitalier*, Paris, Dunod, 2013.
– JACQUEMONT Pierre, Kinshasa, *Mégapole sans cesse réinventée*, Paris, IRIS, 2011.
– JANZEN Jhon M., *La quête de la thérapie au Bas-Zaïre*, Paris, Karthala, 1995.
– JOUBLIN Hugues, *Le proche de la personne malade dans l'univers des soins, enjeux éthiques de proximologie*, Toulouse, Éditions Érès, 2010.
– KAANICHE Habib, S., *L'accompagnement spirituel en milieu hospitalier*, Paris, L'Harmattan, 2005.
– KATLAMA Christine et GHOSN Jade, *VIH et* sida, *Prise en charge et suivi du patient*, Belgique, Masson, 2008.
– KOUCHNER Camille, *Les droits des malades*, Paris, Dalloz, 2012.
– LAMAN K. E., *Dictionnaire kikongo-français avec une étude phonétique décrivant les dialectes les plus importants de la langue kikongo*, Bruxelles, Librairie Falk, 1936.
– LANGLOIS Emmanuel, *L'épreuve du sida : pour une sociologie du sujet fragile*, Rennes, UHB Rennes 2, Campus de la Harpe, 2006.
– LAPLANTINE François, *Anthropologie de la maladie*, Paris, Payot, 1998.
– LAPLANTINE François, *« La littérature et la maladie », L'homme et la santé*, Paris, La Villette/Seuil, 1967.
– LAURE Anne *et all.*, *Droit de la santé*, Paris, PUF, 2012.
– LAUTMAN Françoise et MAÎTRE J. (dir.), *Gestions religieuses de la santé*, Paris, L'Harmattan, 1995.
– LUGAN Claude, *La systémique sociale*, Paris, PUF, 2009.

– MALU MALU Jean Jacques Arthur, *Le Congo-Kinshasa*, Paris, Karthala, 2001.
– MARX Karl, *Critique de la philosophie du droit de Hegel*, Paris, Éditions Allia, 1998 (1re édition 1844).
– MOLLIER Annie et LECOMTE Jacques, *Quelques enjeux autour de la notion de spiritualité*, Paris, L'Harmattan, 2005.
– MORIN Edgard, *La méthode, les idées, leur habitat, leur vie, leurs mœurs, leur organisation*, 4e forme, Paris, Éditions du Seuil, 1995, 416 p.
– MORLAT Philippe, *Prise en charge médicale des personnes vivant avec le VIH*, actualisation 2014 du rapport 2013, Paris, CNS et ANRS, 2014.
– MPIA BEKINA Jacques, *L'évangélisation du Mai-Ndombe au Congo-Kinshasa, Histoire, difficultés présentes et inculturation*, Paris, L'Harmattan, 2010.
– NAPHAYVONG Philaysak, *Système de santé en RDP LAO*, 2011.
– NILSON Maria *et all.*, « Climate policy: lessons from tobacco control » in *The Lancey*, 2009.
– NZUZI Lelo F. et TSHIMANGA Mbuyi C., *Pauvreté urbaine à Kinshasa*, Utrecht, éd. Cordaid, 2004.
– OBADIA Lionel, *La sorcellerie*, Paris, Le Cavalier Bleu, 2005.
– ONANA Charles, *Europe, crimes et censures au Congo, les documents qui accusent*, Paris, éd. DUBOIRIS, 2012.
– PAIN Marc, *Kinshasa, la ville et la cité*, Paris, Éditions de l'ORSTOM, 1984.
– PELTIER Anne (dir.) et BECERRA Sylvia, *Risques et environnement : recherche interdisciplinaire sur les vulnérabilités des sociétés*, Paris, L'Harmattan, coll. Sociologies et environnement, 2009.
– PETER Piot, *L'épidémie du sida : mondialisation des risques, transformations de la santé publique et développement*, Paris, Fayard, 2010.
– POLLAK Martine, *Les homosexuels et le sida*, Paris, A.M, Métailié, 1998.
– RENAUD Marc, « De la définition de la sociologie médicale à la sociologie de la santé : trente ans de recherche sur le malade et la maladie », Montréal, Département de sociologie, Université de Montréal, 1985.
– SANDRIN Berthon B, *Apprendre la santé à l'école*, Paris, ESF, 1997.
– SONTAG Susan, *La maladie comme métaphore : le sida et ses métaphores*, États-Unis, Christian Bourgois, 2009.
– TANSI Sony Labou, *Les sept solitudes de Lorsa Lopez*, Paris, Seuil, 1985.
– TEMPELS Placide, *La philosophie bantoue, Libreville*, Édition de l'évidence, Paris, Fayard, 2009.

– THOMAS Louis-Vincent, *La terre africaine et ses religions : traditions et changements*, Paris, L'Harmattan, 1980.
– THOMAS Louis-Vincent, *Rites de mort pour la paix des vivants*, Paris, Fayard, 1985.
– TOLRA Philippe Laburthe, *Initiatives et sociétés secrètes au Cameroun : Essai sur la religion beti*, Paris, Karthala, 1985.
– TOURÉ A., *Les petits métiers à Abidjan : l'imagination au secours de la conjoncture*, Paris, Karthala, 1985, 290 p.
– TUBIANA Roland, *Les infections opportunistes au cours de l'infection à VIH*, Paris, 2005.
– UREIKI Jacques, *Les médecines touarègues traditionnelles : Approche ethnographique*, Paris, Karthala, 2000.
– VAN GENNEP A., *Du berceau à la tombe, in manuel du folklore français contemporain*, Paris, 1976.
– WEBER Max, *Économie et société*, Paris, Plon, 1971.
– WIJERS M., 2001, *Keep your women home : European Union Policies on trafficking in women Rossili (M.G.) Gender Policies in the European Union*, Londres, Peter Lang Publishing.
– WHITTAKER Andrea, "Living with HVI: Resistance by positive people", *Medical Anthropology Quarterly*, 1992.
– WULF Christoph, *Anthropologie de l'homme mondialisé, histoire et concepts*, Paris, CNRS Éditions, 2013.
– XIBERRAS Martine, *Les théories de l'exclusion : Pour une construction de l'imaginaire de la déviance*, Paris, Méridiens Klinclsieck, 1994.
– ZEMPLÉNI Andras, *La maladie et ses causes*, n°s 96-97, Paris, Société d'Ethnographie, 1985

II. Articles et publications scientifiques

– ACCOR et PRODECO, Kingabwa « l'environnement à Kingabwa : problèmes et perspectives », in *Actes du premier atelier de réflexion sur l'environnement*, 13-14 juillet 2000, Kinshasa, mars 2001, p. 11-31.
– Haut Conseil de la Santé Publique, « la santé des jeunes », in *Actualité et dossier en santé publique*, n° 10, mars 1995, p. 53-60.
– FERRY Benoît, « L'impact démographique du VIH/Sida », in *Chronique du CEPED* n° 44, Paris, juillet 2002, p. 14-19.
– BOUCHAYER François, « Les usages des médecines alternatives : itinéraires thérapeutiques, culturels, existentiels », in *Revue française des affaires sociales*, n° hors série, avril, 1986, p. 105-115.
– HOTTOT Franck, 1956 « Teke fetishes », in *The journal of the Royal Anthropology Institute of Great Britain and Ireland*, vol. 86, part. 1, p. 25-26.

– SÉNÉCAL Gilles, « Environnement urbain : cartographie d'un concept liminaire », vol. n° 1, 2007 (en ligne). Consulté le 15 décembre 2012. URL : www.vrm.ca/EUUE/vol1_Liminaire.pdf.
– WULLUS G., « Guide gratuit de l'information sur le VIH et les hépatites », in *cahier n° 3 TÊTU*, n° 183 Nanterre, septembre 2013, p. 20-23.
– GUILLEMAUT Françoise, « Sexe, juju et impact. Regard anthropologique sur les processus migratoires des femmes africaines en France », *in* CHAUMONT J.-M., 2008, Paris, p. 11-26.
– KAMATHE Katsongo, « Accès à l'eau potable dans les quartiers pauvres de la ville de Kinshasa. Cas de Kisenso », in *Centre de recherche pour le développement international*, novembre 2005.
– Les réseaux sociaux, in *L'année sociologique*, n° 1, vol. 47, 1997, p. 10-12.
– Journée mondiale sur le sida, « le sida en France », in *La gazette Utopia*, n° 71, novembre 2014, p. 12-14.
– LUTUTALA Mumpasi, « Réorganisation des migrants vers les villes secondaires du Zaïre : évidences et contraintes des cas d'inkisi et de Kikwit, synthèses de recherche », http//www.biolène.org/br/request 1 ep96006, consulté le 12 novembre 2014 à 23 heures.
– Enquête par grappes à indicateurs Multiples (Mics) et Unicef, Enquête nationale sur la situation des enfants et des femmes au Zaïre, 1995, p. 15-17.
– MOULIN Madeleine et PERESSIMO Aldo, « Colloque international de Bruxelles », in *L'université et la ville*, vol. 37, Université Libre de Bruxelles, 1995, p. 10-12.
– RENAUD Marc, « Expliquer l'inexpliqué : l'environnement social comme facteur clé de la santé », in *Interface*, mars-avril, 1994.
– TREFON Théodore (dir.) *et all.*, Ordre et désordre à Kinshasa. Réponses populaires à la faillite de l'État, dans *Cahiers Africains* n°s 61-62, Paris, Harmattan, 2004, 257 p.
– PIALOUX Gilles, « Sciences, recherches et universités, sida, antirétroviraux », in *Revue Transcriptases*, n° 15, 2012, p. 20-23.
– PNUD, « La pauvreté et les conditions de vie des ménages à Kinshasa », in *RA*, n° 12, mars 2009, p. 13-15.
– RUFFOL J. F., « Les apports de la Belgique en Afrique centrale, dans le domaine médical de 1885 à ce jour », in *Centre Royal Africain d'Outre-mer*, Bruxelles, 1992, p. 5-7.
– US Center, Bureau d'étude sur la mortalité en Afrique, 2000, p. 4-5.
– BREUIL Florent, « Sida et pauvreté : contribution détaillée de la France – situation nationale », in *Commission de la population et de développement*, n° 38, avril 2005, p. 10-13.

– Le journal du Réseau des Associations africaines et caribéennes de lutte contre le sida en France (RAAC-Sida), « VHC : une révolution en trois temps », *in Gingembre*, n° 1217H, mars 2013, p. 6-7.

III. Colloques et conférences

– Déclaration du Chef de mission des Médecins sans frontières (MSF) Congo, du 10 octobre 2010.
– Discours du ministre de la Santé de la RDC lors de la réunion du Conseil national multisectoriel de lutte contre le sida (CNLS), 2004.
– Discours du représentant de l'inter agence, prononcé la représentante de l'Unicef en RDC, 3e édition de la semaine africaine de vaccination à Kinshasa, 2013.
– Nouvelles directives de l'OMS, 2013.
– OMS, la prise en charge et la protection sociale des personnes atteintes de maladies chroniques, Haut Conseil de la Santé Publique, novembre 2009.
– PNMLS, Situation épidémiologique de VIH/Sida en RDC, Kinshasa, 2013.
– Session spéciale de l'Assemblée des Nations Unies, juin 2013.
– TRENADO Bruno (dir.), Conférence scientifique et médicale sur les rétroviraux et les maladies opportunistes, Atlanta (USA) du 3 au 6 mars 2013.

III. Thèses et mémoires

– DEDE Watchiba, *Gouvernance et structure de financement de la politique de lutte contre le VIH/Sida en République démocratique du Congo : Pour une intelligibilité de la problématique du VIH/Sida en RD Congo*, Mémoire de D.E.S. en sciences politiques et administratives, FSSAP, Université de Kinshasa.
– KWILU LANDUNDU Hubert, *Accès aux soins de santé en République démocratique du Congo : analyse du mythe de la santé pour tous*, Mémoire de Master – recherche en sociologie, département de sociologie UFR5, Université Paul Valéry, Montpellier, 2012.
– LE JEAN Yannick, *Médecine traditionnelle en milieu nomade dans la région de Tombouctou*, Thèse de médecine, Université Paris-Sud, 1986.
– MBALANDA Lawunda Willy, *Environnement urbain et vulnérabilités spatiales à Kinshasa*, Thèse de doctorat en sociologie, Université de Kinshasa, 2013.
– MBALANDA Lawunda Willy, *Urbanisation et malaria à Kinshasa : Essai d'une sociologie de santé publique en RDC*, Mémoire de D.E.S. en sociologie, FSSAP, Université de Kinshasa, 2008.

– MOUKILOU Maurice Barnès, *La gestion de la maladie par le recours aux églises pentecôtistes en République du Congo ; le cas des églises de Brazzaville*, Mémoire de Master 1 en sociologie, Université Toulouse le Mirail,
– TERRIER Emmanuel, *Une sur le serment : Déontologie et droit*, Thèse, Montpellier 1, les études hospitalières, coll. « Thèses », vol. 14, 2003.

IV. Rapports et documents officiels

– BUNEP, *État des lieux sur la situation d'emploi en RD Congo*, document inédit, février 2007.
– BIBLE, livres de Luc 10:19, Jean 5:1-9, Romains 12:15, Psaumes 103:3.
– FONDS MONDIAL, Plan d'action Sida, octobre 2010.
– LOI n° 08/11 portant protection des personnes vivant avec le VIH/Sida en RDC, du 14/10/2008.
– ONUSIDA, Enquête 1-2-3 EDS sur l'annuaire sanitaire de la ville de Kinshasa, 2007.
– ONUSIDA, Rapport annuel sur l'évolution du VIH/Sida en RDC, Kinshasa, 2011.
– ONUSIDA, Rapport annuel sur l'évolution du VIH/Sida en RDC, Kinshasa, 2012.
– ONUSIDA, Rapport annuel sur l'évolution du VIH/Sida en RDC, Kinshasa, 2013.
– OMS, Classification internationale des maladies, 2009.
– OMS, Rapport technique n° 137 en référence au besoin de mesurer « les niveaux de santé », 1957.
– PNLP, Rapport annuel, 2013-2014.
– TACUSSEL Patrick, *Notes de cours de sociologie générale*, Master 1 en sociologie, département de sociologie UFR5, Université Paul Valéry, Montpellier, 2010.
– PNUD/Un-Habitat, *Les enquêtes nationales sur l'habitat et le profil socio-économique des ménages en milieu urbain*, Kinshasa, 1999.

V. Sites internet

– http//www.fao.org/docrep/y418f/y4168fo9.htm.
– http//www.cyes.info/thmes/promotion_santé/santé_publique.php.
– http//www.larecherche-fr/atualité/vie/origine-du-sida-fin-polémique.
– http//www.fr.wikipedia.org/wiki/kinshasa.

Table des matières

Résumé 7

Abstract 9

Les sigles et abréviations 11

Préface 13

Introduction générale 17
Contexte de l'étude 17
État de la question 19
Problématique 24
Objectif de l'étude 28
Intérêt de l'étude 29
Cadre théorique et méthodologique 29
  La Pré-enquête 30
  L'enquête de terrain 31
Difficultés rencontrées 35
Canevas du travail 35

PREMIERE PARTIE : CONSIDERATIONS THEORIQUES SUR L'ETUDE 37

Chapitre I Définition des concepts de base 39
1 – Concept de sociologie de la maladie 39
  1.1 – Essai de définition 39
  1.2 – Origines de la sociologie de la maladie 41
2 – VIH/Sida et son histoire 42
  2.1 – Essai de définition 42
  2.2 – Contexte actuel du traitement du sida par ARV 43
  2.3 – Santé publique 43
3 – Du paternalisme médical aux droits des malades 44
  3.1 – Code de déontologie 45
  3.2 – Rapports soignants/soignés 46

3.3 – Exigences éthiques 47
3.4 – Droit à la protection de la santé 48
4 – Prise en charge des patients du sida 49
4.1 – Aspect social et alimentaire 50
4.2 – Droit, liberté et égalité dans l'accès aux soins 52

Chapitre II Considérations théoriques sur le VIH/Sida 55
1 – De l'historique, du mythe, de la légende, à la théorie du chasseur de la viande de brousse sur l'origine du VIH/Sida 55
2 – De la découverte de l'agent causal et du traitement du VIH/Sida 56
3 – De la répartition géographique de la maladie 58
4 – Des considérations sociales déterminant le sida 59
5 – Du VIH/Sida et ses problèmes en Afrique 60
6 – De la lutte contre le VIH/Sida dans le monde 64
7 – Situation actuelle du VIH en République démocratique du Congo 66
8 – Quelques approches théoriques de la lutte contre le VIH en RDC 78
8.1 – Approche sanitaire 78
8.2 – Approche technico-économique 81
8.3 – Approche socioculturelle 84
8.4 – Approche sociopolitique 87
8.5 – Approche juridico-administrative 90

Chapitre III Les médecines traditionnelles en RDC 95
1 – Conception de la maladie 95
2 – Conception du traitement 98
3 – La prévention et la dimension sociale de la maladie 106
4 – La nécessité de la confession pour une guérison 109
5 – Le groupe organisateur de la thérapie 111

Chapitre IV Construction du modèle d'analyse du VIH/Sida dans la société congolaise 115
1 – Modèle ontologique 115
2 – Modèle fonctionnel (ou relationnel) 117
3 – Modèle exogène 121
4 – Modèle endogène 123
5 – Le sida et ses métaphores 126

DEUXIEME PARTIE : PRESENTATION DU MILIEU D'ETUDE ET DES RESULTATS DE L'ENQUETE 131

Chapitre I Kinshasa, milieu d'enquête 133
1 – La ville de Kinshasa 133
1.1 – Création et situation actuelle de la ville 133
1.2 – Milieu physique et hydrographique 134
1.3 – Organisation politique et administrative 136
1.4 – Caractéristiques économiques 136
1.5 – Hygiène, environnement et santé 140
1.6 – Caractéristiques socioculturelles 143

Chapitre II Transformation urbaine et systèmes de santé à Kinshasa151
1 – Accroissement démographique 151
1.1 – Population de Kinshasa pendant la période coloniale 155
1.2 – Population de Kinshasa après l'indépendance 156
2 – Évolution du système de santé à Kinshasa 158
3 – Gouvernance et état de santé de la population de Kinshasa 162
4 – Analyse d'indicateurs 169
4.1 – Conditions de vie 170
4.2 – Incidence de la pauvreté 172
4.3 – La consommation 173
4.4 – L'emploi 174
4.5 – Le secteur informel 175
4.6 – Le revenu d'activité 177
4.7 – L'éducation 177
4.8 – La malnutrition et la mortalité infantile 178
4.9 – La santé maternelle 179
4.10 – L'eau, assainissement et habitat 181
5 – Causes de l'expansion de l'épidémie du VIH/Sida à Kinshasa 182
5.1 – Immigration 182
5.2 – Flux migratoires 186
5.3 – Prostitution à Kinshasa 187
5.4 – Aphrodisiaques dans la rue, « le stimulateur sexuel » 192
5.5 – Croyances sociales et culturelles des populations de Kinshasa sur le sida195
5.5.1 – Croyances sociales 196
5.5.2 – Croyances culturelles 202
5.6 – Absence d'une éducation pour la santé 206

Chapitre III Les itinéraires thérapeutiques des patients du sida à Kinshasa 209
1 – La notion d'itinéraire thérapeutique des malades 209
1.1 – La durée du traitement 213
1.2 – Les différents trajets des maladies 215
1.3 – Échec et réussite dans les différents recours 217
2 – La prise en charge et la médecine populaire 219
2.1 – L'institution médicale 220
2.2 – Le traitement spirituel, une étape dans la voie du salut 222
2.2.1 – La légitimité doctrinale du traitement spirituel 225
2.2.2 – Le mode opératoire du traitement spirituel 228
2.2.3 – Le face-à-face malade-thérapeute 231
3 – Sida : discours et pratiques de la guérison à Kinshasa 235
4 – La question des stigmates chez les malades du sida 240

Chapitre IV Les associations de lutte contre le sida à Kinshasa 245
1 – Fondation Femmes-Plus 246
2 – Fondation Olangi-Wosho 250
Origine des maux selon le ministère chrétien du Combat spirituel 251
Processus de guérison au sein du ministère du Combat spirituel 253
Les cours d'affermissement spirituel 254
Les cours du combat spirituel 254

La délivrance au sein du ministère du Combat spirituel ... 255
3 – Stratégies de lutte pour la survie des malades du sida ... 258
3.1 – Les stratégies individuelles ... 259
3.1.1 – Les activités de vente et le petit commerce ... 259
3.1.2 – Les petits métiers ... 261
3.1.3 – Les travaux des champs ... 262
3.2 – Les stratégies collectives ... 263
3.2.1 – La famille ... 263
3.2.2 – Les confessions religieuses ... 267
3.2.3 – Accompagnement et rituels des patients en fin de vie ... 270
3.2.3.1 – Accompagnement et rituels des patients en fin de vie par la médecine moderne ... 271
3.2.3.2 – Accompagnement et rituels des patients en fin de vie par l'église de réveil ... 272
3.2.3.3 – Accompagnement et rituels des patients en fin de vie chez le peuple kongo ... 278

Conclusion générale ... 283

Bibliographie ... 293
I. Ouvrages ... 293
II. Articles et publications scientifiques ... 296
III. Colloques et conférences ... 298
III. Thèses et mémoires ... 298
IV. Rapports et documents officiels ... 299
V. Sites internet ... 299

République démocratique du Congo aux éditions L'Harmattan

Dernières parutions

NGALIEMA (KINSHASA) COMMUNE DES PARADOXES
Kiaki Mayamba Niangi Jean-Baptiste
Ce livre est destiné aux dirigeants et aux aspirants dirigeants des affaires publiques qui devraient connaître et savoir ce que sont et devraient être les infrastructures locales et nationales. L'auteur montre que la réalité de la commune de Ngaliema reflète celle de toutes les entités politico-administratives de la République démocratique du Congo.
(Coll. Harmattan RDC, 38.50 euros, 386 p.)
ISBN : 978-2-343-05353-0, ISBN EBOOK : 978-2-336-36792-7

GUERRES CIVILES DANS LA RÉPUBLIQUE DÉMOCRATIQUE DU CONGO 1960-2010
Emizet Kisangani François
Guerres de sécession, guerres ethniques, rébellions, mutineries et invasions par des Congolais ayant des sanctuaires en Angola caractérisent le paysage politique de la République Démocratique du Congo depuis que le pays devint indépendant en 1960. Pourquoi ? Que pouvons-nous apprendre de ce qui semble apparemment être d'interminables guerres internes ? L'auteur explore ces questions dans une analyse systématique et compréhensive.
(Coll. Études africaines, 37.00 euros, 360 p.)
ISBN : 978-2-343-02198-0, ISBN EBOOK : 978-2-336-36790-3

ESSENTIEL (L') DE DROIT PUBLIC
Le cas de la République démocratique du Congo
Makengo Nkutu Alphonse
Le droit public est souvent considéré comme le droit de l'État, de la société politique nationale mais également des collectivités infra-étatiques. Or l'État congolais évolue et le droit public est en pleine transformation. Cet ouvrage fait le point sur les analyses concernant les éléments essentiels de droit constitutionnel, l'organisation administrative, les notions et les finances publiques de la République démocratique du Congo.
(Coll. Études africaines, 18.00 euros, 184 p.)
ISBN : 978-2-343-05224-3, ISBN EBOOK : 978-2-336-36565-7

UNE ÉCOLE POUR TOUS EN RÉPUBLIQUE DÉMOCRATIQUE DU CONGO
Kamba Eyanganunga Albert
Ces deux dernières décennies, des efforts importants ont été consentis en faveur de l'universalisation de la scolarisation en RDC. Cet objectif semble encore assez éloigné à cause des disparités scolaires importantes selon les provinces, le genre et les niveaux d'enseignement. L'auteur a la conviction qu'il faut mobiliser davantage de ressources financières en faveur de l'école, s'engager dans une autonomisation de la gestion scolaire et adopter des politiques éducatives favorisant les provinces de l'Est, les filles, les milieux démunis.
(Coll. Études africaines, 24.00 euros, 240 p.)
ISBN : 978-2-343-04503-0, ISBN EBOOK : 978-2-336-36650-0

COMBAT (LE) POLITIQUE DE LA SOCIÉTÉ CIVILE EN RÉPUBLIQUE DÉMOCRATIQUE DU CONGO (1991-2001)
Chronique d'une alternative populaire
Salumu Bertin - Préface d'Albert Kisonga Mazakala
À la faveur de la libéralisation politique survenue en 1990 en RDC, la société civile s'organise à partir de Kinshasa. Sa participation à la Conférence nationale renforce l'opposition politique et influe sur les orientations du changement souhaitées par la population. Pris dans la tourmente du débat politique, certains acteurs de la société civile s'allient aux courants politiques au pouvoir et de l'opposition, entachant ainsi la crédibilité d'un mouvement apparu à son démarrage comme une alternative populaire.
(Coll. Harmattan RDC, 24.00 euros, 228 p.)
ISBN : 978-2-343-05084-3, ISBN EBOOK : 978-2-336-36457-5

LÉGISLATION DU TRAVAIL ET SÉCURITÉ SOCIALE EN RÉPUBLIQUE DÉMOCRATIQUE DU CONGO
Muluma Munanga G.T. Albert
Avec la collaboration de Michel Manangama Mongo et Junior Gamayala Mulama Gama
Préface de Modeste Bahati Lukwebo
On trouve dans ce livre l'historique du monde du travail, les généralités, les caractéristiques et les sources du droit du travail. La législation congolaise du travail y est examinée en profondeur avec des exemples concrets. La sécurité sociale congolaise a été esquissée en s'appuyant sur les expériences des autres. Des propositions concrètes sont faites pour juguler la déficience de ce régime en RDC.
(Coll. Harmattan RDC, 34.00 euros, 330 p.)
ISBN : 978-2-343-05082-9, ISBN EBOOK : 978-2-336-36436-0

ET SI LE MÉRITE POUVAIT ENCORE SERVIR EN AFRIQUE ?
Récit de vie
Iyulu Jacques
Tout se passe comme si la réussite dans la vie en République démocratique du Congo ne pouvait être rendue possible que par le favoritisme, le clientélisme, la corruption, le tribalisme et autres antivaleurs. Ainsi, le contexte actuel ne valorise guère la culture de l'excellence, la méritocratie. Et si le mérite pouvait encore servir pour la promotion personnelle, on éviterait certaines antivaleurs. En fait, Bwanya, le héros de ce récit de vie, va de simple enseignant à la magistrature suprême.
(Coll. Harmattan RDC, 11.50 euros, 82 p.)
ISBN : 978-2-343-04910-6, ISBN EBOOK : 978-2-336-36314-1

CAUSES (LES) DES ACCIDENTS DE LA ROUTE EN DROIT DE LA RÉPUBLIQUE DÉMOCRATIQUE DU CONGO
Tshalufu Honoré-B. Lukasa - Préface de Katuala Kaba Kashala
Ce livre est l'illustration des termes et causes de violation de la loi en matière de circulation routière en République Démocratique du Congo. C'est une contribution à l'amélioration de la qualité et de la capacité des animateurs de la police nationale congolaise, à l'émergence de la conscience professionnelle.
(Coll. Harmattan RDC, 11.50 euros, 80 p.)
ISBN : 978-2-343-04909-0, ISBN EBOOK : 978-2-336-36303-5

OUI, LE CONGO TERRE D'AVENIR EST MENACÉ
Mfuadi Tshibasu
La République démocratique du Congo est un vaste et riche pays d'Afrique centrale. Ses ressources sont convoitées par d'autres peuples du monde qui jurent par son éclatement en plusieurs entités nationales, en vue de mieux en tirer profit. Par égoïsme aveugle ou inconscience insoutenable, certains Congolais pactisent avec des forces étrangères, pour satisfaire leurs intérêts personnels. L'auteur appelle ses compatriotes à s'organiser face aux menaces guettant le Congo.
(26.00 euros, 262 p.)
ISBN : 978-2-343-03452-2, ISBN EBOOK : 978-2-336-36010-2

CONFLITS IDENTITAIRES ET ENJEUX ÉCONOMIQUES INTERNATIONAUX DANS LA RÉGION DES GRANDS LACS
Esambu Matenda Jean-Bosco Germain - Préface d'Olivier Kahola Tabu
Comment peut-on interpréter les conflits armés dans la région des Grands Lacs africains ? Pourquoi des guerres non spécifiées peuvent-elles engendrer des Missions internationales de maintien de la paix durant éternellement au sein des États et voir s'installer l'exploitation des richesses d'un État sans reconnaître l'intérêt du peuple ? Cet ouvrage permet une approche précise des enjeux culturels, politiques et géostratégiques dans la région des Grands Lacs.
(Coll. Points de vue, 15.50 euros, 148 p.)
ISBN : 978-2-343-03830-8, ISBN EBOOK : 978-2-336-35979-3

PAPA WEMBA
La voix de la musique congolaise moderne – Contribution et odyssée
Etou Nianga Anicet
Résolument avant-gardiste en même temps qu'il est attaché à la tradition musicale de son pays, Papa Wemba enrichit la musique congolaise moderne par des emprunts aux musiques des terroirs et par l'introduction d'instruments traditionnels tels le lokolé. Créant la rumba-rock, une fusion de rumba et de pop-rock, il sort la musique congolaise des sentiers battus et devient le porte-étendard de la culture congolaise sur la scène internationale.
(Coll. Culture Africaine, série Études Musicales, 28.50 euros, 276 p.)
ISBN : 978-2-343-03074-6, ISBN EBOOK : 978-2-336-36122-2

GOUVERNANCE NORMATIVE DU RÉGIME GÉNÉRAL DE LA SÉCURITÉ SOCIALE EN RDC
Bilan analytique de 1908 à 2013
Loko Mantuono Glombert - Préface de Mwayila Tshiyembe
Dans sa thèse doctorale, l'auteur a mis au point la théorie intégrée de la Gouvernance Systémique Tryptique (GST) de la sécurité sociale comme facteur de résilience contre la pauvreté des prestataires sociaux en RDC, une théorie assise sur les sous-concepts «Croissance, Emploi et Sécurité sociale». Il analyse trois dimensions de cette gouvernance : la normative, la managériale et la gouvernance de capacité de l'État Congolais.
(Coll. Géopolitique mondiale, 12.50 euros, 114 p.)
ISBN : 978-2-343-04685-3, ISBN EBOOK : 978-2-336-36092-8

KINSHASA MA VILLE, MA CAPITALE
Bolia Ikoli Bienvenu – Préface de Léon de Saint Moulin
Kinshasa est une ville fascinante, d'un dynamisme extraordinaire. Sa population, de l'ordre de 25 000 habitants en 1920, est en 2012 de l'ordre de 10 millions. Elle atteindra 25 millions d'habitants à l'horizon 2030. Ce texte, enrichi de photos en couleur, évoque les multiples facettes de la vie de Kinshasa : son histoire, son organisation, ses autorités, ses orchestres, ses équipes de sport et la multiplicité de ses Églises. L'ouvrage est constitué de 24 chapitres consacrés aux 24 communes de la capitale, illustrés d'une carte des quartiers pour chaque commune.
(Coll. Dossiers, Etudes et Documents, 44.00 euros, 444 p.)
ISBN : 978-2-343-04257-2, ISBN EBOOK : 978-2-336-35863-5

POLITIQUE (LA) ÉTRANGÈRE DE JOSEPH KABILA
Les politiques étrangères des États menacés de décomposition
Sary Ngoy Blaise – Préface de Diur Katond
Pillage, prédation, corruption, déficit démocratique entrent aujourd'hui dans la somme des facteurs internes qui expliquent les choix de la politique étrangère entreprise par Joseph Kabila. Son but est de recoller les morceaux de la carte du pays et de le replacer dans son contexte des rapports internationaux contemporains. L'auteur interroge les théories classiques de la politique étrangère et soutient que les «Petits États» ne sont pas capables de formuler leurs propres politiques étrangères autonomes et de les mettre en œuvre.
(Coll. Notes de cours, 23.00 euros, 218 p.)
ISBN : 978-2-343-02991-7, ISBN EBOOK : 978-2-336-35831-4

PRIORITÉ (LA) AGRICOLE RD CONGO / AFRIQUE
Matamba Tumba Bob
Préface de Lye M. Yoka
Dans ce livre qui scrute l'économie de l'agriculture de l'Afrique et du Congo, l'auteur insiste sur l'urgence de promouvoir le développement rural sur le même rythme du déploiement agricole. Ainsi donc le renouveau agricole pourrait progressivement freiner l'exode rural, redonner vie et qualité de vie aux villages et, à long terme, améliorer les recettes et les habitudes alimentaires.
(Coll. Comptes Rendus, 24.00 euros, 204 p.)
ISBN : 978-2-343-04392-0, ISBN EBOOK : 978-2-336-35764-5

ENTRE CIEL ET TERRE
Confidences d'un pilote de ligne congolais
Diasolua Simon - Préface de Célestin Nguya-Ndila Malengana
Ce récit, sorti de l'expérience de près de 40 ans d'un passionné d'aviation, explore les dédales de l'univers impitoyable du transport aérien, au travers de la guerre que se livrent les constructeurs, sur fond d'enjeux financiers de grande envergure. L'auteur a eu à convoyer des grands de ce monde : le roi Baudoin et la reine Fabiola de Belgique, le Pape Jean-Paul II, des chefs d'État de tous bords, mais aussi le boxeur Mohamed Ali.
(Coll. Écrire l'Afrique, 19.00 euros, 196 p.)
ISBN : 978-2-343-02824-8, ISBN EBOOK : 978-2-336-35828-4

AUTRE (L') FACE DE L'EUROPE
Témoignage d'un migrant congolais en Italie
Bilo O.M. - Préface de Georges Ngal
Au-delà des considérations socio-politiques qu'il épingle sans complaisance, l'auteur, lui-même immigré et nourri du sel de la critique littéraire, livre un récit migratoire où il convoque deux protagonistes : hôtes et migrants. Prenant appui sur la commune humanité qui lie les uns aux autres, il trace le schéma d'un village global national où il convie tous à ressusciter dans la seule race humaine.
(Harmattan Italia, Coll. Harmattan Italia, 15.50 euros, 108 p.)
ISBN : 978-2-336-30704-6, ISBN EBOOK : 978-2-336-35937-3

QUALITÉ (LA) DE L'ÉDUCATION DANS LES ÉCOLES SECONDAIRES ET CENTRES PROFESSIONNELS SALÉSIENS DE LUBUMBASHI
Résultats d'une enquête
Mwamba Kalemba Titus - Préface de Guglielmo Malizia
Un secteur de l'éducation dans lequel on trouve beaucoup de limites est celui de la qualité, qui touche : objectifs, contenus, méthodes et organisation de l'enseignement/apprentissage. A travers cette enquête sur le terrain, l'auteur montre qu'en RDC, l'école est une institution relativement jeune en plein développement mais confrontée à un ensemble de sérieuses problématiques. L'auteur préconise une réforme systématique de ces écoles salésiennes et de toutes celles de la RDC conditionnées par le même système éducatif en crise.
(Coll. Études africaines, 31.00 euros, 296 p.)
ISBN : 978-2-343-04014-1, ISBN EBOOK : 978-2-336-35723-2

DE L'AFDL AU M23 EN RÉPUBLIQUE DÉMOCRATIQUE DU CONGO
Mbavu Muhindo Vincent Préface du Pr Vincent Muderhwa Barhatulirwa
L'auteur situe la récente rébellion du M23 dans le contexte général d'un mouvement cache-sexe à la solde des principaux acteurs de la longue crise congolaise. Face à l'impotence de la Mission des Nations-Unies pour la Sécurisation du Congo, la Brigade onusienne est venue en appui aux commandos des FARDC, conduisant à la totale déconfiture des rebelles du M23. Les pourparlers de Kampala ont été boostés par cette victoire militaire et ont abouti à la signature des déclarations de Nairobi.
(Coll. Études africaines, 24.00 euros, 234 p.)
ISBN : 978-2-343-04031-8, ISBN EBOOK : 978-2-336-35530-6

L'HARMATTAN ITALIA
Via Degli Artisti 15; 10124 Torino
harmattan.italia@gmail.com

L'HARMATTAN HONGRIE
Könyvesbolt ; Kossuth L. u. 14-16
1053 Budapest

L'HARMATTAN KINSHASA
185, avenue Nyangwe
Commune de Lingwala
Kinshasa, R.D. Congo
(00243) 998697603 ou (00243) 999229662

L'HARMATTAN CONGO
67, av. E. P. Lumumba
Bât. – Congo Pharmacie (Bib. Nat.)
BP2874 Brazzaville
harmattan.congo@yahoo.fr

L'HARMATTAN GUINÉE
Almamya Rue KA 028, en face
du restaurant Le Cèdre
OKB agency BP 3470 Conakry
(00224) 657 20 85 08 / 664 28 91 96
harmattanguinee@yahoo.fr

L'HARMATTAN MALI
Rue 73, Porte 536, Niamakoro,
Cité Unicef, Bamako
Tél. 00 (223) 20205724 / +(223) 76378082
poudiougopaul@yahoo.fr
pp.harmattan@gmail.com

L'HARMATTAN CAMEROUN
BP 11486
Face à la SNI, immeuble Don Bosco
Yaoundé
(00237) 99 76 61 66
harmattancam@yahoo.fr

L'HARMATTAN CÔTE D'IVOIRE
Résidence Karl / cité des arts
Abidjan-Cocody 03 BP 1588 Abidjan 03
(00225) 05 77 87 31
etien_nda@yahoo.fr

L'HARMATTAN BURKINA
Penou Achille Some
Ouagadougou
(+226) 70 26 88 27

L'HARMATTAN SÉNÉGAL
10 VDN en face Mermoz, après le pont de Fann
BP 45034 Dakar Fann
33 825 98 58 / 33 860 9858
senharmattan@gmail.com / senlibraire@gmail.com
www.harmattansenegal.com

L'HARMATTAN BÉNIN
ISOR-BENIN
01 BP 359 COTONOU-RP
Quartier Gbèdjromèdé,
Rue Agbélenco, Lot 1247 I
Tél : 00 229 21 32 53 79
christian_dablaka123@yahoo.fr

Achevé d'imprimer par Corlet Numérique - 14110 Condé-sur-Noireau
N° d'Imprimeur : 125148 - Dépôt légal : janvier 2016 - *Imprimé en France*

www.ingramcontent.com/pod-product-compliance
Lightning Source LLC
LaVergne TN
LVHW011452061026
849535LV00004BA/1063